修訂十五版

醫事護理
法規概論

Introduction of the Law and Regulation
on Medical Affairs and Nursing

吳秀玲
蘇嘉宏　編著

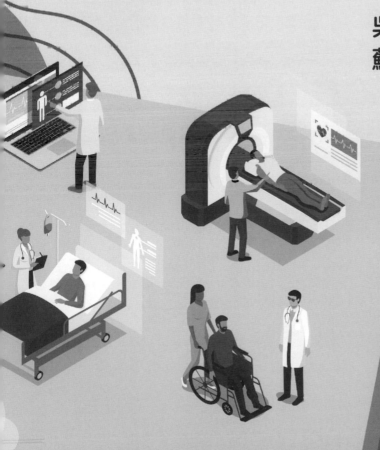

三民書局

修訂十五版序

　　本書自 2001 年 2 月第 3 版起至本次修訂，由秀玲全權負責修正事宜，配合各種法規的制定、增修動態，快速修訂補充、更正最新資料，並以法學角度檢視衛生法令的實務及探討其缺失，迄今共修訂 15 次（含二次再刷修正），以利學校師生掌握最新資訊與立法趨勢。鑑於本書介紹之法規，因修正或新增頻繁，第 14 版頁數達 559 頁，2022 年 6 月 22 日新制定公布之醫療事故預防及爭議處理法有待補充納入，第 15 版修訂爰費心調整與合併部分篇章、精簡修法之沿革說明、補充修法最新內容、增加新章介紹新法、刪除附錄僅將重要內容轉化為內文或附表等。

　　第一篇第一章修正章名及精簡與更新內容、補充新法簡介、刪除倫理與法規不能混為一談。第二章和第三章合併及精簡內容；最後一章精簡內容。

　　第二篇第一章章名酌修、改寫地方衛生行政主管機關敘述、刪除衛生行政處分種類介紹、精簡行政處分救濟內容、配合行政訴訟法 2022 年 6 月22 日修正公布內容修正更新審級之說明。第二章配合醫師法 2022 年 6 月22 日修正公布內容，新增及修正醫師執業場所之限制與密醫罪之介紹；補充第九期醫療網實施情況、刪除傳染病防治法特別規範、精簡原第四篇第二章醫療廣告後移入本章。

　　第二篇第三章精簡護理人員公會之介紹、更新護理機構之設立或擴充法源依據、刪除部分護理機構分類設置標準之附表二護理之家設置基準、配合護理人員法施行細則 2021 年 10 月 12 日之修正更新多處相關之條次。第四章刪除第一節及第二節早期特別權力關係及其限縮之介紹。

　　第三篇第一章補充台、日變性人數之敘述。第二章健康權補充大法官釋字第 785 號解釋意旨：國家對人民身心健康負一定照顧義務，國家於涉及健康權之法律制度形成上，負有最低限度之保護義務，於形成相關法律

制度時，應符合對相關人民健康權最低限度之保護要求。隱私權補充 2022 年 6 月 24 日美國最高法院推翻「羅訴韋德案」，認為羅案將憲法部分條文保障的隱私權延伸至墮胎領域適用，理由不充分。補充通訊診察治療辦法規範之適用對象、初診與用藥限制、行政函釋放寬適用範圍；刪除醫藥分業、巧立門前藥局、醫藥分業評析等。第四節遵守行政罰法處罰法定主義恪遵裁處權時效、禁止重複處罰，移至第二篇第一章。

第三篇第三章章名修正為醫療爭議處理新法與醫療訴訟，刑事訴訟程序補充說明 2022 年 2 月 18 日刑事訴訟法增訂第十章之一「暫行安置」章名及相關條文；更新醫事鑑定案件件數統計；新增七頁醫療事故預防及爭議處理法重點介紹：醫療事故／爭議名詞定義、醫療事故關懷小組／溝通及關懷服務、訴訟採證限制、醫療爭議調解會／限期調解、通知到場／未到場效力、民事訴訟前應申請調解／視為起訴、刑事案件應移付調解／視為告訴、保密規定、申請提供／令限期提供病歷等文件／資料、調解不成立發給證明書／調解成立送請法院核定、法院核定調解之效力、不收費用／退還已繳裁判費、加強內部通報病人安全事件／通報人保護、重大事故原因分析與通報／採證限制等。

第四篇第一章更新學習目標、補充全民健康保險法主管機關及保險人、新增第 5 次調整健保費率說明，部分負擔新增公告 2023 年起，同一疾病單次住院應自行負擔金額上限為 48,000 元、全年累計住院 80,000 元為上限，保險對象得向保險人申請核退自墊醫療費用；說明部分負擔違法捨「定率」採「定額收取」之惡果。另，新增全民健康保險會（衛生福利部任務編組）之組成及權責介紹：資訊公開／得辦公民參與活動、健保總額支付制度與協商、一般保險費率審議等。

第四篇第二章章名修正為病人自主權益保障與安寧緩和醫療，更新學習目標、精簡醫療廣告移列於第二篇第二章並刪除安樂死之介紹；新增病人自主權利法重點介紹：立法目的與沿革、病人知情同意／應告知事項／簽具同意書、預立醫療決定及程序、醫療委任代理人之要件／限制／權限，預立醫療決定註記／更新，病人拒絕醫療程序：病人符合五臨床條件之一

且預立醫療決定、醫療機構或醫師無法執行預立醫療決定之告知、醫療機構或醫師執行預立醫療決定之免責、執行預立醫療決定前之意願人確認／不予執行。補充安寧緩和醫療條例主管機關與名詞定義等。

　　第四篇第三章章名修正為傳染病防治及人類免疫缺乏病毒傳染防治，新增「新型冠狀病毒」「COVID-19」禍害全球及 WHO 在 2022 年 7 月 23 日宣布猴痘疫情列為「國際關注公共衛生緊急事件」(PHEIC) 說明；新增嚴重特殊傳染性肺炎防治及紓困振興特別條例立法重點介紹。補充傳染病防治法重點規範：定期實施防疫訓練及演習、儲備防治藥材義務、詢問接觸旅遊史／據實陳述義務、醫療機構配合預防接種及執行感染管控、醫師報告義務等。人類免疫缺乏病毒傳染防治及感染者權益保障條例補充有關感染者人格及隱私保護規定、行政罰；新增「終止愛滋病的公共衛生威脅」，行政院 2021 年 5 月核定「2030 年消除愛滋第一期計畫」。

　　第四篇第四章人體器官移植條例新增國外立法例及新加坡施行擬制同意捐贈作法，大增器官捐贈的比率；補充立法目的與沿革、醫師說明與注意義務；依財團法人器官捐贈移植登錄及病人自主推廣中心截至 2022 年 11 月 20 日止統計數據，更新等候器官移植病人數據；並將附錄腦死判定準則重要規定轉化為內文。優生保健法補充施行細則第 15 條人工流產應於妊娠 24 週內施行之規定，並質疑過於寬鬆且違反法律保留原則；以及針對婦女接受人工流產手術必須經配偶同意，有歧視女性的意味，認為有修法之必要。

　　第四篇第五章章名修正為長期照顧法制建構，更新學習目標及我國人口老化現況；原第二節長期照顧制度法制建構與建議，修正為第二節日本介護保險制度概述及新增第三節我國長期照顧服務法。第二節新增貳、介護保險三面法律關係，保險人標示為經營主體市町村及特別區、保險對象區分第 1 號及第 1 號被保險人，要件各有不同；介護保險事業者限法人須經都道府縣知事指定。補充保險人接受介護保險給付之前提，須繳納保險費、申請「要介護認定」獲得核定、做成服務計畫並向市町村提出，以及與事業者締結服務利用契約；利用者並應支付部分負擔費用。另，新增日

本介護保險制度缺失介紹，做為我國之借鏡。第三節補充我國長期照顧服務法立法沿革及目的，2019 年 6 月 19 日修正 5 條條文，增訂「設有機構住宿式服務之綜合式服務類長照機構」，應投保公共意外責任險，以及違反時之罰則；2021 年 6 月 9 日增修條文共 17 條，修正重點：特約及給支付制度法制化、落實使用者付費原則，加速布建長照服務資源、放寬學校法人設置住宿式長照機構促進產學合作，強化長照服務品質，明定未立案長照機構違法樣態及罰則，以及長照員工納入勞健保範圍等，促進長照產業發展等。並補充長照 2.0 新作為、重啟長期照顧保險立法之方向等。

　　本書第 15 版增刪修正幅度頗大，去年底及今年元月二度費時進行作者校對，仍發現繕打有誤或整段脫漏，雖修訂耗費許多時間和精力，總頁數降為 506 頁，稍感欣慰。感謝三民書局的鞭策和支持，去年甫修正《醫護健保與長照法規》（第 2 版，2022 年 10 月；修幅逾二分之一，新增近 80 頁），馬上催促修訂本書第 15 版。

　　感恩師長的提攜、家人的精神支持！「COVID-19」疫情荼毒全球逾三年，期望 2023 年能漸趨尾聲，師長、親友、家人、學生們皆能免於確診之恐懼，平安健康！並自我期許在衛生法規領域能有更多的鑽研、探討醫事人員專法管制的平等議題，提出修法建言；三民書局《長期照護與管理》新書（許君強合著），寫作順利、圓滿。

吳秀玲　謹誌

於高雄市澄清湖畔

2023 年正月新年假期

修訂三版序

　　人民享有人權之思想，歷經數百年之努力已蔚為今日世界潮流，人權範圍之擴張與保障乃時代趨勢，為落實醫療人權，醫事法規大幅翻修、新定，以確保人權。中央衛生主管機關研擬多種醫事法規新定、修正草案，經立法院三讀通過，總統於民國八十八年十二月至九十年一月止，短短一年二個月當中，公布修正者高達十五種以上（醫師法、醫療法、護理人員法、助產士法、物理治療師法、職能治療師法、精神衛生法、藥師法、藥事法、優生保健法、緊急醫療救護法、全民健康保險法、傳染病防治法、管制藥品管理條例、後天免疫缺乏症候群防治條例）；新制定者亦達五種（醫事檢驗師法、醫事放射師法、安寧緩和醫療條例、藥害救濟法、罕見疾病防治及藥物法），令人目不暇給。此段期間，再計入醫事法規以外之衛生法規修正，如菸害防制法、食品衛生管理法、健康食品管理法、化粧品衛生管理條例等，中央主管機關及立法機關為使法治完備所作的努力，誠令人感動。

　　值此法令變動頻仍，有關醫事法規之書籍若未能配合法規之增修即時修訂，學生、讀者無法掌握最新訊息，著作者難卸疏懶之疚。本書曾於八十九年二月配合修正訴願法、行政訴訟法之即將施行，稍作修正。余在衛生機關從事法制工作、審核法令文稿近九年，累積相當實務經驗；復於研究所專研醫事法規，且於私立嘉南藥理科技大學、輔英技術學院擔任醫事法規課程兼任講師，承蒙蘇副教授嘉宏之邀，得以共同修訂本書，大幅度更新與補充本書之內涵，謹致謝忱。

　　修訂版除依最新法令規定修正更新外，加入醫療人權概念，強調健康權、隱私權、醫療正義和醫療倫理；補充醫藥分業、安樂死；詳析醫療行為與消費者保護法之關係，充實醫療糾紛發生原因與醫療鑑定制度和最新數據；增加安寧緩和醫療條例、藥害救濟法及醫事人員人事條例，並加入

醫師法、醫療法修正草案內容及引介醫療糾紛處理法草案等；導入部分行政程序法規定、補充行政處分概念，掌握既多且新之法規動態。

　　余在醫事法學領域有明確之研究方向及一些想法，感謝指導教授中正大學法研所黃俊杰博士之鞭策和鼓勵；行政院衛生署楊副署長漢湶、醫政處鄭簡任秘書聰明、高科長文惠提供最新衛生資訊與指教，永誌於心。大學同學經濟部智慧財產局專員張玖如、法院書記官林怡玫小姐協助校稿，併此致謝。本書之修訂期限尚非寬裕，闕漏在所難免，祈先進惠予指正。

吳秀玲

序於高雄市政府衛生局

民國九十年二月十五

張 序

　　醫事護理法規是醫師、護理人員執業過程所依憑的重要準則,早年在法令的數量上、規範的深度上、涵蓋的範圍上等各方面不僅相當有限,甚至偏多以行政命令,而非立法院所制定之法律為其主要內容。相較於前,今日的醫事護理法規在體系上就更趨完備,舉凡醫療法、醫師法、護理人員法等,皆已由立法院完備其立法程序,而且此一「法制化」的情形,勢必伴隨我們國家的經濟成長、社會繁榮,更加快其腳步。

　　醫事護理法規是在校的醫學系、護理科系學生亟應研讀明瞭的法規,藉此除可以掌握關係切身權益的條文之外,更可清楚衛生行政體系運作下,實務上如何看待許多與醫療護理有關的問題?一旦涉及醫療護理糾紛而臨訟,如何站在法律的一邊,公平地保障醫師、護理人員和病人雙方之權益?

　　輔英醫事護理專科學校在創辦人張董事長鵬圖領導下,從屏東縣東港鎮創立護理助產職校開始,遷校至高雄縣大寮鄉成為醫事護理專科學校,迄今近四十年,培育護理醫事人員無數;在可預見的未來,亦可獲准改制為技術學院,繼續為提升醫護人力素質而努力。我們希望輔英所培育的學生,都能具備「專業的素養」、「關懷的情操」、「宏觀的見識」和「優雅的氣質」,相信這也是所有醫事護理人員都應具備的特質。

　　蘇嘉宏老師著述不懈,先後已有《派系模式與中共政治研究》(永然版)、《增修中華民國憲法要義》(東華版)、《法學緒論》(永然版)等著作共五本,於今再有新書《醫事護理法規概論》問世,除欣見其勤勉研究之外,並樂為其推介;相信透過對醫事護理法規的了解,醫事護理人員在陶冶前述四項特質的進程上,必有助益。

輔英醫事護理專科學校校長

張一蕃

八十五年九月七日
序於天使嶺

蘇　序

　　醫事護理法規的研究、教學是一般醫學院、護理專科學校相當重要的課程之一，但因醫事護理法規的體系龐雜，對於未曾修習「法學緒論」或其他基礎法律科目的醫學系、護理科系的學生而言，不僅教師難以順暢講授，學生學習上障礙亦復不小。因此，本書在編寫上，特意結合法律的基本概念、名詞的說明和個別法令、函釋的介紹，希望在淺明簡要的基礎上，讓讀者能夠獲得較為完整而攸關自身權益的衛生行政法令知識。可惜的是除了自己學力未逮之外，限於篇幅，本書所能涵蓋的法令範圍，依然有限，無法一一詳盡地分析描述！

　　這本書的問世主要是要感謝輔英醫事護理專科學校創辦人張鵬圖董事長，和護理學哲學博士許淑蓮教務主任在民國八十二年的栽培，才能僥倖地參與教學工作，開始研究符合本校專業的醫事護理法規，匆匆三年過去，方有此書的結集出版。

　　最後，我想把這本書獻給我母親蘇田淑英和內人陳麗如，沒有她們全心全力地照顧我兒楷森、楷文，維持家事，是根本不可能有這幾年來，六本書和多篇論文的習作。除了感謝之外，更懇請先進學者專家、各位長官不吝賜示指正意見，讓這本書能夠將錯漏減至最少。

蘇嘉宏

序於民國八十五年九月九日

輔英醫事護理專科學校

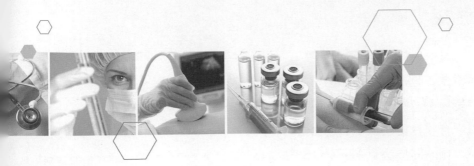

醫事護理法規概論

目 次

第三篇　醫療、護理、助產業務與義務及醫預法

第四篇　重要衛生議題暨新興領域

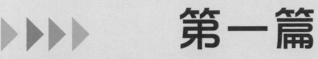

第一篇

醫事護理法規的基本概念與體系

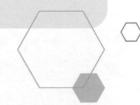

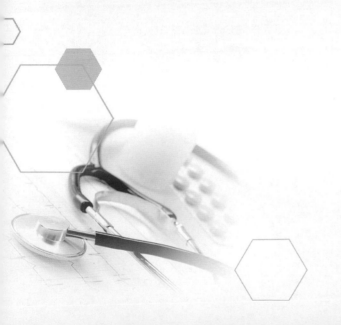

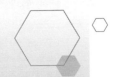

第一章
法律的概念與醫療人權

醫事護理法規的意義
醫事護理法規與道德、倫理
醫療正義、醫療人權及醫護倫理

學習目標

1. 瞭解法律的形式及實質要件，以及何謂依法行政原則
2. 認識法律的名稱及法條的項、款、目
3. 熟悉衛生行政法規體系與主要的衛生法規名稱
4. 區辨法律與道德、倫理之關係
5. 明瞭人性尊嚴、醫療人權及醫療正義之意涵、重視醫護倫理

第一節　醫事護理法規的意義

壹、法律之意義

「法」涉及人類生活中的各種思想行為、活動、組織、社會關係等等，目的在於為「形成社會基本秩序、解決糾紛衝突，以維護和平及保障自由」之人類生活規範。「規範」，為評價他人的行為好、壞、善、惡的指引，亦為規律自我有所為或有所不為之憑藉。

　　法律之規定常反映人類社會生活；法律範圍廣泛、種類繁多，然各種法律之間，常存有共通之原則，例如：法律之創設與廢止，有一定之程序；而法律之解釋，則有文字解釋與論理解釋之別，並不因法律種類之相異而有所不同，均適用之共通原則。法律原理不只存在於各法律之間，即使在同一法律之內，亦存有共通之原理，例如：無過失責任主義❶及財產權之限制等，即為各國民法之共通原理；而罪刑法定原則❷與違法責任之阻卻❸等，則為各國刑法的共通原理。

　　醫事護理法規相關領域，包含醫事、護理及衛生行政法規與制度，醫事、護理法規之基本理論，近代醫學發展的法律問題；醫病關係發展的複雜、失衡或衝突，如何妥處？以及醫療政策影響醫療資源之配置，醫療人權或醫療正義如何彰顯等等議題，此些議題的研究發展趨勢，亦為促進醫學科學發展之動能，且與「法醫學」、「醫療社會學」、「醫療經濟學」、「公共衛生法學」與「醫學哲學」等社會科學及自然科學之研究息息相關。醫事護理法規相關領域之研究，已蔚為風潮。

---

❶　所謂無過失責任，在侵權行為或債務不履行層面，係指因加害人之行為而發生損害，縱使加害人並無過失，仍應負損害賠償責任，受害人不須負過失之舉證責任，是為彌補過失責任原則之弊端而創設的制度。

❷　罪刑法定原則的意義，係指「犯罪」與「刑罰」，均須以事先的、成文的法律明文規定，行為時，法律如無明文，即不為罪，不得刑罰。林鈺雄，《新刑法總則》，元照，2014 年 9 月，第 4 版，頁 37–38。

❸　違法責任之阻卻，意指構成要件該當行為之違法性，可能因存在某些特定的合法化事由，而阻卻其違法性，例：刑法第 23 條、第 24 條規定「正當防衛」、「緊急避難」；第 21 條第 1 項規定「依法令行為」及第 22 條「業務上之正當行為」，不罰。阻卻違法事由，林鈺雄，同上註，頁 237–287。

貳、法律之要件

　　現代民主法治國家權力分立體制下，為達保障人權及增進公共福祉之目的，要求一切的國家作用，均須具備合法性，此種合法性原則即所謂「依法行政原則」(Der Grundsatz der Gesetzmässigkeit der Verwaltung)，其概念包括：「法律保留」(Vorbehalt des Gesetzes) 及「法律優位」(Vorrang des Gesetzes) 二個子原則（如圖一）。

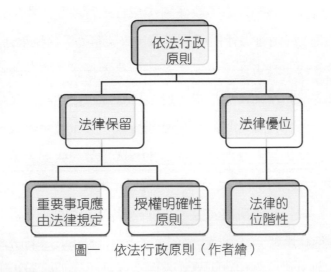

圖一　依法行政原則（作者繪）

一、實質要件

㈠法律保留原則

　　法律保障群眾安寧、維持社會秩序為目的，藉由國家之公權力，強制實行之社會生活規範。我國憲法第 170 條規定：「本憲法所稱之法律，謂經立法院通過，總統公布之法律。」憲法第 72 條復明定：「立法院法律案通過後，移送總統及行政院，總統應於收到後十日內公布之，但……。」民主法治國家的具體表徵，為「依法行政原則」，所謂「依法行

政原則」，係由「法律保留原則」及「法律優位原則」兩大子原則所構成❹。「法律保留原則」意指，國家機關之組織及特定領域的行政行為等重要事項，尤其是干預人民自由權利的行為，其所依據的規定，應保留由立法者以法律來作規範，而不得任由行政機關自行訂定行政命令以取代。我國中央法規標準法第 6 條規定：「應以法律規定之事項，不得以命令定之。」此即「法律保留原則」。

(二)法律授權明確性

法律保留原則積極要求行政機關作成行政行為時，不能以消極的不牴觸法律已足，尚須有法律的明文依據，故又稱為「積極依法行政」❺，意即重要的事項，應由法律規定，未經法律之授權，不得逕以行政命令取代而為規定。但此之法律授權，則必須符合「法律授權明確性」之原則，換言之，法律授權之目的、範圍、內容，必須是明確且可以預見，才不會違背法律保留之原則（釋字第 313 號、第 394 號、第 402 號解釋參照）。限制立法者對行政之授權，應符合「授權明確性要求」之用意，主要是為了防止行政機關的濫權，藉以保障人民權益。

「依法行政原則」，是支配法治國家「立法權」及「行政權」關係的法治行政原則，乃近代行政法的基本原理，也是一切行政行為所必須遵循的首要原則❻，行政程序法第 4 條明定：「行政行為應受法律及一般法律原則之拘束。」此外，依法行政原則之另一子原則「法律優位原則」，

---

❹ 李惠宗，《行政程序法要義》，五南，2002 年 11 月，頁 36。

❺ 陳敏，《行政法總論》，自版，2011 年 9 月，第 7 版，頁 156；吳庚，《行政法之理論與實用》，三民，2015 年 2 月，增訂第 13 版，頁 86；學者認為法律保留原則之於行政法，如同罪刑法定主義之於刑法。

❻ 吳庚，《行政法之理論與實用》，三民，2015 年 2 月，增訂第 13 版，頁 83。

又稱「消極依法行政原則」。

㈢應以法律規定之事項

　　所謂應由法律規定之「重要事項」，依中央法規標準法第 5 條規定：「左列事項應以法律定之：一、憲法或法律有明文規定，應以法律定之者。二、關於人民之權利、義務者。三、關於國家各機關之組織者。四、其他重要事項之應以法律定之者。」分述如下：

1.憲法或法律有明文規定應以法律規定之事項

⑴憲法有明文規定應「以法律規定」之事項，即應以法律定之

　　※例 1：憲法第 82 條：「司法院及各級法院之組織，以法律定之。」爰制定公布「司法院組織法」，即為適例。此「以法律定之」之規定，係「憲法委託」(Vertassungsauftrag)，又稱「立法委託」(Gesetzgebungsauftrag)❼，立法機關即負有義務，必須將該事項以法律規定出來，以利適用，否則即為「立法怠惰」。

　　※例 2：憲法第 24 條：「凡公務員違法侵害人民之自由或權利者，除依法律受懲戒外，應負刑事及民事責任。被害人民就其所受損害，並得依法律向國家請求賠償。」之規定，也是「憲法委託」。因為本條之規定，本身欠缺明確的構成要件與法律效果，屬於不完全的法條，不能直接作為請求國家賠償之依據❽。立法院 1980 年才制定通過「國家賠償法」，總統於 1980 年 7 月 2 日公布，該法第 17 條明定「自民國七十年七月一日施行」，距離憲法於 1947 年 12 月 25 日施行，立法怠惰了三十餘年。

---

❼　陳新民，〈論「憲法委託」之理論〉，收錄於氏著，《憲法基本權利之基本理論（上）》，元照，1999 年 6 月，第 5 版 1 刷，頁 37–93。

❽　李惠宗，《憲法要義》，元照，2002 年 10 月，頁 352。

⑵法律有明文規定應「以法律規定」之事項，亦應以法律規定之

※例1：專利法第11條第4項規定：「專利師之資格及管理，另以法律定之。」因此，2007年7月11日制定公布「專利師法」。

※例2：商標法第14條第2項：「商標審查人員之資格，以法律定之。」據此，2000年2月2日制定公布「商標審查官資格條例」。

2.關於人民權利義務之事項

民主法治國家人民之權利，依法應予保障，人民之義務亦應依法促其履行。是以，有關於人民權利義務事項，必須依據法律規定，加以保障或強制履行。我國中央法規標準法第6條明定：「應以法律規定之事項，不得以命令定之。」因此，應以法律規定之事項，即不得直接以命令定之，惟如有法律之明文授權，或有法定職權作為依據，自然不受此限。

3.關於國家各機關之組織事項

國家機關組織的建置，係為推動各項行政等業務而有必要設立之機構，其制度的建立、職權歸屬與預算之運用等事項，均與機關組織有密切關係，故應以法律規定之，以昭慎重。

4.其他重要事項應以法律定之者

依憲法第63條規定，立法院有議決法律案、預算案、戒嚴案、大赦案等及其他重要事項之權，因此，就其他重要事項而有以法律規定之必要情況，亦應以法律規定。例：憲法第13章及憲法增修條文第10條之「基本國策」事項中，關於「衛生保健事業」、「公醫制度」及「全民健康保險」規定之落實，均須制定相關法律以作為執行之依據。

二、形式要件

法律除須實質上符合前述「法律保留原則」之外，法律亦須符合一定之形式上要件，分述如下：

㈠應有名稱

　　法律不僅應該有形式的條文，在形式上亦應有一定的名稱，依中央法規標準法第 2 條規定：「法律得定名為法、律、條例或通則。」所以，法律的名稱共有四種，並不只限於使用「法」或「律」兩種為限。

㈡應具有條文式

　　法律在形式上應為條文式，亦即需將其內容分為若干條，並分為項、款、目，2004 年 5 月 19 日公布修正中央法規標準法第 8 條：「法規條文應分條書寫，冠以『第某條』字樣，並得分為項、款、目。項不冠數字，低二字書寫，款冠以一、二、三等數字，目冠以㈠、㈡、㈢等數字，並應加具標點符號。」並增訂第 2 項「前項所定之目再細分者，冠以 1、2、3 等數字，並稱為第某目之 1、2、3。」法規內容繁複或條文較多者，得劃分為編、章、節、款、目（同法第 9 條）。

　　我國公文書之製作，原規定「分條直行書寫」，為因應我國加入世界衛生組織 (WHO) 後與國際接軌，2003 年起，街名、公家機關名稱標示雙語化，因此將公文書改為直式橫書，於 2005 年 1 月 1 日起全面施行。

　　依「中央行政機關法制作業應注意事項」第一章「法規之草擬二、草擬作業」之「㈥名稱要適當 1. 法律」之規定：⑴「法」：屬於全國性、一般性或長期性事項之規定者稱之。⑵「律」：屬於戰時軍事機關之特殊事項之規定者稱之。⑶「條例」：屬於地區性、專門性、特殊性或臨時性事項之規定者稱之。⑷「通則」：屬於同一類事項共通適用之原則或組織之規定者稱之。茲以下表說明：

法	含一般性及基本性，使用最廣泛，例：民法、刑法等法典
律	含正刑定罪之意，立法慣例，限於嚴厲的軍事刑法。我國採用「律」為法律名稱者，僅有「戰時軍律」一種，2002 年 12 月 25 日已廢止
條　例	就法律已規定事項為特別、補充規定，使用之普遍僅次於法。例：為規範總統、副總統之選舉與罷免事項，制定公布「總統副總統選舉罷免法」；另為總統、副總統就職宣誓之需，另定有「總統副總統宣誓條例」
通　則	採用「通則」為法律之名稱者，例：「國家風景區管理處組織通則」、「農田水利會組織通則」、「地方稅法通則」等

參、衛生行政法規體系

　　法律的體系，大致區分為公法、私法、公私混合法，以及地方自治法四大類。公法領域包含：憲法、行政法、刑法、刑事訴訟法、行政訴訟法、國際私法等；私法領域如：民法、商法（含公司法、保險法、票據法及海商法）等。公私混合法領域如：勞動法、經濟法、社會法等；地方自治法領域，則以地方制度法為典型。

　　公法領域中的行政法，在保障人權及依法行政之要求下，其發展倍受重視，理論日臻圓熟。憲法係國家根本大法，指示許多的原則，作為行政法之遵循與落實的方向。由於憲法屬於抽象的規定，其規範之意旨，需賴個別的行政法規加以具體化與落實，二者關係密切，所以有「憲法是抽象的行政法；行政法是具體的憲法。」❾之說。

一、行政法之概念

　　行政法係指，有關行政之組織、職權、任務、程序及國家和行政主體與人民之間權利義務關係的法規總稱。行政法一詞，不同於民法或刑法，既是法學領域之名稱，亦為制定法之名稱。我國並沒有任何一部成

---

❾　李惠宗，《行政法要義》，五南，2000 年 9 月，頁 20。

文法名稱為「行政法」，行政法只是學理上的名詞，乃有關行政上的成文或不成文法規範之總稱。行政法以行政法學內容，可分為行政法總論及各論。行政法總論除了一般性、共同性之原理或法則外，尚包含組織法、公務員法、程序法及爭訟法等；行政法各論則可分為：教育法、警察法、司法行政法、勞工法、財稅法、外交行政法、國防法、環保法、交通法、經濟行政法暨衛生行政法等。

二、衛生行政法規之體系

　　衛生行政法規之制定、公（發）布、施行，其目的在使衛生業務之推動、權責之劃分，有法源依循，藉以提高醫療服務品質、合理分配醫療資源，提升醫事人員素質，保障民眾的醫療人權，並使醫事活動導向秩序化與合理化，杜絕弊端與增進國民健康。

　　㈠**衛生法規規範之類別，可區分為以下幾類：**

　　　1.醫政類：

　　　　⑴人員管理：例如醫師法、藥師法、護理人員法、醫事放射師法、醫事檢驗師法、物理治療師法、聽力師法、語言治療師法等。

　　　　⑵業務管理：例如醫療法、精神衛生法、安寧緩和醫療條例、人體研究法等。

　　　2.藥政類：藥事法、化粧品衛生安全管理法、藥害救濟法等。

　　　3.食品衛生類：食品安全衛生管理法、健康食品管理法等。

　　　4.防疫類：傳染病防治法、人類免疫缺乏病毒傳染防治及感染者權益保障條例等。

　　　5.保健類：癌症防治法、口腔健康法、菸害防制法、優生保健法等。

　　　6.全民保健類：全民健康保險法等。

　　醫事護理法規的體系，不只是醫師法、醫療法、護理人員法、助產

人員法等衛生行政法規，亦兼及醫療保健案件裁判所涉及之法律，如：刑法、刑事訴訟法、民法、消費者保護法、民事訴訟法等，皆為司法機關依法裁判之法律依據。

㈡統合的醫事法

植木哲認為❿，醫事法之研究，應就全體相關學科，以二重或三重總合之觀點，彼此共同協助，檢討、調整矛盾與衝突，以解決醫療之問題。並引介 1996 年 7 月 3 日至 5 日於德國拜恩州 Tegernsee 湖畔召開之「醫事法的將來」 國際研討會 ， Eser 教授首倡 「統合的醫事法」(Integratives Medizinrecht)，即以醫事法為圓之中心，上下左右分別為： 1.民法領域：醫師責任法、醫療契約、治療行為、承諾、說明、過失等問題。 2.刑法領域：過失、承諾、說明、治療行為、妊娠中絕、臨死介助、證言拒絕權等問題。 3.公法領域：許可、醫療、藥業、資料保護、規則、預算等問題。 4.社會法領域：保護、年金、監護權等問題。

上述的四大領域法規之間，另有相關之社會醫療（福祉）、經濟學、職業倫理、醫學倫理、心理學、精神醫學、法醫學，因此，在各別的專門領域之外，周邊相關連之學科，亦不可忽視，學際的研究乃不可分。

三、衛生行政法規之內涵

衛生行政法規為關於衛生行政之組織、作用、程序及救濟之國內公法的總稱，醫事護理法規為其主要部分，包括醫事人員管理、醫療保健業務管理、醫事護理機構管理、其他法規、行政救濟法規、新法之制定與草擬等。

---

❿ 植木哲，《医療の法律学》，有斐閣，1998 年 4 月。

㈠醫事人員管理主要法規（表格內使用西元年）

法規名稱	公（發）布日期	最近一次修正日期	備　註
1.醫師法	1943 年 09 月 22 日	2022 年 06 月 22 日	
2.藥師法	1943 年 09 月 30 日	2020 年 01 月 15 日	
3.助產人員法	1943 年 09 月 30 日	2020 年 01 月 15 日	原：助產士法
4.護理人員法	1991 年 05 月 17 日	2020 年 01 月 15 日	
5.營養師法	1984 年 05 月 09 日	2020 年 01 月 15 日	
6.物理治療師法	1995 年 02 月 03 日	2023 年 02 月 08 日	
7.職能治療師法	1997 年 05 月 21 日	2020 年 01 月 15 日	
8.醫事檢驗師法	2000 年 02 月 03 日	2020 年 01 月 15 日	
9.醫事放射師法	2000 年 02 月 03 日	2020 年 01 月 15 日	
10.心理師法	2001 年 11 月 21 日	2020 年 01 月 15 日	
11.呼吸治療師法	2002 年 01 月 16 日	2020 年 01 月 15 日	
12.語言治療師法	2008 年 07 月 02 日	2020 年 01 月 15 日	
13.聽力師法	2009 年 01 月 23 日	2020 年 01 月 15 日	
14.牙體技術師法	2009 年 01 月 23 日	2020 年 01 月 15 日	
15.驗光人員法	2016 年 01 月 06 日	2020 年 01 月 15 日	
16.公共衛生師法	2020 年 06 月 03 日		
17.鑲牙生管理辦法	2020 年 06 月 05 日		鑲牙生管理辦法係依據牙體技術師法第 58 條第 2 項之授權，於 2020 年 6 月 5 日訂定發布（鑲牙生管理規則業於同日廢止）
18.齒模製造技術員從業管理辦法	2009 年 10 月 23 日	2015 年 09 月 17 日	
19.具有多重醫事人員資格者執業管理辦法	2004 年 04 月 16 日	2009 年 11 月 12 日	原為多重醫事人員資格者執業管理辦法

法規名稱	公（發）布日期	最近一次修正日期	備　註
20.醫事人員人事條例	1999 年 07 月 15 日	2006 年 05 月 17 日	
21.專科護理師於醫師監督下執行醫療業務辦法	2015 年 10 月 19 日	2017 年 05 月 08 日	
22.醫事人員執業登記及繼續教育辦法	2013 年 07 月 01 日	2022 年 08 月 26 日	本辦法所稱醫事人員，指醫師、中醫師、牙醫師、藥師、藥劑生、護理師、護士、物理治療師、物理治療生、職能治療師、職能治療生、醫事檢驗師、醫事檢驗生、醫事放射師、醫事放射士、營養師、助產師、助產士、心理師、呼吸治療師、語言治療師、聽力師、牙體技術師、牙體技術生、驗光師及驗光生
23.醫師懲戒辦法	1975 年 09 月 05 日	2002 年 10 月 09 日	
24.通訊診察治療辦法	2018 年 05 月 11 日		
25.醫師法施行細則	1945 年 07 月 21 日	2021 年 10 月 04 日	上述其餘各法施行細則，礙於篇幅，不一一詳列

㈡醫療保健業務管理主要法規

法規名稱	公（發）布日期	最近一次修正日期	備　註
1.醫療法	1986 年 11 月 24 日	2020 年 01 月 15 日	
2.人體器官移植條例	1987 年 06 月 19 日	2021 年 01 月 20 日	

3.精神衛生法	1990 年 12 月 07 日	2022 年 12 月 14 日	施行日期除第五章、第 81 條第 3、4 款,由行政院會同司法院定之外,自公布後 2 年施行
4.優生保健法	1984 年 07 月 09 日	2009 年 07 月 08 日	
5.藥事法	1970 年 08 月 17 日	2018 年 01 月 31 日	原： 藥物藥商管理法
6.管制藥品管理條例	1929 年 11 月 11 日	2017 年 06 月 14 日	原： 麻醉藥品管理條例
7.傳染病防治法	1944 年 12 月 06 日	2019 年 06 月 19 日	原： 傳染病防治條例
8.人類免疫缺乏病毒傳染防治及感染者權益保障條例	1990 年 12 月 17 日	2021 年 01 月 20 日	原： 後天免疫缺乏症候群防治條例
9.全民健康保險法	1994 年 08 月 09 日	2021 年 01 月 20 日	
10.緊急醫療救護法	1995 年 08 月 09 日	2013 年 01 月 16 日	
11.安寧緩和醫療條例	2000 年 06 月 07 日	2021 年 01 月 20 日	
12.解剖屍體條例	1948 年 12 月 21 日	1984 年 06 月 16 日	
13.藥害救濟法	2000 年 05 月 31 日	2020 年 01 月 15 日	
14.罕見疾病防治及藥物法	2000 年 02 月 09 日	2015 年 01 月 14 日	
15.人工生殖法	2007 年 03 月 21 日	2018 年 01 月 03 日	
16.血液製劑條例	2005 年 01 月 19 日	2019 年 01 月 02 日	
17.人體生物資料庫管理條例	2010 年 02 月 03 日	2021 年 01 月 20 日	
18.人體研究法	2011 年 12 月 28 日	2019 年 01 月 02 日	
19.生產事故救濟條例	2015 年 12 月 30 日		
20.病人自主權利法	2016 年 01 月 06 日	2021 年 01 月 20 日	自公布後三年施行

21.嚴重特殊傳染性肺炎防治及紓困振興特別條例	2020 年 02 月 25 日	2021 年 05 月 31 日	
22.人體試驗管理辦法	2009 年 12 月 14 日	2016 年 04 月 14 日	
23.人體器官保存庫管理辦法	2009 年 02 月 02 日	2012 年 10 月 02 日	
24.人體研究倫理審查委員會組織及運作管理辦法	2012 年 08 月 17 日	2018 年 05 月 07 日	
25.醫療法施行細則	1987 年 08 月 07 日	2017 年 12 月 12 日	上述其餘各法施行細則，礙於篇幅，不一一詳列

(三)醫事護理機構管理法規

法規名稱	公（發）布日期	最近一次修正日期	備　註
1.醫療機構設置標準	1987 年 09 月 16 日	2020 年 12 月 01 日	
2.聯合診所管理辦法	2005 年 11 月 07 日		
3.護理機構分類設置標準	1993 年 08 月 27 日	2022 年 09 月 06 日	原：護理機構設置標準
4.物理治療所設置標準	1996 年 12 月 04 日	2017 年 08 月 09 日	
5.職能治療所設置標準	1998 年 04 月 29 日	2017 年 12 月 28 日	
6.醫事放射所設置標準	2001 年 03 月 28 日	2002 年 12 月 26 日	
7.醫事檢驗所設置標準	2001 年 03 月 28 日	2002 年 10 月 30 日	
8.心理諮商所設置標準	2004 年 04 月 02 日		
9.心理治療所設	2004 年 04 月 02 日		

置標準			
10.助產機構設置標準	2005 年 08 月 03 日		
11.語言治療所設置標準	2010 年 12 月 29 日	2018 年 07 月 17 日	
12.聽力所設置標準	2010 年 12 月 29 日		
13.牙體技術所設置標準	2011 年 02 月 17 日		
14.驗光所設置標準	2016 年 09 月 20 日		
15.救護車及救護車營業機構設置設立及許可管理辦法	2000 年 11 月 17 日	2014 年 08 月 04 日	原：民間救護車機構管理辦法
16.提供預立醫療照護諮商之醫療機構管理辦法	2018 年 10 月 03 日		
17.捐贈屍體器官移植喪葬費補助標準	2003 年 03 月 13 日		
18.特定醫療技術檢查檢驗醫療儀器施行或使用管理辦法	2003 年 12 月 24 日	2021 年 02 月 09 日	
19.腦死判定準則	2004 年 08 月 09 日	2012 年 12 月 17 日	
20.醫療機構電子病歷製作及管理辦法	2005 年 11 月 24 日	2021 年 07 月 18 日	
21.醫院設立或擴充許可辦法	2010 年 01 月 25 日	2021 年 05 月 28 日	
22.醫療機構網際網路資訊管理辦法	2010 年 02 月 04 日	2015 年 11 月 03 日	

㈣其 他

法規名稱	公（發）布日期	最近一次修正日期	備 註
1.醫療器材管理法	2020 年 01 月 15 日		
2.菸害防制法	1997 年 03 月 19 日	2023 年 02 月 15 日	
3.化粧品衛生安全管理法	1972 年 12 月 28 日	2018 年 05 月 02 日	原：化粧品衛生管理條例
4.食品安全衛生管理法	1975 年 01 月 28 日	2019 年 06 月 12 日	原：食品衛生管理法
5.健康食品管理法	1999 年 02 月 03 日	2020 年 01 月 15 日	
6.緊急救護辦法	1996 年 05 月 29 日	2012 年 03 月 26 日	
7.罕見疾病醫療照護費用補助辦法	2000 年 08 月 09 日	2017 年 09 月 08 日	原：罕見疾病醫療補助辦法
8.藥害救濟給付標準	2000 年 10 月 27 日	2021 年 09 月 01 日	
9.藥害救濟申請辦法	2001 年 04 月 30 日	2015 年 04 月 08 日	
10.公共場所必要緊急救護設備管理辦法	2013 年 07 月 11 日		
11.全民健康保險經濟困難認定標準	2013 年 07 月 10 日	2014 年 06 月 19 日	原：全民健康保險經濟困難及經濟特殊困難者認定辦法
12.全民健康保險保險費及滯納金分期繳納辦法	2013 年 09 月 10 日	2017 年 10 月 05 日	
13.全民健康保險醫療辦法	1995 年 02 月 24 日	2018 年 04 月 27 日	
14.全民健康保險醫事服務機構特約及管理辦法	1995 年 01 月 27 日	2012 年 12 月 28 日	
15.全民健康保險醫療費用申報與核	1995 年 01 月 23 日	2018 年 03 月 14 日	原：全民健康保險醫事服務機構

付及醫療服務審查辦法			醫療服務審查辦法
16.全民健康保險執行公共安全事故與重大交通事故公害及食品中毒事件代位求償辦法	2006 年 05 月 10 日	2019 年 10 月 01 日	原：全民健康保險執行重大交通事故公害及食品中毒事件代位求償辦法，2018 年 5 月 21 日修正名稱
17.全民健康保險扣取及繳納補充保險費辦法	2012 年 10 月 30 日	2019 年 04 月 02 日	

㈤行政程序、救濟、執行法規

法規名稱	公（發）布日期	最近一次修正日期	備　　註
1.行政程序法	1999 年 02 月 03 日	2021 年 01 月 20 日	
2.訴願法	1930 年 03 月 24 日	2012 年 06 月 27 日	
3.行政執行法	1932 年 12 月 28 日	2010 年 02 月 03 日	
4.行政罰法	2005 年 02 月 05 日	2022 年 06 月 15 日	
5.行政訴訟法	1932 年 11 月 17 日	2022 年 06 月 22 日	

㈥擁護人權的標竿立法

1.醫療事故預防及爭議處理法

　　為促進醫病關係和諧，迅速、有效處理醫療糾紛，減少訟源，保障當事人權益，中央主管機關於 1998 年 4 月 17 日發布「醫療爭議調處作業要點」，要求各地方衛生主管機關遵從辦理；一年後研擬「醫療糾紛處理法」（草案），行政院於 2000 年 3 月 2 日送立法院審議。由於法案的推動，並無進展，2008 年 4 月改提「病人安全及醫療糾紛處理條例」（草案），法案推動仍未見具體成果。

　　2018 年 4 月 12 日行政院通過衛生福利部新擬「醫療事故預防及爭議處理法」（草案），函請立法院審議，草案朝醫療爭議「調解先行、即時關懷、預防除錯提升品質」3 大原則，且為醫病雙方開誠布公，採用「道歉法則」，不論關懷溝通或爭議調解過程，其「為緩和醫病緊張關係所做的遺憾、道歉、讓步等陳述，不得作為相關行政處分、訴訟證據或裁判基礎」，而醫療機構內部病安事件通報的相關資料與重大醫療事故原因分析，也不得作為司法訴訟的證據或裁判基礎。醫療事故預防及爭議處理法（草案）提出數年後，衛生福利部再全盤重新檢討，於 2021 年 1 月 28 日重新預告，廣徵民意。行政院於 2022 年 4 月 28 日院會決議通過該草案，同日函請立法院審議❶。草案經立法院於 2022 年 5 月 30 日三讀通過，總統於 2022 年 6 月 22 日制定公布，全文 45 條，施行日期由行政院定之。

　　2. 嚴重特殊傳染性肺炎防治及紓困振興特別條例

　　2019 年 12 月中國湖北省武漢市爆發「新型冠狀病毒」引發的肺炎（俗稱「武漢肺炎」），確診病例暴增，單日新增 1.3 萬❷。世界衛生組織 (WHO) 遲至 2020 年 1 月 30 日根據國際衛生條例 (IHR) 召開緊急委員會議，宣布新型冠狀病毒肺炎疫情構成「國際關注公共衛生緊急事件」(Public Health Emergency of International Concern, PHEIC)，加以中國隱匿

---

❶　〈建立醫療糾紛的非訴訟處理機制政院通過「醫療事故預防及爭議處理法」草案〉，2022 年 4 月 28 日，行政院，https://www.ey.gov.tw/Page/9277F759E41CCD91/4ec0ad47-a536-401a-b58f-4ee40989b7ec。（2022 年 7 月 7 日瀏覽）

❷　〈武漢肺炎新增臨床診斷　湖北確診單日暴增 1.3 萬人〉，2020 年 2 月 13 日，《自由時報電子報》。

疫情，遂造成全球疫情的大噴發。世界衛生組織 (WHO) 嗣於 2020 年 2 月 11 日將此致命的「新型冠狀病毒」，正式命名「COVID-19」(Corona Virus Disease)：「CO」取自「Corona」（冠狀）、「VI」來自「Virus」（病毒）、「D」為「Disease」（疾病），「19」則是病毒爆發年份 2019 年 ⓭；並呼籲全球將該病毒視為「頭號公敵」 ⓮。

　　疫情持續延燒， 截至 2022 年 11 月 4 日止， 已導致全球超過 6 億 3,689.4 萬人確診，死亡人數超過 600.1 萬人。尤其美國確診病例達 9,958 萬人（109.76 萬人死亡）；臺灣 783.7 萬人確診（1.3 萬人死亡） ⓯。為有效防治嚴重特殊傳染性肺炎 (COVID-19)， 維護人民健康， 我國於 2020 年 1 月 15 日已將「COVID-19」列為第五類法定傳染病，且為因應「COVID-19」疫情對國內經濟、社會之衝擊，迅於 2020 年 2 月 25 日制定公布嚴重特殊傳染性肺炎防治及紓困振興特別條例，全文 19 條，施行期間自 2020 年 1 月 15 日起至 2021 年 6 月 30 日止。但第 12 條至第 16 條自公布日施行。本條例為傳染病防治法的特別法且為限時法，考量本條例第 12 至 14 條定有刑責，或第 15 條之行政罰鍰上下限高於傳染病防治法之規定等由，基於處罰不溯及既往原則，爰以但書定明相關罰則自本條例公布日施行。

⓭　〈新冠病毒命名 COVID-19〉，2020 年第 7 期，《亞洲週刊》，2020 年 2 月 17 日。

⓮　〈肺炎疫情： 世衛組織解釋正式命名新冠肺炎為 「COVID-19」 緣由〉，2020 年 2 月 12 日，BBC NEWS/ 中文。

⓯　〈全球新型冠狀病毒的疫情〉，《PRIDE 政策研究指標資料庫》，財團法人國家實驗研究院科技政策研究與資訊中心，2022 年 11 月 4 日，https://pride.stpi.narl.org.tw/index/graph-world/detail/4b1141ad70bfda5f0170e64424db3fa3。（2022 年 11 月 4 日瀏覽）

　　對於執行嚴重特殊傳染性肺炎之防治、醫療、照護工作者，以及受該傳染病影響而發生營運困難之產業、事業、醫療（事）機構、從業人員，政府依本條例、傳染病防治法第 53 條或其他法律規定，發給相關之補貼、補助、津貼、獎勵及補償。又，接受隔離者、檢疫者，其人身自由受到限制，依司法院釋字第 690 號解釋意旨，應予以合理補償；家屬為照顧生活不能自理之受隔離者、檢疫者而請假者，其人身自由雖未受到限制，但實質亦受影響，爰定明受隔離者、檢疫者及為照顧之家屬，符合一定條件得申請防疫補償。

　　由於嚴重特殊傳染性肺炎疫情蔓延全球，影響層面持續擴大，對於產業造成空前的衝擊，更影響人民的工作與生計，本條例原定經費上限僅新臺幣（以下同）600 億元，不敷因應政府推動各項防治及紓困振興措施所需，爰於 2020 年 4 月 21 日修正公布，再追加特別預算 1,500 億元，上限計 2,100 億元；2021 年 5 月 31 日再修正，延長施行日期（嗣經立法院再同意延長至 2023 年 6 月 30 日止），上限提高至 8,400 億元。

　　3.公共衛生師法

　　我國大學自 1972 年起設立公共衛生學系，每年畢業生約 500 名，培育數萬名公共衛生專業人員，從事我國衛生醫療政策、社區衛生服務、流行病學調查研究、健康保險及衛生教育等工作。新興的公共衛生議題層出不窮：SARS、禽流感、MERS，以及食品安全議題等，嚴重影響國民健康及社會安全。衛生福利部自 2003 年 SARS 過後，即著手推動公共衛生師立法工作，惟因其定位、業務範疇、專業排他性及應考資格等問題，始終未能順利於立法院進行審議。

　　2020 年年初以來，新型冠狀病毒肺炎疫情嚴峻，造成全球疫情大流行，世界各國紛紛採取國境閉鎖策略，以防堵疫情一再擴散；我國對於

國內感染者採強制隔離，接觸者須居家隔離等措施，為緊迫追查感染源、疫情調查，亟需大量人力，行政院院會爰在 2020 年 4 月 23 日通過衛福部所擬「公共衛生師法」（草案）❶⑥，函請立法院審議；立法院旋於 2020 年 5 月 15 日三讀通過，總統於 2020 年 6 月 3 日制定公布公共衛生師法，全文共 40 條，自公布日施行。

　　公共衛生師法將公共衛生人力納入專門職業及技術人員制度，對其業務範圍、責任及管理等事項，加以規範，俾提升臺灣公共衛生服務品質，促進國人健康。規範重點如下❶⑦：

　　⑴定位及業務範圍：定位為非醫事人員，其服務對象以社區、場域之群體為主，包含環境健康風險評估、疫病調查及防治、民眾健康狀態調查及健康促進、食品安全風險調查及品質管理方案之規劃、推動或評估等。因此，於執行業務時不得涉及醫療行為。

　　⑵執業排他性：因公共衛生師之業務範疇甚廣，與其他專業人員或有重疊，因此，採有限度排他性，即專業、非專屬之概念，非領有公共衛生師證書者，不得充任公共衛生師。至於，醫事人員及其他專門職業技術人員依法執行業務、學校機構法人或團體執行研究計畫、政府機關自行或委託執行業務、軍事機關及所屬機構執行任務等，均不受本法規定之限制。

---

❶⑥　〈行政院會通過「公共衛生師法」草案〉，2020 年 4 月 23 日，行政院，https://www.ey.gov.tw/Page/9277F759E41CCD91/deb3a73c-09b6-47e1-849d-7f527e385011。（2020 年 5 月 20 日瀏覽）

❶⑦　〈臺灣公共衛生新里程碑立法院三讀通過「公共衛生師法」〉，2020 年 5 月 15 日，衛生福利部，https://www.mohw.gov.tw/cp-16-53920-1.html。（2020 年 5 月 15 日瀏覽）

⑶公共衛生師有接受政府指定辦理突發緊急或重大公共衛生事件之義務。

⑷明定公共衛生師執行業務得受聘之機構及開業之規定；另公共衛生事務所之名稱使用與變更、申請設立許可之條件、收費規定、廣告內容限制及其他應遵行等事項，授權由中央主管機關另定辦法規範。

⑸明定公共衛生師執業之禁止行為，及執業處所之人員亦應遵守保守業務上秘密之義務。

⑹明定公共衛生師執行業務應遵守之專業倫理規範及違反時之懲戒制度。

4.醫療器材管理法

隨著科技日新月異及全球高齡化世代來臨，醫療器材需求大增，醫療器材產業蓬勃發展，為順應國際潮流，立法院於 2019 年 12 月 13 日三讀通過「醫療器材管理法」（草案），總統於 2020 年 1 月 15 日制定公布，全文共 85 條，施行日期由行政院以命令定自 2020 年 5 月 1 日施行。

醫療器材管理法將醫療器材之管理自「藥事法」中抽離，並增訂產品來源及流向資料之建立、部分低風險醫療器材採行電子化登錄、彈性核定許可證效期及業者主動通報義務等制度，加速產品上市的期程，推動產業發展，健全醫療器材之管理制度。規範重點如下：

從事醫療器材「設計」並以其名義上市者，納入醫療器材製造業，可促進產業技術研發及產品創新；納入醫療器材維修業者，多元化科技產業管理；產品風險分級管理；試驗施行期間發生與臨床試驗有關之不良情事，皆應通報，施行期間有安全之虞，得中止或終止臨床試驗；確保市售醫療器材品質與安全，部分特定高風險醫療器材須執行安全監視管理等規定。

5.中醫藥發展法

我國憲法增修條文第 10 條第 5 項明定:「國家應推行全民健康保險,並促進現代及傳統醫藥研究發展。」為促進中醫藥永續發展及增進全民健康福祉,行政院院會於 2019 年 11 月 14 日通過衛生福利部擬具「中醫藥發展法」(草案),函請立法院審議。立法院於 2019 年 12 月 6 日三讀通過,總統於同月 31 日制定公布中醫藥發展法,全文 24 條,自公布日施行。

中醫藥發展法確立中醫藥發展之基本原則,制定重點:(1)促進中醫藥永續發展政策:每 5 年訂定中醫藥發展計畫,保障財政及行政資源;設置中醫藥研究基金,推動中醫藥研究發展、中藥製劑之創新與開發。(2)完善中醫藥醫療及照護服務:強化中醫藥在全民健康照護之功能及角色,提升中醫醫療可近性與醫療品質,發展具中西醫合作及中醫多元醫療服務。(3)提升中藥品質管理及產業發展:發展國內中藥藥用植物種植,完善中藥品質管理規範。(4)精進中醫藥研究發展及人才培育:加強國際交流,培育中醫藥科技研究人才。

6.漢生病病患人權保障及補償條例

漢生病即早期所稱癩病(俗稱麻瘋病),其傳染力甚低,惟因其臨床上之症狀出現皮膚病變與神經肥厚現象,面容及手足容易產生變形,日本政府於殖民臺灣期間,乃採取集中強制隔離治療❶及絕育等極端不人道政策。1956 年在保護癩病患者的國際會議中通過「羅馬宣言」,證實癩病傳染力極微弱,主張廢除差別待遇的相關立法;1958 年在東京召開

---

❶　1930 年建立「臺灣總督府癩病療養所樂生院」,1945 年更名為「臺灣省立樂生療養院」。1999 年精省改隸前行政院衛生署,該署於 2013 年 7 月 23 日升格為衛生福利部,現名為「衛生福利部樂生療養院」。

第七屆國際癩學會議，鼓勵全面取消隔離政策。

我國政府於 1962 年 3 月 17 日訂定「臺灣省癩（痲瘋）病防治規則」，宣示防治之政策及目標，廢止強制隔離，改為門診治療方式，然無積極之作為，加以缺乏有效之藥物及治療方式，病人仍受社會之歧視。1982 年間，開啟防治的新里程，緩解病人長期遭受之污名化及身心痛苦，經參酌日本政府對此病患的補償額度，於 2008 年 8 月 13 日制定公布漢生病病患人權保障及補償條例，全文計 13 條。

本條例反省對於漢生病人不當強制隔離所造成病患人格傷害及精神之痛苦，第 1 條第 1 項明揭立法目的為：「對因隔離治療政策導致社會排除❶，身心遭受痛苦之漢生病病患，給與撫慰及補償，並保障其醫療及安養權益，特制定本條例。」第 3 條明定補償及保障方式：「一、回復名譽：包括公開道歉、追悼亡者、積極宣導正確漢生病知識及推動有助回復漢生病病患名譽之社會教育政策等措施。二、給予補償金。三、醫療權益：……。四、安養權益：……。」落實人權保障。

7.油症患者健康照護服務條例

1979 年於臺中彰化地區，廠商提煉米糠油過程中，因多氯聯苯滲入米糠油中，發生多氯聯苯中毒事件，政府於當年起即積極提供健康照護，補助醫療費用及設置專責門診，定期免費健康檢查各項服務。日本是第一個為多氯聯苯受害者立法的國家，且由肇事企業提供多氯聯苯中毒者之醫療費用；我國則因肇事者脫產及死亡，遂由政府負起人道責任，提

---

❶ 「社會排除」的概念非單指經濟匱乏，而是以排除的多面向所造成個人經濟面與非經濟面匱乏及剝奪的動態累積過程，是「社會分化、經濟勞力分工以及社會地位隔離」的產物。劉鶴群，〈社會排除、貧窮與就業：現象描述與政策意涵〉，《社區發展季刊》，2015 年 9 月，第 151 期，頁 164–165。

供醫療照護及各項健康服務。

　　衛生福利部為保障受害者權益，於 2011 年訂定「多氯聯苯中毒患者健康照護服務實施要點」，嗣為提升健康照護服務之法律位階，2014 年 3 月 4 日提送「多氯聯苯中毒者健康照護服務條例」（草案）報請行政院審查通過，經函請立法院審議，於 2015 年 1 月 22 日三讀通過「油症患者健康照護服務條例」，總統於 2015 年 2 月 4 日制定公布，全文 14 條，自公布日施行。本條例明定中央主管機關，應對油症患者提供健康照護之補助；地方主管機關應對油症患者提供健康照護服務。政府對於本條例施行前，已列冊油症患者之遺屬，應發給撫慰金；並保障油症患者之人格及合法權益。嗣於 2016 年 11 月 16 日修正，放寬得申請對象，並延長申請期限。

　　8.人體生物資料庫管理條例

　　依基因醫藥研究發展顯示，大多數疾病之產生，非單一基因所決定，而係多種基因及環境因素共同影響下所產生。為有效研究疾病發生之因素與關連性，以利疾病之預防，建立大規模之生物資料庫，誠屬必要。建置生物資料庫將面臨基本人權保障之課題，應有嚴格之科學與倫理，及健全法制規範環境，以保護人體生物資料庫所衍生之人體組織與基因資訊。為保障國民資訊隱私權，以及生物醫學研究之目的，調和國家、社會與個人法益，阻斷使用者取得足以辨識參與者資訊之途徑，2010 年 2 月 3 日制定公布人體生物資料庫管理條例，全文計 27 條。

　　本條例於 2011 年 1 月 26 日修正公布後，嗣於 2012 年 8 月 8 日刪除公布第 29 條條文，惟相對應之第 25 條第 2 項罰則❷並未配合刪除。時

---

❷　人體生物資料庫管理條例第 25 條第 2 項規定：「非以人口群或特定群體為基礎之生物醫學研究，違反第二十九條規定而為生物檢體之採集及使用者，

隔多年，2019 年 6 月 12 日也僅修正公布第 2 條之主管機關，以及第 5 條倫理委員會各類別人員數之比例；2021 年 1 月 20 日修正第 6 條，僅酌修文字。中央衛生主管機關研提法案的立法品質，有待加強與提升。

9.人體研究法

人體研究係以人為研究對象，取得、調查、分析、運用人體檢體，或個人之生物行為、生理、心理、遺傳、醫學等有關資訊之研究。研究者主觀價值與研究對象之間，存有潛在利益衝突，以及資訊不對稱，致而侵害研究對象之人權。為尊重自主及正義之倫理原則，並保障研究對象權益，我國於 2002 年 1 月 2 日公告發布「研究用人體檢體採集與使用注意事項」，2007 年 7 月 17 日公告「人體研究倫理政策指引」。為符合依法行政原則之法律保留原則，爰於 2011 年 12 月 28 日制定公布人體研究法，全文計 17 條；2019 年 1 月 2 日修正公布第 3 條之主管機關名稱。

㈦新法草擬

1.民俗調理管理條例（草案）

過去因民俗調理業未明定中央目的事業主管機關，缺乏完整之政策規劃與輔導；衛生福利部 2013 年 7 月 23 日成立後，民俗調理業納入中醫藥司業務職掌，著手調查民俗調理業現況。衛福部並於 2015 年正名，傳統整復推拿、腳底按摩、按摩及經絡調理等 4 大類稱為「民俗調理」。「民俗療法」不得涉及醫療行為，行為僅限於傳統整復推拿、按摩、腳底按摩、指壓、刮痧、拔罐、民間習用青草外敷料七項，估計從業人口約 20 萬人，以傳統整復推拿人數最多[21]；2018 年 7 月止，共有 2,688 家

處新臺幣二十萬元以上一百萬元以下罰鍰，並得限期令其改正；屆期未改正者，按次處罰之。」

[21] 陳淑敏，〈衛生福利部組織法第 2 條、第 3 條及第 8 條條文修正草案評估報

民俗調理業者辦理登記。因按摩空間隱密，加上個人工作室林立，往往容易發生性騷擾等事件，衛福部統計 2008 年到 2017 年民俗調理業經法院判決案例中，以發生性騷擾和媒介性交易與性有關的判決爭議最多，約占近 3 成，涉及醫療廣告違規 26%、密醫擅自執行醫療業務 20%、勞動雇用糾紛 9%。為建置完善的民俗調理法治，衛福部推動專法，未來個人工作室、按摩業者都將強制登錄，並同步規劃完成整復推拿、腳底按摩技術士，中醫司已經完成民俗調理管理條例（草案），2019 年 8 月送衛福部法規會[22]。

2.再生醫療製劑管理條例（草案）

行政院院會於 2018 年 10 月 18 日通過衛福部擬具的「再生醫療製劑管理條例」草案，函請立法院審議。「再生醫療製劑管理條例」（草案）是「藥事法」的特別法，規範是藥劑和產品，依法發予販賣製造業者製劑許可證，針對再生醫療產品的上市管理、藥害救濟、細胞合適性判定、細胞管理、再生醫療技術施行等產品與執行層面進行專業規範。

因應國際間新興生物科技蓬勃發展趨勢，且再生醫療為「五加二產業」中「生醫產業創新推動方案」重點之一，該法案可促進再生醫療領域發展，確保再生醫療製劑的品質、安全及有效性，維護病人治療的權益[23]。

告〉，立法院法制局法案評估報告，2018 年 4 月，頁 3。

[22]　〈盼按摩業和八大行業　切割衛福部立民俗調理專法〉，2018 年 11 月 7 日，《中國時報電子報》。

[23]　〈行政院會通過「再生醫療製劑管理條例」草案〉，2018 年 10 月 18 日，行政院，https://www.ey.gov.tw/Page/9277F759E41CCD91/deb3a73c-09b6-47e1-849d-7f527e385011。（2020 年 5 月 20 日瀏覽）

根據統計，再生醫療療程的平均花費為新臺幣 180 萬元，是多數病患無法負擔的天價藥費。行政院 2022 年提出再生醫療三法草案，包括：「再生醫療發展法」（草案）、「再生醫療施行管理條例」（草案）、「再生醫療製劑管理條例」（草案），讓細胞治療走向製劑發展階段，才能大量生產細胞治療藥品降低價格。再生醫療法原本是規劃三個法案，由於政府已經通過「生技醫藥產業發展條例」的賦稅優惠和獎勵辦法，並將再生醫療等新興產業納入，為避免疊床架屋決定取消「再生醫療發展法」，將「再生醫療三法」簡化為「再生醫療二法」。再生醫療法目前正在行政院審查❷❹。

3.營業衛生管理法（草案）

我國國民所得提高，社會形態快速變遷，旅館業、理容業、浴室業、娛樂業、電影片映演業及游泳業等與公共衛生密切關係之營業場所，急遽增加，而該等場所之環境衛生、衛生設備與管理及從業人員之健康狀況，關係消費者之飲食衛生安全與身體健康，惟相關管理法律付之闕如，亟需立法加以規範。許多縣市為應實際需要，先行制定各縣市營業衛生管理自治條例。

4.視力保健法（草案）

依調查結果顯示，我國兒童弱視盛行率為 2–5%，斜視盛行率為 1–2%，國小一年級學童及高三學生的近視盛行率，分別為 21% 及 80%。高齡化之社會，更需面臨器官功能退化，使得中、老年人眼疾與視覺問題，愈顯重要。為促進國民之眼睛健康，整合視力保健資源，誠有制定視力保健法之必要。視力保健法 （草案） 參酌世界衛生組織所提出

---

❷❹ 〈再生醫療三法變兩法 生醫產業將受惠三大利多！〉，2022 年 10 月 13 日，《聯合新聞網》。

「2020 看得見權利」、美國 "Health People 2010"、日本「健康日本 21」
及「健康增進法」之目標，落實眼睛健康照護政策，減少可避免的失明
與可預防的視障之發生。

　　5.營養及健康飲食促進法（草案）

　　根據 2004–2008 年「國民營養健康狀況變遷調查」初步資料顯示，
我國民眾肥胖者比例，女生 10%，男生 15%，兒童過重 15%。日本自
2005 年起實施「食育基本法」，歐盟在 2007 年訂有歐洲營養等相關健康
策略，英國在 2004 年訂有「健康白皮書」。為促進全民均衡飲食及健康，
參酌世界衛生組織 2004 年發布「全球飲食、身體活動及健康策略」等飲
食營養相關法案，前衛生署研擬「國民營養法」（草案）❷於 2013 年函
報行政院審查。衛生福利部嗣於 2017 年 3 月 17 日重新預告「國民營養
及健康飲食促進法」（草案），將名稱修正為「營養及健康飲食促進法」
（草案），陳報行政院審查；2019 年 4 月 26 日立法院委員陳宜民等 20
人擬具「營養及健康飲食促進法」（草案），以及同年 3 月 19 日立法院委
員蘇巧慧等 23 人亦擬具「國民營養及健康飲食促進法」草案，提送立法
院審議。

　　6.其他法案

　　行政院於 2017 年 2 月 2 日審查通過衛生福利部所擬「國家藥物審查
中心設置條例」（草案），推動設立行政法人，解決藥品查驗中心人員流
動率高、影響審查品質與效率問題；另，為應衛生業務之推展與醫事人
員管理之需，仍有若干法案尚待研擬，如：「醫務管理師法」（草案）、
「人類胚胎及胚胎幹細胞保護研究法」（草案）等。相關法案之制定，涉
及公共利益與民眾之權益，宜於事前舉辦「聽證」或提供陳述意見的機

---

❷　1982 年衛生署已草擬《國民營養法草案》，但法案卻至今尚未通過。

會，讓民眾充分參與意見之表達，以確保程序適當，內容公正合理。

㈧現行法修正

為確保國人健康，重視預防保健，注重全人醫療照護服務，各種衛生法規仍有需檢討修正之處，例如：醫療法、傳染病防制法、優生保健法、護理人員法、物理治療師法等，俾利衛生機關執行有據，且切合實際所需；推動醫院護理執業環境改善：持續辦理護病比入法。

第二節　醫事護理法規與道德、倫理

「廣義的法律」，係指為達成國家的目的，由國家賦予強制力量的社會規範，包括：憲法、法律、行政命令、自治規章等。「狹義的法律」，依憲法第 170 條規定，僅指由立法院通過，總統公布的法律；排除憲法、行政命令及自治規章。所謂「倫理、道德」，乃為使社會群居生活和諧有秩序，經由約定俗成、長久演化而來的社會規範，主要是指人與人之間或人與其他事物之間的正當關係。倫理與道德二者，通常混用不分，但有時加以區隔❷❻。法律與倫理道德，為不同的概念，有各自的價值，彼此之間互有關聯，如同相交疊的圓形（如圖二），存在密切而複雜的牽連與影響，對於個人具有約束力，對國家社會亦有相當的意義與功能。

法律與倫理道德二者，大抵而言，目的相同、內容相同，用以保障群眾安寧，維持社會秩序，其相通之處：均具有抽象性、規範性、社會性、層次性與目的性。法律較為客觀明確，倫理道德較為主觀；法律以倫理道德為內涵，倫理道德因法律而得以彰顯。

---

❷❻　劉昊洲，〈法律與倫理道德的關係〉，《司法周刊》，2005 年 10 月 13 日，第 3 版。

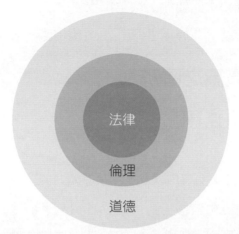

圖二　法律、倫理、道德關係圖（作者繪）

壹、法律與道德之關係

　　法律的作用，在於拘束人類的外部行為；道德的作用，則在規範人類內在的動機，道德是一種可以據以評價行為善惡之規範。有謂：「孝字論心不論事，論事萬年無孝子；淫字論事不論心，論心千古無完人！」[27]可見「論事之法律制裁」與「論心之道德制裁」之不同。法律與道德的關係，約有下列數種：

　　一、法律所禁止或許可，道德亦禁止或許可者。※例1：殺人、傷害、妨害風化、妨害家庭、墮胎、遺棄、竊盜、詐欺等行為，法律均予以禁止，道德上亦予非難。※例2：誠實信用、善良風俗、親子扶養義務，以及慈善事業之倡導等，法律上許可，道德上亦予稱許。

　　二、法律許可，但道德不許可者。※例如：「墮胎」問題，依優生保

----

[27]　鄭玉波著‧黃宗樂修訂，《法學緒論》，三民，1999年9月，第13版，頁9。

健法之規定，若符合相關要件，懷孕婦女得依其志願，施行人工流產手術，但宗教界人士基於「尊重生命」之道德情懷，並不認同。

貳、法律與道德之區辨

一、形式外觀有無具體之條文

　　法律在觀念上，權利與義務恆相伴而生，但道德以義務為重心，通常僅存在義務人，並無所謂的權利人。法律有一定之制定公布施行程序，且有具體條文；但道德較為主觀，僅存在於人們心中的確信，並無任何形式上之外觀可供見聞。因此，道德的範圍界限比較不明顯，且各國之間或國內的文化差異，道德規範對同一事件而言，常有不同之內容。

二、有無強制力或制裁力

　　道德未具有法條之形式，亦缺乏強制力；法律則多以形式化的條文，予以明訂，經制定公布施行，即具有強制效力。

　　違反法律與道德，雖然均受「制裁」，但法律的制裁主體為國家，以公權力為其後盾，透過一定程序來施以強制力，其制裁力非常切實而有效。道德的制裁主體，為個人良心譴責或社會輿論清議，並無國家實力為其後盾，其制裁力薄弱，道德在多元複雜的社會中，更顯其侷限性。

三、目的與內容的關連

　　法律與道德的關係至為密切且有關連：1.目的上：法律與道德皆為保障群眾安寧、維持社會秩序。2.內容上：二者乃相輔相成，法律多以道德之內容為其內容，即道德有時直接形成了法律❷，例如：民法第1084條第1項規定：「子女應孝敬父母。」3.道德觀念影響對法律之解

---

❷　王海南、李太正、法治斌、陳連順、顏厥安合著，《法學入門》，元照，2000年10月，第2版，頁102。

釋：例如：民法第 148 條第 2 項規定：「行使權利，履行義務，應依誠實及信用方法。」誠實及信用方法（即所謂誠信原則）的解釋，即須參酌社會一般的觀念和理解。

參、法律與倫理

醫事護理人員的職業倫理，均為道德，有：「病人自主原則」、「利益病患原則」、「切勿傷害原則」、「公平正義原則」、「信實誠懇」等。前四個原則，已被公認為醫學倫理之普世原則，惟此等原則之大前提，為生命之神聖性，生命至為尊貴、奧妙和神聖，必須以嚴肅敬謹之態度，面對、熱愛與珍惜。

一、倫理之意涵

「倫理」(Ethics) 一詞源於希臘文，由於價值觀念的分歧，人之行為與道德標準發生衝突時，作為評斷人類行為好、壞、是、非、對、錯、善、惡之標準，亦即法律規範之外，個人行為之準據[29]。史懷哲於其《文明的哲學》一書中闡述：「倫理係引導人類尋求自我人格的內在完成動力。」目標指向個人的內在完美，以及個人的行為方向，而企圖影響別人和世界[30]。所謂「倫理」，依中國文字的本義，「倫」就是類，「理」就是紋理，引申為一切有條貫、有脈絡可尋的條理。

倫理，一般係指個人內心所堅持的內在行為規範，也是一種「自律性」的道德，並非法律。

醫學技術發達，針對不孕症已發展出人工生殖技術，運用人工生殖

---

[29]　陳昭德，〈醫學倫理規範在法律上之具現〉，收錄於《醫學倫理》，高雄醫學院編印，1987 年 1 月，頁 14–28。

[30]　馬驥伸，《新聞倫理》，三民，1997 年 4 月，頁 10–11。

技術在不孕夫妻間，使之得以體內或體外受精而懷孕生育，較不可能涉及法律或道德、倫理問題。惟人工生殖技術已發展至「借精生育」、「借卵生育」、「借腹生育」，已不再是單純的不孕夫妻間的體內、體外受精問題，體外受精技術，足以操縱整個人類的未來，衍生複雜的法律與道德、倫理問題❸ 。

二、倫理條文化

基於對人性尊嚴的尊重與醫療人權之重視，已蔚為世界潮流，我國對於醫護人員的倫理要求，也日趨注重，並將部分重要倫理內涵，予以條文化以資規範，然而，倫理議題及倫理具體化之條文，畢竟是少數。

人工生殖技術為整體醫事護理技術高度發展後，較為突出的一個涉及法律與道德、倫理的主題。前衛生署公告「人工生殖技術倫理指導綱領」 ❷ ，其「前言」略以：「人工生殖技術的副作用不僅在生理層面，更牽涉倫理、道德、婚姻、血統、法律等，可能有精、卵供應由原慈善之性質淪為商業買賣，精、卵、胚胎篩檢不嚴及技術草率造成不良後代，以及多次供精可能有亂倫的隱憂等問題，衍生的社會問題，將遠超過一般醫療行為。為確保生殖技術之正確使用，避免負面影響，立法予以管理乃屬必要措施。為免流於浮濫引用，允宜先行制訂倫理規範公布於世，使醫事人員有所遵循，社會大眾有所共識。」嗣於 1994 年發布「人工協

---

❸ 陳妙芬，〈浮濫的平等？談代理孕母的法理問題〉；薛瑞元，〈「代理孕母」的管制原則及措施〉；雷文玫，〈兩對父母親的拔河──從父母子女關係之認定看近來代理孕母合法化爭議⑴〉，均刊於《月旦法學雜誌》，1999 年 9 月，第 52 期，頁 31–40、頁 40–45，以及頁 46–59。

❷ 行政院衛生署 75 年 7 月 8 日衛署保字第 597301 號公告，並於 78 年 10 月 20 日以衛署保字第 824277 號公告修正。

助生殖技術管理辦法」❸，將「倫理規範」成文化為行政規章，從而具有一定之效力。

　　但人工生殖之方法和目的，以及所衍生之問題，涉及憲法規定之基本權利，依憲法第 23 條及中央法規標準法第 5 條、第 6 條之規定，乃屬應「以法律定之」之事項，不得以命令定之。李震山指出❸，「此種『法律保留』原則之信守，已屬民主法治國立法行為中不容迴避之問題，以行政命令作為規範之本，恐難立足。」因此，前衛生署草擬「人工協助生殖法」（草案），經行政院於院會通過，函請立法院審議。立法院於 2007 年 3 月 5 日三讀通過人工生殖法，總統於同月 21 日公布，符合「法律保留原則」。

第三節　醫療正義、醫療人權及醫護倫理

壹、醫療正義與醫療人權

　　法律之目的，在於維持社會制度的和平與正義，人權範圍之擴張與保障為時代趨勢，保障人權，實現社會正義，是法律制度的終極目的。

---

❸　行政院衛生署 83 年 11 月 13 日衛署保字第 83071000 號令發布，並於 86 年及 88 年二度修正。

❸　李震山，〈論生命科技與生命尊嚴〉，收錄於《人性尊嚴與人權保障》，元照，2000 年 2 月，頁 117。

一、人權之意涵

㈠人權之意義

所謂「人權」(Human Right or Right of Man)❸❺亦稱「基本的人權」，係指人之所以為人，當然擁有的權利，不待憲法的賦予，為人生而不可讓與、不可侵犯之權利。人權根源於「個人尊嚴」，每位國民都應該享有。憲法明文保障人權，其目的在於確保社會中個人之自由與生存，進而維護個人尊嚴。

基本的人權，即生存權❸❻、自由權、平等權❸❼、工作權❸❽、財產權等，這些權利雖為人生所不可少，但在民主政治之下，始得獲得充分保障。

㈡人權之目的

人權之目的，消極方面，乃為抵抗國家的侵害；積極方面，係請求參與國家事務，藉以實現個人人格價值。1948 年世界人權宣言，即明白揭示：「人類一家，對於人人固有尊嚴及其平等不移權利之承諾，確係世界自由、正義與和平之基礎。」

---

❸❺ 人權之真諦如何？其歷史淵源及其理念之演展，參李鴻禧，《憲法與人權》，元照，1999 年 12 月，頁 242、474；佐藤幸治，《憲法（新版）》，青林書院，平成 4 年 11 月 20 日，頁 348–351。

❸❻ 大須賀明著・林浩譯，《生存權論》，元照，2001 年 6 月；芦部信喜，《憲法》，岩波書店，1995 年 5 月 25 日，頁 200–203。

❸❼ 陳新民，〈平等權的憲法意義〉，氏著，《憲法基本權利之基本理論（上）》，元照，1999 年 6 月，第 5 版 1 刷，頁 495–519。

❸❽ 吳庚，《憲法的解釋與適用》，自版，2003 年 4 月，頁 274–281；李惠宗，〈憲法工作權保障之系譜〉，收錄於《權利分立與基本權保障》，韋伯文化事業出版社，1999 年 3 月。

㈢人權之特性

人權具有三大特性❸：

1. 固有性：人權為與生俱來的權利，不待憲法的賦予，其根源於「人性尊嚴」。

2. 不可侵犯性：人權為不可侵犯之權利，但並非表示不受任何限制，如有必要，得以法律限制之。

3. 普遍性：人權的享有，與種族、性別及身分地位無關。人權的普遍性是一種思想及趨勢。

㈣新人權

人權係與生所俱有，人權的保障為憲法的主要部分，國家組織僅為保障基本人權而設計的方法與過程，人權並隨著歷史而演進。在不同的時代，基於維護個人尊嚴的必要，乃有不同的人權類目出現。

由於集體人權觀念的興起，出現所謂的「第三代人權」❹，如：發展權、和平生存權、資訊傳播權、生態環境權。而各國的憲法未必能迅速因應，即時將新人權予以納入。為配合社會變遷之需，並防範疏漏，憲法中除明定個別人權，可以概括條款的方式，保障其他未經明定的人權。

日本學者認為❹，新人權包含：隱私權、環境權、日照權、休憩權、眺望權、海灘權、拒菸權、健康權、資訊權、接近媒體使用權等。根據多數學者之看法，隱私權、自己決定權及環境權❹，可謂當代最重要的

---

❸　許志雄，〈人權的思想與歷史〉，收錄於《現代憲法論》，元照，1999 年 9 月，頁 71。

❹　許志雄，〈人權的概括性保障與新人權〉，同上註，頁 235-236。

❹　芦部信喜，《憲法》，岩波書店，1995 年 5 月 25 日，頁 103。

❹　環境權，係指人民可要求擁有一個適合居住與生長的環境，隨著社會環境

新人權。本書認為，前二者權利，乃醫療人權之具體展現。

二、人性尊嚴

我國對「人性尊嚴」之認知、重視與明文保障，為近十幾年來的事，對於「人性尊嚴」之意涵，有加以理解與力行之必要。

㈠人性尊嚴之定義

「人性尊嚴」❸一詞，係抽象的概念，非常難以傳達，不易從正面下定義。德國 Günter Dürig 即以反面解釋方式，界定其意義：「當一個具體的個人被貶抑為物（客）體、僅是手段或是可以代替之數值時，人性尊嚴已受傷害。」❹德國基本法第 1 條第 1 款明定：「人性尊嚴不可侵害，對其尊重與保護人性尊嚴，乃國家各權力（機構）之義務。」

㈡我國規定

1.我國憲法本文規定當中，並無「人性尊嚴」之用語，惟人性尊嚴的思想，為憲政國家精神性根基之所在，應無待乎憲法明定。但我國憲法增修條文第 10 條第 6 項已明文規定：「國家應維護婦女之人格尊嚴，保障婦女之人身安全，消除性別歧視，促進兩性地位之實質平等。」

2.釋字第 372 號解釋理由書指明：「人格尊嚴之維護與人身安全之確保，乃世界人權宣言所揭示，並為我國憲法保障人民自由權利之基本理念。」

保護意識之提高，環境權儼然成為新興人權的代表。陳新民，《中華民國憲法釋論》，自版，1997 年 9 月，修訂 2 版，頁 130。

❸ 蔡宗珍，〈人性尊嚴〉，收錄於《現代憲法論》，元照，1999 年 9 月，頁 46-47；陳清秀，〈憲法上人性尊嚴〉，收錄於《李鴻禧教授六秩華誕祝賀論文集——現代國家與憲法》，月旦出版社，1997 年 3 月，頁 94-95。

❹ 李震山，〈人性尊嚴之憲法意義〉，收錄於《人性尊嚴與人權保障》，元照，2000 年 2 月，頁 13。

3.釋字第 400 號解釋，亦提及憲法第 15 條保障人民之財產權，是以「實現個人自由、發展人格及維護尊嚴」為目的。

4.另釋字第 485 號解釋理由書指出：「國家應提供各種給付，以保障人民得維持合乎人性尊嚴之基本生活需求，扶助並照顧經濟上弱勢之人民。」

5.釋字第 490 號解釋強調：「服兵役之義務，並無違反人性尊嚴亦未動搖憲法價值體系之基礎。」

6. 2011 年 7 月 29 日釋字第 689 號解釋理由敘明：「基於人性尊嚴之理念，個人主體性及人格之自由發展，應受憲法保障（釋字第 603 號解釋參照）。免於身心傷害之身體權亦與上開闡釋之一般行為自由相同，雖非憲法明文列舉之自由權利，惟基於人性尊嚴理念，維護個人主體性及人格自由發展，亦屬憲法第 22 條所保障之基本權利。」

㈢人性尊嚴首要意涵

人性尊嚴的首要意涵，在於肯認每一個人均為自主、自決的獨立個體，每一個人得依自己的意思，確保自己生命與身體之完整性，不受他人任意之侵犯，有自我決定的能力和機會。人的尊嚴，僅僅在於他是一個人，並非他人實現目的之手段；人本身即為價值，而非國家行為之目的。

范光群指出[45]，人格尊嚴的維護，乃現代文明國家所追求的目標，文明程度越高的社會，對人格尊嚴的尊重程度越高；反之，獨裁專制的社會，人的尊嚴受到尊重的程度就越低。因此，人的尊嚴所受到尊重的程度，是衡量該一社會文明程度的指標。

「人性尊嚴」的「人」，蔡維音[46]認為，係指所有「自然人」，而「法

---

[45]　范光群，〈司法應提升保障人權的功能——為慶祝司法節而寫〉，《全國律師》，1998 年 1 月，頁 2-4。

人」依其本質，則不在其內。人性尊嚴的主體，無所謂「成年」問題，與年齡大小、智慧高低亦無關，並舉德國聯邦憲法法院之宣示：「人類的生命存在何處，人性尊嚴就在何處；而該主體是否意識到自己的尊嚴並自己知道要去保護它，並非是決定的因素。」

三、醫療正義

醫療社會，係由醫事人員與病人等二大族群所組成之團體，醫療社會的穩定及發展，對於醫療社會各個成員，絕對有益，然其發展，必須仰賴於醫療正義之彰顯❼。

㈠正義的內涵

所謂「正義」，亞里斯多德認為❽，正義之原理在於均衡、定分；柏拉圖則謂❾，正義是智慧、勇氣、節度三原德之調和。

美國哲學家羅爾斯表示❺⓪，正義感是一種心理、邏輯發展的現象；日本美濃部達吉主張❺①：正義、條理、衡平、人道、公序良俗、信義誠

---

❹⑥　蔡維音，〈德國基本法第一條「人性尊嚴」規定之探討〉，《憲政時代》，1992 年 7 月，第 18 卷第 1 期，頁 41–42。

❹⑦　吳秀玲，《醫師工作權之研究——以醫療正義、醫療政策及醫療倫理為論述中心》，中原大學財經法律學系碩士論文，2000 年 1 月；黃俊杰、吳秀玲合著，〈醫療正義之研究〉，《中原財經法學》，中原大學財經法律學系暨研究所，2000 年 7 月，第 5 期。

❹⑧　Edgar Bodenheimer 著・范建得、吳博文譯，《Jurisprudence The Philosophy and Method of the Law（法理學——法哲學與法學方法）》，漢興書局，1997 年 1 月，頁 295。

❹⑨　陳弘毅，《法學緒論》，東亞出版社，1991 年 10 月，頁 23。

❺⓪　徐振雄，〈羅爾斯「第二正義原則」析論〉，《軍法專刊》，1999 年 4 月，第 45 卷第 4 期，頁 19–32。

❺①　美濃部達吉著・林紀東譯，《法之本質》，臺灣商務印書館，1998 年 3 月，

實等，都有相同的意義，惟因時代之不同，觀點有異，正義的內容，隨著時代與社會之變遷而變化不止。

學者認為❺❷：人民的生活關係之公平與和諧，就是正義；凡對人類生活有利益，能增進民生之幸福、公平與和諧者，即為正義，反之，則為不正義。

「正義」代表公平，公平就是無偏無倚，亦為法律的理想。正義是利益與不利益之正當分配，要求「對於本質上相同的事物，為相同的處理；對於本質上不同的事物，為不同的處理。」依事物本質之異同而為不同之處理，俾期公平、合理，以符一般法律原則中「平等原則」之精義。

㈡醫療正義之概念

醫療正義之概念，有各種不同角度的觀察面向及其內涵，平等為其中心所在，在醫療資源方面，政府應有足夠合理數量之財力投入；醫療資源係社會資源，應為全民所共有，應不分男女、宗教、種族、階級、黨派、老弱、婦孺等差別，平等享有相同或近似質量醫療資源之權利。此外，人民對於醫療資源的運用與分配，亦應擁有參與決策之權。

醫療正義的核心內容，在於醫療人權之落實❺❸。由於法治國亦應同時是正義國，而以人權保障作為憲法最高價值之法治國，其目的即在於

臺 2 版 3 刷，頁 118。

❺❷　耿雲卿，〈三民主義法律哲學要領——民生哲學的法律思想〉，收錄於《馬漢寶先生六秩華誕祝賀論文集——法律哲學與國際私法》，五南，1986 年 12 月，頁 9-10。

❺❸　吳秀玲，〈醫療人權之實踐與限制——以弱勢族群之保障與強制治療為例〉，輔英科技大學「醫事人文與社會學研討會」，2004 年 5 月 12 日。

實踐正義❺❹。因此，醫療人權之落實，將是醫療正義最重要之課題。

四、醫療人權

我國醫療法第 1 條明定立法目的：「促進醫療事業之健全發展，合理分布醫療資源，提高醫療品質，保障病人權益，增進國民健康。」醫療人權之保護，實為醫療法重心所在。

㈠醫療人權之意涵

所謂醫療人權，意指人民有權要求政府增進國民健康，普遍推行保健事業及健全醫療制度，病人亦應有尊嚴地接受妥善醫療照顧及拒絕醫療之權利❺❺。

按「健康之於人，猶如陽光之於大地」❺❻，全民健康為 2000 年世界性衛生目標，政府應重視及解決民眾的健康問題，並有保障人民身體健康權之義務❺❼。健康權是真正的權利，課予國家必須積極地以制度、金錢，排除第三人或自然災害等對於個人健康的侵害，照顧、保護個人健康之完整性❺❽，而將健康權具體落實在衛生法規及醫病關係者，則為醫療人權（如圖三）。

---

❺❹ 黃俊杰、吳秀玲合著，〈醫療正義之研究〉，《中原財經法學》，中原大學財經法律學系暨研究所，2000 年 7 月，第 5 期，頁 4。

❺❺ 李聖隆，〈什麼是醫療人權〉，《中國論壇》，1987 年 2 月，第 274 期，頁 50；吳全峰，《全民健康保險制度與醫療人權相關之分析》，陽明大學衛生福利研究所碩士論文，1999 年 2 月。

❺❻ 吳凱勳，《健康保險概論》，中國社會保險學會，1978 年 3 月，序頁 4-5。

❺❼ 李震山，〈論憲法未列舉之自由權利之保障──司法院大法官相關解釋之評析〉，第 3 屆憲法解釋之理論與實務學術研討會，2001 年 3 月 24 日，頁 17。

❺❽ 林明昕，〈健康權──以「國家之保護義務」為中心〉，《法學論著》，2005 年 3 月，第 32 期，頁 31。

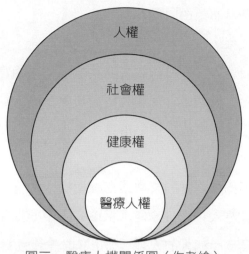

圖三　醫療人權關係圖（作者繪）

　　醫療人權之觀念，係由社會基本權所發展出來，在 20 世紀初，人權概念擴及社會基本權。世界人權宣言第 25 條第 1 項：「人人有權享受為維持他本人和家屬的健康和福利所需的生活水準，包括食物、衣著、住房、醫療和必要的社會服務。」 1946 年「世界衛生組織憲章」前言確認，「可達到的最高水準」之健康狀態，為基本人權，並主張健康之定義，為「生理、心理、社會之完適」狀態，而非單指疾病之排除。

　　1966 年「經濟、社會、文化權利國際公約」(International Convention on Economic, Social and Culture, ICESCR) 第 12 條第 1 項規定，要求會員國承認醫療人權之存在，預防、治療及控制流行病、職業病等疾病；確保罹病時之健康照護服務等。1979 年 12 月聯合國大會通過「消除對婦女一切形式歧視公約」 (Convention on the Elimination of All Forms of Discrimination Against Women, CEDAW)，確保婦女在保健、生育、健康方面的醫療人權。1981 年世界醫學會「病人權利宣言」、1984 年日本「病人權利宣言」等重要文件❺❾接續發布，對醫療人權的意義作出重要的宣

示，使醫療人權有具體化的內涵。

狹義的醫療人權，指病人的權利；廣義的意義，另包括醫師與醫事人員之權利，對於病人之人格法益之隱私權應予以相當之尊重。在醫事活動領域中，醫師對於病患之告知說明義務❻⓿及病人自主權❻❶，涉及病人在醫療上之主體性與醫療人權之落實，醫療人權之維護，可謂人性尊嚴之具體展現❻❷。

或謂醫療人權係指醫師的醫療業務權與病人的權益，均應受法律保護❻❸；亦有認為醫療人權除指涉健康權❻❹外，主要探討基本權利應如何體現於病人身上及保障病人的人性尊嚴，不得無故強制治療、強制住院；或醫療資源平等分享權、參與醫療資源的分配、病人對其身體的自主決

---

❺❾ 吳全峰、黃文鴻合著，〈論醫療人權之發展與權利體系〉，《月旦法學雜誌》，2007 年 9 月，第 148 期，頁 128–161。

❻⓿ 曾品傑，〈我國醫療上告知說明義務之實務發展——最高法院相關判決評釋〉，《科技法學評論》，2012 年 6 月，第 9 卷第 1 期，頁 19；楊秀儀，〈告知後同意之倫理再思考：縮小理論與實務的落差〉，《月旦法學雜誌》，2008 年 11 月，第 162 期，頁 5–17。

❻❶ 鄭舜介，《從「病人自主權」論國家對當代生殖科技於醫學臨床上運用的限制》，臺北醫學院醫學研究所碩士論文，2002 年 6 月；王志傑，《病人自主權理論基礎之研究——兼論病人自主權對我國安寧緩和醫療條例之啟示》，國防管理學院法律研究所碩士論文，2003 年 6 月，頁 41。

❻❷ 吳秀玲，〈醫療人權與正義——以健保實施對醫療人權之影響為論述中心〉，第 3 屆海峽兩岸醫藥法學術研討會，南京師範大學泰州學院，2012 年 10 月 21–22 日，頁 2–3。

❻❸ 林谷燕，《醫療與人權——從法學觀點探討醫病關係》，中國文化大學法研所碩士論文，1993 年 6 月，頁 19–20。

❻❹ 吳秀玲，《醫護健保與長照法規》，三民，第 2 版，2022 年 10 月，頁 1–3。

定等❻❺。

㈡醫療人權之保護面向

　　醫療人權可分為三個面向，分別為一般的醫療人權、病患的醫療人權及醫師（事）人員的醫療人權（如圖四）。

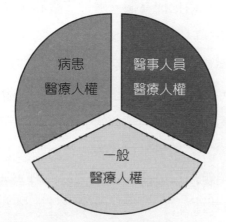

圖四　醫療人權保護三面向（作者繪）

　　醫療人權保護的三個面向：1.一般的醫療人權：涉及國家對於國民生存之保護義務，以及國家財政能力之負擔，就整體國家資源之分配如何落實在保障人民之健康權，以及醫療資源適當及平等使用權，甚至是針對國家面臨人口急速老化問題，必須及早因應規劃老人醫療及長期照護相關制度❻❻等，乃屬廣義的醫療人權。2.至於病患醫療人權面向：則應著重於：⑴緊急救護請求權。⑵病人自主權。⑶知情同意權。⑷隱私權之保障。3.醫師（事）人員的醫療人權：核心在於：⑴獲得適當報酬。

❻❺　陳怡安，《全民健康保險法規範下的醫療關係》，東吳大學法研所碩士論文，1996 年 7 月，頁 52–53。

❻❻　吳秀玲，《國家照顧義務與國家財政能力之均衡——以長期照護之法律體系為中心》，中山大學中國與亞太區域研究所博士論文，2011 年 7 月。

⑵適宜工作時間及安全執業環境。⑶醫療糾紛責任合理化 ❻⑦ 。

貳、醫護倫理

　　醫德修養和醫護倫理，是醫事護理人員把醫學、護理學的道德原則、規範，透過自我教育，內化成為個人處世修養和人際倫理的過程。在臺灣，「落實醫學倫理教育」、「醫界的倫理道德教育要加強」的醫界自律呼聲不斷。有關醫師與病人之間的「紅包文化」，若發生於「教學醫院」，對於「身教」品質，必帶來負面影響。如該教學醫院屬於「公立醫院」，則服務於該醫院之醫師，不僅係「教師」，亦為「公務員」，自應適用公務員服務法第 17 條：「公務員不得餽贈長官財物或於所辦事件收受任何餽贈。但符合廉政相關法令規定者，不在此限。」醫療法第 61 條第 2 項亦明定：「醫療機構及其人員，不得利用業務上機會獲取不正當利益。」

一、醫療倫理

　　倫理學最早可以追溯到亞里斯多德的時代，20 世紀中期以後，伴隨醫療科技的突飛猛進，人口快速增加，以及二次世界大戰期間所發生的種種不人道的實驗行為，促使倫理學在醫學領域的應用與價值，逐漸受到重視，其所衍生的倫理困境，也日益複雜。醫療科技不斷進步，倫理之爭議即無法完全消失 ❻⑧ 。

---

❻⑦　吳秀玲，〈醫療人權與正義──以健保實施對醫療人權之影響為論述中心〉，《金陵法學評論》，2013 年春季卷，南京師範大學法學院編，法律出版社，2013 年 8 月，頁 267。

❻⑧　陳彥元，〈醫療倫理〉，收錄於陳聰富、陳彥元、楊哲銘、吳志正、王宗倫、邱玫惠等合著，《醫療法律》，元照，2012 年 4 月，頁 115。

(一)醫療倫理基本概念

醫療倫理 (Medical Ethics) 之基本概念，係以醫師對人生而具有同等生命尊嚴 (Dignity of Life) 之尊重，即醫師基於職業上之尊嚴及對生命之敬畏，所應遵循之心理規範，亦即醫學倫理❻❾。

醫學倫理是一種思考過程，以作成真、善、美的醫療決定，是一種態度、認知的學問，更是一種決心。醫學倫理幫助我們作出合乎人性的思考，非僅探討安樂死、墮胎、器官移植等問題，最關心的是醫病關係。醫學倫理使醫學更合乎人性，也是維護人類尊嚴的學問，幫助醫學點燃人性的光輝❼❶。

醫護人員需牢記且實踐的醫學倫理四個原則：第一、切勿傷害；第二、利益病患；第三、病人自主；第四、秉持公義。自主、行善、不傷害及正義這四個基本原則，可涵蓋許多臨床案例，促成病患個人效用極大化，以及民眾的平等醫療權利❼❶。

生命可貴，醫學目的要使可貴的生命活得更美好，醫生須以仁心，提供醫療服務，保障人類尊嚴。然而過量的門診，剝奪病人被適當治療及接受衛生教育的權利；不必要的手術或住院❼❷等，皆違反道德和醫學

---

❻❾　陳昭德，〈醫學倫理規範在法律上之具現〉，收錄於《醫學倫理》，高雄醫學院編印，1987 年 1 月，頁 15。

❼❶　戴正德，〈醫學倫理的理論思考〉，《醫學教育》，1998 年 3 月，第 2 卷 1 期，頁 3–7；〈沒有醫學倫理的必要？〉，《醫望》，1998 年 2 月，第 41 卷 2 期，頁 49。

❼❶　何建志，〈醫學倫理原則〉，《醫療法律與醫學倫理》，元照，2012 年 2 月，頁 15–35。

❼❷　尤格・布雷西著・李中文譯，《無效的醫療——拆穿用藥與手術的迷思》，左岸文化，2009 年 11 月。

倫理，醫學缺少倫理原則，就像失控的車子，對於人類造成難以復原的傷害。故「醫師執行業務違背醫學倫理」，依醫師法第 25 條第 4 款規定，由醫師公會或主管機關移付懲戒。

㈡強調醫療倫理理由

醫療關係涉及國民的健康、醫學的進步、人權的保障及醫療有限資源的合理分配問題。王澤鑑認為[73]，在多元的社會中，應強調醫學與倫理的理由：1.醫師團體早期來自宗教，是少數人的特權階級，需要倫理維護團體的榮譽和利益。醫療關係牽涉到人的生死，需要藉助高度的倫理道德，以資自律。2.醫學科技的進步及價值觀念的改變，滋生許多新的問題，如：腦死、安樂死等，如何建立新的倫理規範，為醫學界的重大任務。醫學鼻祖希波克拉底強調，對於「生命神聖性」的敬重，已成為倫理的重心，惟因社會的進步及醫療保健科技之推進，絕對的精神價值觀及對於生命之敬重，已逐漸消散。純粹以醫病關係為重心的醫學倫理，已不再只是單純的醫療決定[74]，隨著個人主義之興起、醫技的發達、醫療方法的改變、社會安全法的產生，醫學倫理已擴展至社會、環境及生命倫理。

㈢醫療倫理具體內涵

1948 年世界醫師會於第 2 屆總會中，訂定社會保障與醫療保健的醫療倫理。此項社會保障的醫療倫理，於第 4 屆、第 6 屆及第 9 屆總會（1955 年），再度被確認。這份文件雖以醫師的立場所擬具，但從社會保障的觀點而言，如能具體落實為法令、政策之訂定和執行，則必為醫

---

[73] 王澤鑑，〈多元化醫病關係的倫理與法律〉，《醫事法學》，1987 年 1–6 月，第 2 卷第 1–3 期合刊，頁 87。

[74] 戴正德，《基礎醫學倫理學》，高立圖書，2000 年 6 月。

療人權的伸張。對照世界思潮與我國憲政發展，皆是藉由健康權之維護，以保障人民的生存權。

世界醫師會所規定的醫療倫理，略如：

1.病患有選擇醫師的自由，反之，除了緊急的場合及可能會違背人道以外，醫師有選擇病患之自由。

2.醫師與病患之間，不容許有第三者干涉。

3.病患有選擇醫院的自由。

4.醫師有選擇開業場所及醫業形態的自由。

5.除了有濫用之虞外，醫師的投藥及治療之形態，不能加以限制。

6.所有有資格的醫師，都有參加社會保障或社會保險之自由。但對無意參加的醫師，不能加以強制。

7.醫師、醫師的服務及社會的公共設施，無論何人、何種機關，均不能擅自占為私用。

㈣醫師倫理規範

中華民國醫師公會全國聯合會為發揚醫師倫理，並發揮專業自主、自治、自律精神，尊重生命尊嚴、維護病人權益，於 2002 年 6 月 23 日第 6 屆第 1 次會員代表大會，修正通過「醫師倫理規範」，作為引導醫師遵守正當行為的基本倫理準則，經三度修正後，最近一次修正為 2013 年 5 月 26 日。醫師倫理規範第 5 條第 1 項要求醫師，「應充實醫學新知、加強醫療技術，接受繼續教育，跟隨醫學之進步並提昇醫療服務品質。」同條第 2 項更提示醫師，「必須隨時注意與執業相關之法律和法規，以免誤觸法令聲譽受損。」第 28 條並約束醫師，應盡量避免參與醫療及健康有關之商業廣告或代言。

二、護理倫理

護理倫理的具體文字表現，我國護理師護士公會全國聯合會曾經研究、討論通過「中華民國護理倫理規範」，並於 1994 年 6 月 21 日內政部經與行政院衛生署會文後，以臺(83)內社字第 8385576 號函准予備查，嗣於 2006 年 3 月 11 日第 6 屆第 3 次會員代表大會通過修正，並再報內政部備查。其內容分別就護理人員之「基本責任」及其與「服務對象」、「專業服務」、「社會互動」、「工作團隊」及「專業成長」共六個方面析述。「護理倫理規範」略如：

㈠護理人員的基本責任

1. 負起服務對象的健康促進、疾病預防、重建健康和減輕痛苦的責任。

㈡護理人員與服務對象

2. 尊重服務對象的生命，協助瀕臨死亡者安詳且尊嚴死亡。

3. 尊重服務對象的個別性、自主性、人性尊嚴，及接納其宗教信仰、風俗習慣和價值觀以及文化之差異。

4. 公平的應用資源，不因服務對象的社經地位或個人好惡而有不一致的服務。

5. 當服務對象接受面談、檢查、治療和護理時，應尊重並維護其隱私及給予心理支持。

6. 保守服務對象的醫療秘密，在運用其資料時，需審慎判斷，經服務對象同意或遵循法令程序處理。

7. 提供醫療照護活動時，應善盡告知責任，經確實知悉同意後執行，但緊急情況除外。

8. 執行醫療照護、研究或實驗性醫療時，應維護服務對象的安全及權益。

9. 秉持同理心，提供符合服務對象能力與需要的護理指導與諮詢。

10. 對服務對象的疑慮應給予充分的說明及協助，以維護其權益。

11. 對服務對象及家屬應採取開放、協調、尊重的態度，並鼓勵其參與計畫及照顧活動。

12. 察覺工作團隊成員有不適當的醫療照護行為時，應立即主動關懷瞭解，採取保護服務對象的行為並同時報告有關人員或主管。

㈢護理人員與專業服務

13. 負起照護責任，提供合乎專業標準的照顧，定期檢討並致力改進。

14. 接受責任時先確立自身身心安全；委以責任時，應先評估被委派者之身心狀況與能力。

15. 維持自我身心平衡，終身學習，提升個人專業行為之標準及執業能力。

16. 委婉謝絕服務對象或家屬的饋贈，以維護社會形象。

㈣護理人員與社會互動

17. 積極參與促進大眾健康的活動，並教育社會大眾，以增廣其保健知識與能力。

18. 不以執業身分替商品代言促銷。

19. 重視環境倫理價值觀，將環境問題視為己任。

㈤護理人員與工作團隊

20. 建立良好團隊合作關係，以專業知識和經驗，凝聚團隊共識，協助其他成員發展專業能力，使其安全合宜的執行角色功能。

21. 對任何危及專業、服務品質或對服務對象身、心、社會方面有影響的活動，都需立即採取行動，同時報告有關人員或主管。

㈥護理人員與專業成長

22.積極充實護理專業知識與技能，致力提升護理執業標準、發展護理實務、管理、研究及教育。

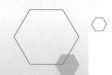

第二章
法律的淵源與分類

法律的淵源

法律的分類

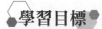

1. 認識直接／間接法源之內涵
2. 辨明習慣之五項要件
3. 瞭解普通／特別法及公／私法的區別標準與實益
4. 掌握強行／任意法及實體／程序法之性質與差異

第一節　法律的淵源

　　法律的淵源，簡稱「法源」，為法律所由成立之原因，分為直接法源和間接法源。直接法源，係以國家制定公布（發布）之法令為法律之淵源，例如：憲法、法令（法律、命令）、自治法規、條約或協定，可以直接發生法律的效力，又稱為「成文法」法源。間接法源，則並非直接且有法的效力，由於未具有條文之形式，故稱為「不成文法」法源，例如：習慣、判例、解釋或法理。

　　法律之類別，依其適用範圍的廣狹大小，分為普通法與特別法；以法律關係的主體為區別標準，可分為公法與私法；依其效力之強弱，可

分為強行法與任意法；以法律的實質及其施行的手續為標準，可分為實體法與程序法。

壹、直接法源──成文法

醫事護理法規其性質乃屬行政法各論，有關行政法之法源，除成文法與不成文法之法源外，尚有行政法之一般原則。行政程序法第 4 條明文規定：「行政行為應受法律及一般法律原則之拘束。」其中所謂的「法律」，即包括憲法、法律、命令、自治規章等。

一、憲　法

憲法規定政府各部門之組織、職權及其間之相互關係，人民的權利、義務等。憲法是國家的根本大法，其他各種形式的法律均不得與之相牴觸，否則無效。憲法第 171 條及第 172 條明文規定：法律或命令，與憲法牴觸者，均屬無效。此即憲法的「最高性」，或「法律的位階性」。

法律或命令本諸憲法而衍生，例如：憲法第 157 條規定：「國家為增進民族健康，應普遍推行衛生保健事業及公醫制度。」憲法增修條文第 10 條第 5 項規定：「國家應推行全民健康保險，並促進現代和傳統醫藥之研究發展。」同條第 7 項規定：「國家對於身心障礙者之保險與就醫、……，應予保障，並扶助其自立與發展。」為達到憲法所明定之公益性目標，我國制定多種保護病人人權之法規，例如：醫師法、醫療法、精神衛生法、身心障礙者權益保障法等，對於促進醫療事業之健全發展，合理分配醫療資源，提高醫療品質，保障病人權益，增進國民健康等方面，均有詳細規定。

二、法　令

㈠法　律

　　法律是行政法最主要的法源，係民意代表就具體之生活關係在立法政策選擇下，作抽象利益衡量所形成具有強制力之規範。憲法第 170 條規定：「本憲法所稱之法律，謂經立法院通過，總統公布之法律。」中央法規標準法第 4 條規定：「法律應經立法院通過，總統公布。」同法第 2 條規定，法律得定名為「法」、「律」、「條例」或「通則」。

㈡命　令

　　命令，除總統根據憲法所發布的緊急命令外，均直接或間接以法律為依據，因此，不得違反、變更或牴觸法律的規定。憲法第 172 條規定：「命令與憲法或法律牴觸者無效。」

1.法規命令

　　中央法規標準法第 3 條規定：「各機關發布之命令，得依其性質，稱為規程、規則、細則、辦法、綱要、標準或準則。」亦稱此為「法規命令」或「委任命令」，其外觀，類似法律規定，以第〇條方式明定，得成為法源。但如係上級機關對於下級機關執行職務方法所發布之命令，則屬職務命令，不得為法源。

　　中央法規標準法或地方制度法，均未就「法規命令」或「職權命令」為實體之定義，依行政程序法第 150 條定義：「本法所稱法規命令，係指行政機關基於法律授權，對多數不特定人民就一般事項所作抽象之對外發生法律效果之規定。法規命令之內容應明列其法律授權之依據，並不得逾越法律授權之範圍與立法精神。」

2.行政規則

　　行政程序法第 159 條第 1 項對行政規則定義為：「本法所稱行政規

則，係指上級機關對下級機關，或長官對屬官，依其權限或職權為規範機關內部秩序及運作，所為非直接對外發生法規範效力之一般、抽象之規定。」其外觀，則與法律規定不同，並非以第○條方式明定，而係以一、二、三、之方式規定。又行政規則若其名稱為「要點」、「原則」……，標示為「一、」者，應讀為「第1點」而非第1條；名稱為「注意事項」（例如司法院發布「辦理強制執行事件應行注意事項」），標示為「一、」者，則應逕讀作「第1項」而非第1點或第1條。

3.法規命令發布之必要性

命令之所以能夠成為法源，主要是因時代之演變，政府的角色，已由「夜警國家」轉為「萬能政府」，而社會政治經濟發展詭譎多變，立法機關之立法恆常緩不濟急，各種授權立法因應而生。委任命令在發布行之多年後，又常因各種情況，而改制定為法律，以提升其位階，完備其法源依據。法規命令發布之必要性，其理由為：國家法律雖多，但社會現象極為複雜，法律規定不能鉅細靡遺，只能定其原則性、大綱性規定，不能涵蓋全部細節，恆有以行政規章補充的必要。例如：護理人員法第14條規定：「為減少醫療資源浪費，因應連續性醫療照護之需求，並發揮護理人員之執業功能，得設置護理機構。」關於護理機構內之人員、服務設施、建築物設計等，中央衛生主管機關訂有「護理機構分類設置標準」，以為詳密補充。此外，社會現象時有變化，而立法機關制定法律，程序甚為繁雜，且未便於輕易修改，故有授權行政機關因時制宜，訂定合於實際需要的行政規章之必要。再者，現代社會，專門性、技術性的法規日益增多，立法者未必均具有充足的專業知識，而將具體的詳細內容，交由具備專門知識或技術的行政部門，以命令作詳盡的規定。

三、自治法規

　　地方自治為憲法所保障的制度，基於住民自治之理念與垂直分權之功能，地方自治團體設有地方行政機關及立法機關（參照釋字第 498 號解釋）。地方自治團體本於自治立法權而制定的法規，稱為自治法規。地方自治係國家效力的垂直分權，憲法將國家部分權力之立法權直接賦予地方公共團體，為達自治效果，地方自治團體應擁有不受中央政府或上級政府干涉之權限，主要有：執行行政權、法規制定權、財稅權等❶，使得以遂行行政任務，進而達成實質的地方自治。

　　依憲法增修條文第 9 條規定，省、縣地方制度，應包括下列各款，以法律定之，不受憲法第 108 條第 1 項第 1 款、第 109 條、第 112 條至第 115 條及第 122 條之限制。立法院據以制定「地方制度法」，於 1999 年 1 月 25 日公布施行，迄 2022 年 5 月 25 日止共 13 次修正，藉以完備地方自治法制化。

　　地方制度法第 25 條規定：「直轄市、縣（市）、鄉（鎮、市）得就其自治事項或依法律及上級法規之授權，制定自治法規。自治法規經地方立法機關通過，並由各該行政機關公布者，稱自治條例；自治法規由地方行政機關訂定，並發布或下達者，稱自治規則。」自治規則之名稱，依地方制度法第 27 條第 2 項規定，應分別冠以各該地方自治團體之名稱，並得依其性質，定名為規程、規則、細則、辦法、綱要、標準或準則。而應以自治條例訂定之事項，地方制度法第 28 條計 4 款規定，詳予列舉。

---

❶　許慶雄，《憲法入門 II：政府體制篇》，月旦出版社，1998 年 7 月，頁 194–201；作者並將地方自治定義為：「國家為落實自治與分權的民主原理，必須保障各地方住民權利的各種制度」，頁 186。

地方自治法規，僅於不牴觸國家法律的範圍內始有效力，但此種法規如具有全國一般性、特殊重要性或有永久性者，中央亦得參酌採擇，作為制定法律的依據。例如，在中央於 2010 年 11 月 24 日制定公布「公共場所母乳哺育條例」之前，臺北市政府於 2009 年 12 月 22 日已先行制定公布「臺北市公共場所母乳哺育自治條例」，足供中央立法之參酌。

四、條約或協定

憲法第 141 條規定：「中華民國之外交，應本獨立自主之精神，平等互惠之原則，敦睦邦交，尊重條約及聯合國憲章，以保護僑民權益，促進國際合作，提倡國際正義，確保世界和平。」有關外交上「尊重條約及聯合國憲章」之提示，由於我國參加國際組織與活動受限，長期以來，有關國際衛生行政事務鮮少直接涉入，故有關之條約或協定，並不多見。但如我國未來重返國際社會，條約或協定，必將成為醫事護理法規之重要法源，例如：1946 年 7 月 22 日於紐約簽定，1948 年生效之「聯合國世界衛生組織憲章」。

憲法所稱之條約，係指中華民國與其他國家或國際組織所締結之國際書面協定，包括用條約或公約之名稱，或用協定等名稱而其內容直接涉及國家重要事項或人民之權利義務且具有法律上效力者而言（釋字第 329 號解釋參照）。

貳、間接法源──不成文法

一、習　慣

㈠習慣之定義

習慣，係指一般人在長久時期內就同一事項，反覆為同一行為之習俗，從而成為一般人確信並加以共守之行為規範；若再為國家所承認，

使其具有法的拘束力，則又別稱為「習慣法」。換言之，如僅有「事實上的慣行」而一般人尚未有「法的確信」，或者未經「國家承認」，習慣對於一般人雖具有拘束力，仍然不能稱為「習慣法」。

(二)習慣成為法律淵源之要件

民法第 1 條規定：「民事，法律所未規定者，依習慣……。」本條所稱之「習慣」，依判例係指習慣法而言，須以多年慣行之事實及普通一般人之確信心為其成立基礎❷。民事習慣得為法源，僅於法律無所規定時，有其補充性地位，其要件如下：

1.習慣存在

必須習慣事實確實存在，而且於社會上一般人，一定期間內就該同一事項，反覆而為同一之行為。

2.人民有法的確信

必須一般人對此習慣具有「法的確信」，自願受其拘束而無爭議。

3.法律所未規定的事項

民法第 1 條：「民事，法律所未規定者，依習慣；無習慣者，依法理。」因此，民事必限於法律無規定之事項，始可適用習慣，凡法律有明文規定者，即無適用習慣之餘地。惟有關租賃關係，民法第 450 條第 2 項規定：「未定期限者，各當事人得隨時終止契約。但有利於承租人之習慣者，從其習慣。」據此規定，習慣則非僅具有補充性效力而已，其已為例外規定，此乃法律賦與習慣以優先效力，並非習慣本身具此效力。

4.無背於公序良俗，而有法律之價值

民法第 2 條規定：「民事所適用之習慣，以不背於公共秩序或善良風俗者為限。」同法第 72 條復規定：「法律行為，有背公共秩序或善良風

---

❷　最高法院 17 年上字第 613 號判例。

俗者，無效。」所謂「公共秩序」，是國家及社會生活的共同要求，包括立國精神及基本國策在內；「善良風俗」則係指國民的一般倫理與道德觀念，包括文化傳統、生活方式及民間習俗在內。

　　5.限於「民事」範圍內，習慣方具有補充法律之效力

　　因刑事案件必須遵守「罪刑法定主義」，習慣不得成為定罪科刑之依據。「罪刑法定原則」，是現代法治國家最重要的刑法基石，乃具有普世人權特性的共通原則，我國刑法第 1 條規定：「行為之處罰，以行為時之法律有明文規定者為限。拘束人身自由之保安處分，亦同。」即明定罪刑法定原則，此原則的具體內涵：禁止溯及既往、禁止習慣法為刑法法源、禁止類推適用，以及罪刑規定明確原則，目的在於：避免造成罪刑擅斷、防止國家濫用刑罰、保障個人權利。

二、解　釋

　　法律的解釋是為確定法律內容的真正意涵，澄清法律的疑義，以期正確的適用。行政機關因執行法令所為之解釋，即所謂的「行政解釋」，包括本機關對於法令的見解及上級機關就法令涵義所為之解釋。行政機關就其職權上所適用的法令，原則上多屬行政性質的法令，就其適用時所發生之疑義而為解釋，下級行政機關應受上級行政機關解釋之拘束。

　　由於司法院大法官會議有「解釋憲法」、「統一解釋法令」之權，針對：「中醫師可否以西藥製劑或成藥為人治病」乙節，前衛生署於 1982 年 3 月 18 日以衛署字第 370167 號函釋，以違反醫師法，予以禁止。此號函釋有無違憲？ 1996 年 5 月 24 日司法院大法官會議作成釋字第 404 號解釋指出：「中醫師之醫療行為應依中國傳統之醫術為之，若中醫師以『限醫師指示使用』的西藥製劑或西藥成藥處方，為人治病，顯非以中國傳統醫術為醫療方法，有違醫師專業分類之原則及病人對中醫師之信

賴。」故前衛生署禁止中醫師以西藥製劑或成藥為人治病的函釋，經大法官解釋認為並未違憲，因此，本件函釋自能繼續適用。

　　惟長期以來，司法院大法官以「大法官會議」開會方式，審理案件作成「解釋」，已走入歷史。自 2022 年 1 月 4 日起「憲法訴訟法」生效，「憲法法庭」正式上路，由 15 位司法院大法官組成「憲法法庭」，審理程序全面司法化、裁判化及法庭化，以審判方式審理憲法訴訟案件，並作成「判決」。

第二節　法律的分類

壹、普通法與特別法

一、普通法與特別法之意義

　　凡全國一般人及一般事項均可適用的法律，為普通法；若僅限於特定人、特定事項、特定時期、特定地域適用的法律，則為特別法。普通法與特別法相對關係成立，應具備以下四個條件：

㈠須有二種以上法律同時存在

　　所謂特別法與普通法，即明指有二種以上之法律；且此二種以上法律，必須同時存在方可，若僅係一種法律存在，即不生比較之問題，亦無特別法優於普通法之適用也。

㈡須二種以上法律，對同一事件均有所規定

　　若二種以上法律，對不同事件進行規範，則該二種以上法律即互不相涉，亦不生所謂普通法與特別法關係，故須二種以上法律，對同一事件，均有所規定，始有普通法與特別法之成立。

㈢須二種以上法律，對同一事件有不相同之規定

此二種以上法律，若對於同一事件的規定均屬相同時，則就該事件，適用其中任何一種法律，其結果將屬一致，亦即無所謂特別法優於普通法之適用，故此二種以上法律，對於同一事件，必須有不同的規定，且其一之規定為「特別之規定者」始可。

㈣須二種以上法律，皆立於相同之「位階」

前述此二種以上法律須同時存在且對同一事件有不相同之規定，方能成立普通法與特別法之關係，然仍須此二種以上法律（命令）皆立於相同之位階。例如：憲法第 171 條第 1 項規定：「法律與憲法牴觸者無效。」第 172 條規定：「命令與憲法或法律牴觸者無效。」此即「法律優位原則」，為法位階問題。「法律的位階性」，而使憲法的效力高於法律、命令，法律的效力高於命令，並非其間存在「特別法效力高於普通法」之關係；亦即憲法之效力高於法律，並非由於憲法為法律的「特別法」之故，而係因為「法律的位階性」所使然。

「法律優位原則」與本篇第一章之前所介紹的「法律保留原則」，係「依法行政原則」之下的兩大子原則。依法行政有兩大重要內涵：法律優位 (Vorrang des Gesetzes) 及法律保留 (Vorbehalt des Gesetzes)。「法律優位原則」乃要求行政應該受到現行有效的法律之拘束，不得採取違反法律之措施。對於現行有效的法律，行政機關必須正確的適用，不得偏離法律規定。在所有的行政領域，均應適用「法律優位原則」而無例外，然因法律優位原則僅係消極地禁止行政違反法律，因而又稱為「消極依法行政原則」。

二、普通法與特別法之區別

普通法與特別法之區別，是以法律效力所及之範圍為標準。至其範

圍，則因人、因事、因地、因時而異。故普通法與特別法之區別，有以下四種意義：

(一)以人為標準之區別

以受法律適用之人民為標準，凡適用於國民全體之法律，為普通法；僅適用於一部分國民之法律，則為特別法。例如：民法、刑法對於全體國民，皆得適用，故為普通法；至若醫師法、護理人員法則僅對於醫師、護理人員始得適用，故為特別法。

(二)以事為標準之區別

以受法律適用之事務為標準，凡關於一般廣泛事項適用之法律，為普通法；關於特別事項適用之法律，則為特別法。例如：精神衛生法對於精神病患之醫療業務及其權利保護，相較於一般性之醫療法均有特別之規定，故精神衛生法為醫療法之特別法，自應優先適用。

※例：嚴重急性呼吸道症候群防治及紓困暫行條例（已失效）

2003 年 3 月間，21 世紀初新興傳染病——嚴重急性呼吸道症候群(SARS)，席捲亞洲、北美，臺灣無法倖免於難，爆發嚴重疫情。有關傳染病之防治事宜，我國訂有傳染病防治法，惟因 SARS 疫情事出突然且緊急，既有之法律規範未臻周全，而涉及之法律層面廣泛，包括刑法、民法、公法、醫療法、親屬法等；對於人民之人身、遷徙自由、病人之醫療自主權，亦有所限制，如居家隔離、強制治療❶。為保障國人健康及生命安全，有效防治疫情，並因應其對國內經濟、社會之衝擊，爰於2003 年 5 月 2 日制定公布限時法「嚴重急性呼吸道症候群防治及紓困

---

❶ 司法院大法官釋字第 690 號解釋認為，關於必要之處置應包含強制隔離在內，不違反法律明確性原則，亦未牴觸憲法第 23 條之比例原則，與憲法第 8 條依正當法律程序之意旨尚無違背。

暫行條例」，並溯自 2003 年 3 月 1 日生效，本暫行條例相較於傳染病防治法有若干特別之規定，應優先適用。

㈢以地為標準之區別

以法之適用地域為標準，凡施行於一國領土全部之法律，為普通法；其僅施行於領土內一部分之法律，則為特別法。例如：憲法、行政法適用於全國之領土，是為普通法；若各省、市、縣之單行規章，其範圍僅限於各該省、市、縣之行政區域內，故為特別法也。

※例：2000 年 2 月 3 日制定公布之「九二一震災重建暫行條例」第 74 條規定：「中華民國八十八年十月二十二日於嘉義地區發生之強烈地震及其後各次餘震所造成之災害，其重建工作得準用本條例之規定辦理。」故嘉義地區因特定時日所發生之震災，得準用本暫行條例，乃「因事」、「因地」之特別法之適用。

㈣以時為標準之區別

此種區別是以法律適用之時期為標準。當國家社會政治經濟情勢變遷劇烈，或遭遇緊急危難，平時適用之普通法不足以因應需要，國家常須制定限定時期適用之特別法。例如：我國行憲以來，甚多冠以「動員戡亂時期」、「戒嚴時期」、「總動員時期」之各種法令，反映了當時國際冷戰與兩岸關係之情勢，乃為著例。

※例：九二一震災重建暫行條例（已失效）

本條例第 75 條規定：「本條例自公布日施行，施行期間自生效日起算五年。」限定本暫行條例之適用期間，亦為典型之限時法。

三、特別法效力優於普通法原則

普通法與特別法區別之實益，在適用「特別法優於普通法」之原則，中央法規標準法第 16 條規定：「法規（特別法）對其他法規（普通法）

所規定之同一事項而為特別之規定者，應優先適用之。其他法規（普通法）修正後，仍應優先適用。」即對於同一事項或同一之人，普通法與特別法同時並為規定者，應儘先適用特別法。例如：為恢復人體器官之功能或挽救生命，使醫師得摘取屍體或他人之器官施行移植手術，定有人體器官移植條例。按人體器官及組織，不論其為活體或屍體之一部分，均為法律上所應予保護之客體，若無法定原因，剝除屍體之器官而移植於他人體內，可能構成刑法第 247 條之「侵害屍體罪」；若剝除活體之器官，即使係受其本人囑託或得其承諾，方始進行移植，則亦有可能構成刑法第 282 條之「加工自傷罪」。人體器官移植條例明定移植之原則、時機、程序及可供移植之器官等，使屍體之人體器官或活體之特定器官，得以在符合一定之法律要件下，移植於病患體內，使之代行其原自有器官之機能，進而恢復健康，且不至於觸法。故關於人體器官之移植，人體器官移植條例優先於刑法而為適用。

貳、公法與私法

一、公法與私法之區別標準

公、私法的分類，為自羅馬以來大陸法系國家的傳統分類，有長久的歷史。利益說（即目的說）為普遍的學說，即以保護公益為目的者，為公法；以保護私益為目的者，為私法。或主張主體說，以法律規定的主體為區別公私法之標準，凡規定國家或其他公法人之相互關係，以及國家或其他公法人與私人間之關係者，為公法；僅規定私人間相互關係者，為私法❷。

一般認為，公法與私法的區別有其必要，通常規定權力（服從）關

---

❷　鄭玉波、黃宗樂，《法學緒論》，三民，1999 年 9 月，第 13 版，頁 39。

係、國家關係、統治關係者為公法；而規定平等關係、社會關係、非統治關係者為私法。公法與私法的區分極具有相對性，例如：全民健康保險法規定全民健康保險為一「強制性保險」，以「全民」為被保險人且強制加保，以求獲致較為完整的風險分擔功能，故而具有公法之性質，全民健康保險法第 35 條即規定投保單位、保險對象或扣費義務人未依本法所定繳納期限繳納保險費，逾寬限期應加徵滯納金，保險人並得將其移送行政執行。同法第 38 條規定：「投保單位、扣費義務人積欠保險費或滯納金，無財產可供執行或其財產不足清償時，其負責人或主持人應負清償責任。」則屬私法性質之民事關係，足見全民健康保險法兼具公法及私法之性質。

二、公法與私法之區別實益

雖然公法、私法之區分在學理上倍受質疑，如勞工法、經濟法或社會法顯非公法亦非私法，正以顯示區分並非允當。但大陸法系之整體法制，架構在公法及私法之區分上，且各種法律制度及規定，在公法及私法有不同之處置及效力，充分顯示區分之必要性❸。

公法、私法所依據之法理不同，因而有區分之必要。按私法範圍內適用私法自治、契約自由原理，尊重當事人之意思，人民有自治、自決之自由，國家不得任意介入，並依循誠實信用原則。反之，在公法領域內，私人意思不具重要性，國家有下令權、形成權；國家意思有拘束力、強制力，著重依法行政。

除非法律有特別規定，原則上，事件之爭議其具有公法性質者，應循行政爭訟途徑救濟；其具有私法性質者，則由普通法院管轄受理。是以，為確定管轄之法院，公、私法之區別實有其必要。

---

❸ 陳敏，《行政法總論》，自版，2011 年 9 月，頁 38–40。

參、強行法與任意法

一、強行法與任意法之區別

㈠是否允許個人自由選擇適用

強行法與任意法之區別，是以法律之遵守，能否任私人之選擇為標準。強行法之制定，多基於公益上之理由，關係國家之安寧及公共秩序之維持，故不容許個人之意思而選擇適用，例如憲法、行政法、刑法等是也。任意法則與之相反，其遵守與否，對於公益上不發生直接之影響。故容許個人之選擇，而不必為一定之遵守，例如民法。

㈡原則與例外

一般而言，公法因多以保護公益為主，似均為強行法，而私法因多以保護私益為主，又似均為任意法，但其實並不盡然。※例1：民事訴訟法為公法，但又容許當事人以合意定訴訟管轄法院。※例2：刑法為公法，但又有「告訴乃論」之規定。所謂「告訴乃論」，係指該犯罪行為之訴追處罰，必須以合法之告訴為前提始具備訴追條件，否則法院應以其不合法裁定駁回。第230條規定血親性交罪，同法第236條規定：「第二百三十條之罪，須告訴乃論。」此二例均為公法中之任意規定。反之，民法為私法，民法中之強行規定，極為常見，※例3：民法第17條第1項規定：「自由不得拋棄。」當事人自不得以合意，訂立契約排除其適用。可見「強行法與任意法」和「公法與私法」之範圍，並不全然一致。

二、強行法與任意法之分類

㈠強行法

強行法可依其性質之屬於積極或消極，再為區分：

1.命令法（強制法）

指法律命令強制當事人應為某種行為之規定。例如：依醫療法第18條第2項規定：「前項負責醫師，以在中央主管機關指定之醫院、診所接受二年以上之醫師訓練並取得證明文件者為限。」故對於醫療機構負責醫師「受訓年資」，係強制性規定為「命令法」。

2.禁止法

指法律命令禁止當事人為某種行為之規定。例如：醫療法第61條第1項：「醫療機構，不得以中央主管機關公告禁止之不正當方法，招攬病人。」何謂「不正當方法」？中央主管機關函釋：醫療機構未經報備，擅自派員外出以該醫療機構名義為民眾抽血檢驗或驗尿等業務行為，除有違反醫師法規定，應依法論處外，該醫療機構應以違反醫療法之以不正當方法招攬病人規定論處❹。

臺灣臺北高等行政法院100年度簡字第248號判決要旨：「按醫療法第61條第1項規定，醫療機構，不得以中央主管機關公告禁止之不正當方法，招攬病人。所稱不正當方法，指公開宣稱就醫即贈送各種形式之禮品等情形；以多層次傳銷或仲介之方式；未經主管機關核備，擅自派員外出辦理義診、巡迴醫療、健康檢查或勞工健檢等情形或宣傳優惠付款方式等。是以，醫療機構如利用特定的看診病人，向不特定人宣稱折扣方案，就是一種公開宣稱的表現，自違反該法第61條第1項之規定。」

⟨二⟩任意法

任意法可依其作用之不同，再為區分：

---

❹　行政院衛生署79年8月10日衛署醫字第891649號函。

1.補充法

補充當事人意思表示欠缺之規定，但如當事人另有約定，此一規定即排除其適用。例如：民法第 213 條第 1 項：「負損害賠償責任者，除法律另有規定或契約另有訂定外，應回復他方損害發生前之原狀。」

2.解釋法

※例 1：推定：事實推定，未涉法律效果，可以舉證推翻

當事人意思表示內容不明確時，由法律預設一定之法律效果，以闡明其意思；法文中若有「推定」字眼者，類多為解釋規定。例如：民法第 817 條規定：「數人按其應有部分，對於一物有所有權者，為共有人（第 1 項）。各共有人之應有部分不明者，推定其為均等（第 2 項）。」又民法第 11 條規定：「二人以上同時遇難，不能證明其死亡之先後時，推定其為同時死亡。」「推定」乃法律關係之事實不明瞭時，因有某種事實之存在，依一般情事，推測其意思而作為判斷，惟若有相反之證據時，即得推翻此一判斷。因推定僅為「事實推定」，乃屬證據方法，並未涉及法律效果。

※例 2：視為：法律擬制，賦予法律效果，不得反證推翻

應附帶一提者乃「視為」之規定，所謂「視為」，乃指法律就某一特定之事實之存在，賦予一定法律效果，縱有反證存在，亦不喪失其效力。因「視為」或可稱為「擬制」、「視同」，係法律效果的賦予，故被擬制之事實，即不得舉反證推翻之。例如：醫療法第 87 條第 1 項所定：「廣告內容暗示或影射醫療業務者，視為醫療廣告。」

「視為」為法律上之擬制，因此，限於法律事先以明文規定，不能透過解釋擬制，否則，即違反行政程序法第 5 條「行政行為之內容應明確」之明確性原則❺。

三、違反強行法與任意法之法律效果

通常違反任意法的情形，只要當事人之間別無異議，則此種意思表示或行為仍然有效。但若違反強行法，則當事人可能發生「受處罰，其意思表示或行為無效」、「不受處罰，但其意思表示或行為無效」、「受處罰，但不妨礙效力」等法律效果。

肆、實體法與程序法

一、區別標準

實體法與程序法之區別，是以法之實質及施行手續為標準。凡規定權利義務實質之法律，為實體法；若為關於其運用之手續者，則為程序法。例如：民法為關於民事之實體法，而民事訴訟法，則為輔助民法施行之程序法；刑法為關於刑事之實體法，而刑事訴訟法，則為輔助刑法施行之程序法。

實體法與程序法之區別，亦為相對的，而非絕對的。實體法中經常有關於手續或方法等程序性之規定，或另設有施行法、施行條例者。反之，程序法中，亦常有實體法性質之規定，又同一法律中，同時包括實體與程序性規定者，亦甚為常見。醫師法、醫療法、人體器官移植條例、藥事法等法律，其內容則多包含實體法與程序法兩者。又如行政程序法，本法名為「程序」法，實多實體規定，在行政處分之成立及效力部分，規定之內容多屬實體規定。

二、區別實益：實體從舊，程序從新

實體法與程序法的區別實益，在於實體法如有修改，其效力恆以不溯及既往為原則；但若程序法有所修正，在舊法適用期間所發生之法律

---

❺　吳秀玲，《醫護健保與長照法規》，三民，2019 年 6 月，第 1 版，頁 15。

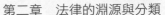

關係，其程序且尚未終結，則應適用新修正的程序法之規定，此所謂「程序從新」之原則。另外，在民事上，法院不能以實體法無規定為由，拒絕裁判；但在程序法規定有欠缺時，法院即不可便宜行事。

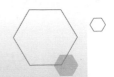

第三章
法律的制定、公布、施行與效力

法律的制定、公布及施行

法律的效力

◆學習目標◆

1.瞭解法律的公布機關、公布時間及公布方法

2.熟悉中央法規標準法所定不同的法律生效日期

3.認識法律關於人、事、時、地的效力規定

4.領悟重要法律原則：法律不溯及既往原則、從新從優原則

5.區辨概括規定與列舉規定

第一節　　法律的制定、公布及施行

　　法律之效力，必須在法律為立法院通過，總統公布後，方能施行而生效。法律發生合法之效力，至少應具備兩項生效要件：第一、程序要件：必須由有正當權限之機關，依據法定的立法程序所制定並公布、施行。第二、實質要件：法律之內容須不牴觸憲法或其他在位階上較高之法律。

壹、法律之制定

一、制定機關

法律的制定機關為立法機關，依我國憲法規定，法律有「中央法律」、「省縣自治通則」及「創制」等法律，故法律制定機關，可分為中央立法機關、地方立法機關及創制法律機關。我國中央立法機關為立法院，地方立法機關為各直轄市、縣、市政府議會。

二、制定程序

中央立法機關審議之法案，必須由有權機關、或立法委員一定人數之連署，或人民請願提出；並經一定之議案審議程序：第一讀至第三讀討論通過。

貳、法律之公布

一、公布之機關

依我國憲法第 37 條之規定：「總統依法公布法律，發布命令……。」公布之程序有二：

㈠須經行政院長之副署

總統依法公布法律，發布命令，須經行政院院長之副署，或行政院院長及有關部會首長之副署（憲法第 37 條）。

㈡原則上，須在 10 日內公布

立法院法律案通過後，移送總統及行政院，總統應於收到後 10 日內公布之，但總統得依照本憲法第 57 條之規定辦理（憲法第 72 條）。

二、公布之方法

法律之公布，通常將法律刊登於總統府公報，以利周知。為落實政

府電子化施政目標，擴大便民服務，總統府公報於每星期三出版同步上網，俾利民眾查閱。

參、法律之施行

法律之公布與施行與法律之生效有密切之關係，通常法律或命令經公布後而施行，施行後即得以生效，並開始具有拘束機關及人民之效力。

一、自公布或發布日施行

中央法規標準法第 13 條規定：「法規明定自公布或發布日施行者，自公布或發布之日起算至第三日起發生效力。」即法規若明定自公布或發布日施行者，則不問全國各地距離之遠近，該法規之生效日期乃自公布或發布日起算至第三日生效。例如：法律於 2022 年 6 月 11 日公布施行，應算至 2022 年 6 月 13 日方能生效。

至於「公布或發布之日」應否計算在內？因與民法之規定有異，爰司法院大法官會議針對此疑義作出釋字第 161 號解釋指出：「中央法規標準法第十三條所定法規生效日期之起算，應將法規公布或發布之當日算入。」以杜爭論。

二、自法定特定日或命令特定日施行

同法第 14 條：「法規特定有施行日期，或以命令特定施行日期者，自該特定日起發生效力。」例如，行政程序法於 1999 年 2 月 3 日公布，第 175 條明定「本法自中華民國九十年一月一日施行。」

第二節 法律的效力

法律之效力，恆因法律具有各自獨特之社會性、歷史性等人文背景，自然有其界限，茲就人、地、時、事四方面分述之。

壹、法律關於人及地的效力

法律關於人及地的效力有幾種不同的主義：

1. 屬人主義

「屬人主義」即法律之效力，隨本國人民而發生，不論本國人民究係在國內或國外，均應適用本國法。

2. 屬地主義

「屬地主義」即法律效力之發生，以國家領土為其範圍，凡在本國領土之內，不論本國人或外國人，均應適用本國之法律。

3. 折衷主義

「折衷主義」即以採用屬地主義為原則，而以採屬人主義為例外。現代國家領土主權之觀念確立，均在原則上採用「屬地主義」，而今日世界科技昌明，人類跨國來往至為頻繁，故亦多兼採屬人主義，以為因應。

4. 屬人主義之例外

法律關於人的效力，基於「屬地主義」，原則上凡國家領土內之本國人及外國人，固應受本國法之支配；居留外國之本國人，則以受外國法之支配為原則。但亦有其例外：

(1)對於具有特殊身分者，本國法例外對居住國內之本國人不適用。如立法委員在院內所為之言論及表決，對外均不負責任，且除現行犯外，

在會期中非經立法院之許可，不得逮捕或拘禁（憲法第 73 條、第 74 條、憲法增修條文第 4 條第 8 項）。

⑵無特殊身分或職業之人，不適用某些專為特殊身分或職業之人而制定的法律。例如：人民除現役軍人外，不受軍事審判（憲法第 9 條）；一般人民不適用醫事護理人員法令。

5.屬地主義之例外

法律關於地的效力，除有特別規定之外，原則上適用於全國，且無論領土、領海及領空，均包括在內。但亦有其例外：

⑴制定機關之管轄範圍（如地方自治團體之特定行政區）為其施行地域。

⑵以特別法域或具備法定條件之地區為施行地域。例如：戒嚴法僅適用於戒嚴地區，是乃特別法域之限制。

貳、法律關於時的效力

法律關於時之效力，即一般所謂法律之時效，有若干原則：

一、法律不溯及既往原則

行政法規僅適用於生效後之事件，亦即未來發生的事實，對於行政法規未公布、發布前發生的事實，不能適用，避免人民遭受無法預期之不利益。但此法律不溯及既往原則，僅為法規「適用」之原則，而非法規「制定」之原則；倘立法者制定新行政法規，而授以溯及的效力，則適用該項法規者，自應遵照其規定。

二、法律到達生效原則

在理論上，法律命令一經公布即應具有拘束機關及人民的效力；但在實際上，法律命令雖經公布，機關及人民以交通距離等關係未必周知，

即時發生、失效，殊有未妥。故現代各國通例，除法律明定自公布日施行或另定施行時間外，類以法律到達時間，為發生效力的時間，依中央法規標準法第 13 條規定：「法規明定自公布或發布日施行者，自公布或發布之日起算至第三日起發生效力。」

至於行政法於何時失效？依中央法規標準法第 22 條規定，法律之廢止，應經立法院通過，總統公布；命令之廢止，由原發布機關為之，二者並自公布或發布之日起算，至第三日起失效。即法規自公布或發布廢止日起，算至第三日起即失其效力。

同法第 23 條：「法規定有施行期限者，期滿當然廢止，不適用前條之規定。但應由主管機關公告之。」此乃法規施行期滿當然廢止，即為失效。

參、法律關於事的效力

法律關於事的效力，乃謂法律在施行時，僅對於法律所規定之事項，有其適用。有以下幾項原則：

1.法律關於事的效力，僅以明文規定者為限，有其拘束力：此一原則以刑法之適用最為嚴屬，刑法第 1 條規定：「行為之處罰，以行為時之法律有明文規定者為限。拘束人身自由之保安處分，亦同。」民事則既可適用習慣，又可適用法理，依民法第 1 條規定：「民事，法律所未規定者，依習慣；無習慣者，依法理。」即民法並不以有明文規定者為限，得基於習慣及法理，以比附援引，發生其效力。

2.一事不再理原則：同一事件，若已因裁判確定而發生實質的確定力時，即不得再請求或聲明不服，法院對於已獲確定終局判決之民刑訴訟等案件，除合於再審要件外，不得再予受理。行政法院之裁判，亦與

民刑訴訟之裁判相同，均具有實質上的確定力。

　　3.一事不兩罰原則：同一事件，不得處以二種以上性質相同或刑名相同的罰則（禁止重複處罰）；但若處以兩種以上性質不同之處罰，則無不可。例如：公立醫院醫師為公務員，其同一違法行為，除受判刑（刑事罰）外，亦可同時再予以撤職（懲戒罰）。另外，刑法第9條規定：「同一行為雖經外國確定裁判，仍得依本法處斷。但在外國已受刑之全部或一部執行者，得免其刑之全部或一部之執行。」此又為「一事不兩罰」原則之例外。

　　4.法律對於各種事項進行規定，分別有概括規定、列舉規定或兼採兩者之方式：以列舉方式規定者，類多有所保留，以增加法律內容的彈性。例如：關於不當醫療廣告之禁止，醫療法第86條規定：「醫療廣告，不得以下列方式為之：一、假借他人名義為宣傳。二、利用出售或贈與醫療刊物為宣傳。三、……。五、藉採訪或報導為宣傳。六、……。七、以其他不正當方式為宣傳。」其中第1款至第6款為列舉規定（列舉規定，明示其一，排除其他），再以第7款之「其他……」概括規定，增加法律之適應性，即為適例。

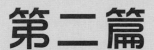

第二篇

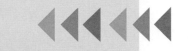

醫事護理助產人員與機構

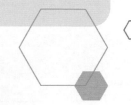

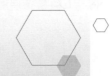

第一章

衛生行政組織與行政處分及救濟

衛生行政組織

衛生行政處分與行政救濟

學習目標

1. 認識行政組織改造前、後之中央衛生主管機關
2. 區別行政機關與準行政機關
3. 瞭解行政處分的定義與要素
4. 掌握不服行政處分的救濟管道
6. 分辨訴願及行政訴訟的差異

第一節　　衛生行政組織

壹、行政機關之意涵

一、行政機關

　　按行政程序法第 2 條第 2 項規定：「本法所稱行政機關，係指代表國家、地方自治團體或其他行政主體表示意思，從事公共事務，具有單獨法定地位之組織。」行政機關乃獨立之組織體，故與不具獨立性質之內部分支單位不同。行政機關以行使公權力為其主要特徵，得以行政機關

名義，對外表示意思。

　　如何判斷是否為具有單獨的法定地位之機關，或僅為機關基於內部作業分工而劃分之內部分支單位，應以是否有單獨之組織法規、有無獨立的編制（人員）及預算、有無印信（依印信條例頒發之大印或關防）作為判斷依據。

二、準行政機關

　　若干非行政機關的團體或個人，在法規的授權或委託之下，對於受委託之特定事項得行使公權力，就該受委託的特定事項範圍內，被擬制為行政機關，取得與行政機關相同的權限和地位，稱為準行政機關。行政程序法第 2 條第 3 項規定：「受託行使公權力之個人或團體，於委託範圍內，視為行政機關。」

　　※例 1：財團法人海峽交流基金會（簡稱海基會）受行政院大陸委員會之委託，處理有關大陸文書之認證，就此受委託之特定事項而言，海基會具有行政機關之地位。

　　※例 2：2000 年 5 月 31 日制定公布藥害救濟法第 6 條第 1 項：「主管機關為辦理藥害救濟業務，得委託其他機關（構）或團體辦理下列事項；必要時，並得捐助成立財團法人，委託其辦理：一、救濟金之給付。二、徵收金之收取及管理。三、其他與藥害救濟業務有關事項。」中央主管機關爰捐助成立財團法人藥害救濟基金會，委託其辦理藥害救濟業務。

貳、衛生行政組織

　　「衛生行政機關」所從事之「衛生行政」工作，與人民的生存權息息相關，憲法第 15 條保障之生存權，應包括「生命之尊重」及「生活的

延續」二大問題，國家應使人民得到最低限度且合乎人類尊嚴之生活；憲法第 157 條條文明定「普遍推行衛生保健事業及公醫制度」及憲法增修條文第 10 條第 5 項規定「國家應推行全民健康保險，並促進現代和傳統醫藥之研究發展」等基本國策目標。「公共衛生」亦為憲法第 108 條第 1 項第 18 款所明定「由中央立法並執行，或交由省縣執行之事項」。

　　一般而言，「衛生行政」係指政府將國家衛生政策的規劃與執行，透過各級衛生主管機關之組織、職權、協調、督導、考核及獎懲體系，結合政府與民間全體之力量，運用預算經費、配合衛生教育，為維護國民健康所採取的團體合力行為。

一、中央衛生主管機關

(一) 2013 年 7 月 22 日組織改造前 ❶

　　1.衛生部：衛生部組織法於 1947 年 6 月 27 日由國民政府公布，其組織編制，均明定於該組織法中。衛生部管理全國衛生行政，內設醫政司、防疫司、保健司、地方衛生司、藥政司、總務司等六司。

　　2.衛生司：國民政府遷臺後之內政部衛生司之組織編制，則訂於內政部組織法中；內政部衛生司，內設五科，分掌各項衛生行政業務。

　　3.行政院衛生署：由於經濟與工業快速發展，人口增加並向都市集中，產生許多新興公共衛生問題，為增進國民健康，加速衛生建設，1970 年 7 月 23 日制定公布行政院衛生署組織法，行政院衛生署遂於 1971 年 3 月 17 日在臺北成立。

　　全國衛生行政主管機關於 2013 年 7 月 22 日組織改造前：在中央為行政院衛生署；在直轄市為直轄市政府；在縣（市）為縣（市）政府。前行政院衛生署組織法規定，行政院衛生署掌理全國衛生行政事務（第

❶　吳秀玲、許君強，《公共衛生法規與倫理》，三民，2021 年 10 月，頁 55–57

1 條），對於直轄市及縣（市）衛生機關執行本署主管事務有指示、監督之責（第 2 條）。就主管事務，對於直轄市及縣（市）政府之命令或處分，認為有違背法令或逾越權限者，得報請行政院廢止或撤銷之（第 3 條）。衛生署設醫事處……；得設疾病管制局、食品藥物管理局、中央健康保險局……國民健康局，其組織另以法律定之（第 4 條、第 17 條第 1 項）；並得於各地區設醫院（第 17 條第 2 項）。

㈡ 2013 年 7 月 23 日組織改造後

1. 行政院衛生署升格為衛生福利部

行政院衛生署之組織改造期程，原預計於 2012 年與內政部社會司合併成立衛生福利部，組改修法工作延宕多時，2013 年 5 月 31 日立法院三讀通過「衛生福利部組織法」，總統於 2013 年 6 月 19 日制定公布，行政院於 2013 年 7 月 10 日令自 2013 年 7 月 23 日施行。為因應新增長期照顧（護）服務新增業務，衛生福利部組織法於 2018 年 6 月 13 日修正；更於 2022 年 5 月 2 日修正衛生福利部處務規程，將「心理及口腔健康司」，一分為二，獨立為「心理健康司」及「口腔健康司」。

2. 衛生福利部架構

衛生福利部的組織架構，內部單位目前有 10 司、6 處及 5 個所屬機關。依 2022 年 5 月 2 日修正衛生福利部處務規程第 5 條規定，部設綜合規劃司、社會保險司、社會救助及社工司、護理及健康照護司、保護服務司、醫事司、心理健康司、口腔健康司、中醫藥司、長期照顧司、秘書處、人事處、政風處、會計處、統計處、資訊處。另，衛生福利部組織法第 5 條第 1 項明定，部之次級機關，為疾病管制署、食品藥物管理署、中央健康保險署、國民健康署、社會及家庭署與國民年金局（暫不設置）。此外，衛生福利部自教育部併入國家中醫藥研究所；並有法規

會、附屬醫療及社會福利機構管理會、全民健康保險會、全民健康保險爭議審議會、衛生福利人員訓練中心、國際合作組及國民年金監理會等7個任務編組。部之下轄26家醫院與13家社會福利機構❷，提供以人為中心的衛福服務機關，建構精簡、效能及彈性的衛生醫療及社會福利體制。

二、地方衛生主管機關

地方衛生機關，有臺北市、新北市、桃園市、臺中市、臺南市、高雄市等6個直轄市及16縣、市政府設立之各衛生局，主要職責配合國家衛生政策，推動轄區內各項衛生醫療業務。各縣市政府衛生局在鄉、鎮、區，設有衛生所執行基層衛生保健工作；部分較偏遠之地區，則設有衛生室，以提供當地民眾基本的衛生保健及醫療服務。

鄉鎮市區衛生所是最基層的醫療保健機構，與社會大眾的接觸最為密切，其提供之醫療保健服務與民眾的健康息息相關，故衛生所的設立，可直接促進公共衛生的發展。2003年臺北市政府衛生局推動組織再造。2004年3月市議會通過「臺北市政府衛生局組織規程」、「臺北市各區健康服務中心組織規程」；2005年1月1日起，原衛生所組織修編為健康服務中心，專責以市民健康促進、個案管理之角色，功能轉型❸。

三、主管機關職責

依據醫療法規定，衛生行政主管機關之主要職權包括：醫療機構執照及名稱之核准登記（第15條、第16條）、醫療收費標準之核定（第21條）、醫療機構安全設備之檢查（第25條）、許可並監督醫療財團法人及醫療社團法人醫療機構之設立（第42條、第47條）、核准醫療廣告

---

❷　《110年度衛生福利部年報》，衛生福利部，2021年12月，頁9。

❸　吳秀玲、許君強，《公共衛生法規與倫理》，三民，2021年10月，頁59。

（第 85 條）、規劃醫療網之設置（第 88 條）、評估及審查醫療儀器（第 93 條）、評鑑教學醫院（第 95 條）等。為審議醫事業務，中央及地方衛生主管機關，應設置「醫事審議委員會」。

衛生行政處分與行政救濟

壹、行政處分的意義

一、行政處分之定義

行政處分，以行政機關之法律行為為限。行政程序法第 92 條第 1 項規定：「本法所稱行政處分，係指行政機關就公法上具體事件所為之決定或其他公權力措施而對外直接發生法律效果之單方行政行為。」第 2 項規定：「前項決定或措施之相對人雖非特定，而依一般性特徵可得確定其範圍者，為一般處分，適用本法有關行政處分之規定。有關公物之設定、變更、廢止或其一般使用者，亦同。」衛生行政處分，即衛生行政機關，關於衛生行政事項所為之公法上行為。

二、行政處分之要素

行政處分之要素，析述如下：

1. 行政機關之行政行為

行政處分須為行政機關之行為，行政機關之內部諮詢單位，並非獨立機關，其所作成之決定，對於該獨立機關雖有實質的拘束力，仍不得視為該行政機關之行政處分，例如：各縣市政府之地價評議會，僅屬內部單位，並非對外具有獨立權限之行政主體。

行政機關得將其公權力委託私法人、私人團體或個人行使，而受託

行使公權力之個人或團體，於受委託之範圍內，視為行政機關（行政程序法第 2 條第 3 項、第 16 條），從而亦得為行政處分。

2.行政機關就當前特定或可得特定的具體事件所為之行為

所謂特定具體事件，亦即事件的個案性，包括：「人的要素」及「事的要素」，必須具體確定或可得特定，此為區別行政處分與法規命令及行政規則的重要標準。

⑴「人的要素」，除行政權行使對象的自然人與法人之外，包括具有權利主體地位的「公務員」。

⑵「事的要素」，係指法律適用的結果所形成的具體法律效果。

⑶「可得特定之具體事件」，指行政程序法第 92 條第 2 項規定之「對人一般處分」及「對物一般處分」。「對人一般處分」，例如：警察命令違法集會遊行之民眾解散、下令撲殺口蹄疫病豬、土地地目之編定、土地現值之公告。「對物一般處分」，例如：斑馬線設置、行人徒步區的設定、匝道管制、街道更名、古蹟之指定、路邊停車位的劃定等❹。

3.行政機關的公法上行為

行政處分須涉及公法事項，若行政機關係居於國庫之地位，以經濟目的所為之行為，屬於私法事項，則無成立行政處分之可能。

國家行使公權力行為，例如：為徵兵而下命令、或為徵稅而下命令。行政機關為私經濟行為，如：買賣文具、租賃房屋等行為，則非屬行政處分。

4.行政機關的單方行政行為

所謂「單方行為」，意指不須相對人的同意，直接發生法律效果之行為。「公法契約」及「公法上共同行為」等，均非謂行政處分。

---

❹　李惠宗，《行政法要義》，五南，2000 年 9 月，頁 297。

5.行政機關對外直接發生法律效果的行政行為

行政處分為具有「法效性」之行政行為。此項特徵，主要與不發生法律效果的「單純事實行為」做區隔。例如：興建公園、修築道路、縣、市政府清運垃圾、警察處理車禍、撲殺流浪狗，因無法發生法律效果，屬於「事實行為」❺。此外，具有行政指導性質之行為，亦為行政事實行為，例如：中央氣象局氣象報告之颱風預測。

6.行政機關之決定或公權力措施

行政處分為行政機關之公法上意思表示，並發生法律上之效力，行政處分大多以「決定」之方式為之，惟不限於積極作為，行政機關駁回人民之申請，亦屬行政處分。惟凡具有規制作用之行政行為，不問其態樣，皆可構成行政處分，行政程序法第92條第1項爰以「公權力措施」之用詞，涵括行政處分之行為態樣。據此規定，不論口頭、書面、手勢或符號，凡具有規制作用，即可認為係行政處分，不因其用語、形式而異其結果（釋字第423號解釋參照）。

「公權力措施」不以人之行為為限，以電腦、自動化設置取代人力所作成之行為，亦屬之。例如：核定稅額通知書或自動變化之交通紅綠燈。

三、行政指導非行政處分

行政指導係「行政機關就其所掌職務，對特定之個人、公私法人或團體，以非強制手段，取得相對人之同意與協力，以達到行政上目的之行為。」行政程序法第165條定義：「本法所稱行政指導，謂行政機關在其職權或所掌事務範圍內，為實現一定之行政目的，以輔導、協助、勸告、建議或其他不具法律上強制力之方法，促請特定人為一定作為或不作為之行為。」

---

❺　李惠宗，《行政法要義》，五南，2000年9月，頁302。

　　行政指導屬於行政上的「事實行為」，並非「行政處分」，主要以指示、希望、警告、勸告、獎勵等「非強制性手段」為其方法，使人民接受其意見或協力進而達成預定之政策目的，由於不具備法律上的拘束力或強制力，相對人不接受其指導，不會因而受到處罰。由於行政指導之行為，本身並未直接發生法律上權利義務之效力，因此，人民可自行決定是否採納。

　　※例1：優生保健法第 11 條，對於有礙優生疾病、傳染性疾病或精神疾病者，應將實情告知患者或其法定代理人，並勸其接受治療。但對無法治愈者，為結紮或流產之勸導。

　　※例2：優生保健法第 7 條規定：「主管機關應實施左列事項：一、生育調節服務及指導。二、孕前、產前、產期、產後衛生保健服務及指導。……」

　　※例3：2020 年 1 月 15 日制定公布醫療器材管理法，2021 年 5 月 1 日施行，為確保醫療器材品質安全，產品風險分類分級管理，衛生福利部食品藥物管理署參考美國、歐盟、日本各國管理規範及國際醫療器材法規管理論壇 (International Medical Device Regulators Forum, IMDRF) 指引文件，訂定發布「醫用軟體分類分級參考指引」❻，處理智慧醫療器材分類分級問題。

　　※例4：衛生福利部食品藥物管理署另公告發布「醫療器材軟體確

---

❻　2022 年 9 月 15 日修正發布「醫用軟體分類分級參考指引」之「二、適用範圍」：本指引所稱「醫用軟體」，泛指蒐集、儲存、分析、顯示、轉換人體健康狀態、生理參數、醫療相關紀錄等處理軟體，使用場所涵蓋醫療院所、個人居家使用及遠距醫療照護，而「醫用軟體」判定屬醫療器材管理者，在此則稱為「醫療器材軟體」。

效指引」、「適用於製造廠之醫療器材網路安全指引」❼及「人工智慧／機器學習之醫療器材軟體查驗登記技術指引」❽等行政指導，提供業者開發產品或作為查驗登記時，其產品屬性管理之參考。

行政指導因係事實行為，雖不必有法律依據而不適用「法律保留原則」，但仍應遵守「法律優位原則」，不得與現行法令有所牴觸。依「法律優位原則」人民若誤信該項行政指導而遭損害，基於「誠信原則」、「信賴保護原則」，自應給予人民賠償。

貳、行政處分應遵循「行政罰法」規定

對於違法者處罰，應依法為之，係現代法治國家基本原則。為因應國家行政事務龐雜，所欲達成行政目的之多元化，致行政法規繁多，對於違反行政法上之義務者處罰規定，散見於各行政法律及自治條例，且依處罰性質可區分為行政刑罰及行政罰，前者，為刑事特別刑法，適用刑法總則有關規定，由司法機關依刑事訴訟程序追訴、審判及處罰。然

---

❼ 2021 年 5 月 3 日公告發布「醫用軟體分類分級參考指引」之「一、前言」：醫療器材網路安全 (Cybersecurity)，是針對醫療器材因網路行為或資料傳輸引起的安全問題，防止醫療器材被未經授權的存取、修改、誤用或拒用，使功能減損而導致病患傷害，或避免資訊係經由醫療器材被未經授權的存取或轉移至外部接受者。

❽ 2021 年 8 月 16 日公告發布「人工智慧／機器學習之醫療器材軟體查驗登記技術指引」。有關我國智慧醫療器材之法規範與特殊考量、行政監管議題，參吳振吉，〈臺灣智慧醫療器材之立法與監管新趨勢〉，《一場 AI 與法律的國際思辨：智慧醫療及智慧金融之法律衝擊》，第 5 屆人工智慧與法律國際學術研討會暨第 26 次臺北榮民總醫院臺北醫法論壇，2022 年 11 月 5 日，頁 229–241。

由行政機關裁處之行政罰，則欠缺共通適用之法律，處罰名稱、程序及標準互異，見解分歧，實務上雖常賴司法院解釋、行政判例（或判決）、行政解釋作為依據，仍屢生爭議❾。為保障民眾權益，健全行政法體系，我國爰於 2005 年 2 月 5 日制定公布「行政罰法」，自公布後一年施行，藉以統一行政罰之裁處；並於 2021 年 11 月 23 日及 2022 年 6 月 15 日二次修正。

一、處罰法定主義及恪遵裁處權時效

行政機關對於違反醫事護理法規之處罰，亦須遵守「行政罰法」規定，貫徹「處罰法定主義」，「違反行政法上義務之處罰，以行為時之法律或自治條例有明文規定者為限。」❿處罰必須合於「比例原則」，「裁處罰鍰，應審酌違反行政法上義務行為應受責難程度、所生影響及因違反行政法上義務所得之利益，並得考量受處罰者之資力。」⓫及「便宜主義」，「違反行政法上義務應受法定最高額新臺幣 3 千元以下罰鍰之處罰，其情節輕微，認以不處罰為適當者，得免予處罰。」⓬尤其行政罰裁處權之行使，如不確定，久懸不決，不但影響民眾權益，亦不利於社會秩序之維護，故行政罰法第 27 條第 1 項規定：「行政罰之裁處權，因三年期間之經過而消滅。」明定行政罰裁處權之時效。

二、禁止重複處罰

行政罰法禁止「重複處罰」，第 24 條第 2 項規定：「前項違反行政法上義務行為，除應處罰鍰外，另有沒入或其他種類行政罰之處罰者，得

---

❾　黃俊杰，《行政罰法》，元照，2006 年 3 月，頁 8。

❿　行政罰法第 4 條。

⓫　行政罰法第 18 條第 1 項。

⓬　行政罰法第 19 條第 1 項。

依該規定併為裁處。但其處罰種類相同，如從一重處罰已足以達成行政目的者，不得重複裁處。」

參、行政處分之救濟途徑

一、憲法保障訴願與訴訟權

　　憲法第 16 條明文保障：「人民有請願、訴願及訴訟之權。」行政機關之行政處分，可能授給利益、核准申請，對於民眾並無不利益或侵害其權利，並無給予救濟之必要。反之，人民申請事項未能獲得行政機關之核許，或未違反行政上的作為或不作為義務，卻遭受行政機關之行政處罰時，人民的權利或利益受到侵害，須給予人民平反的機會。此平反的制度設計，法律上使用「行政救濟」一詞，包括：行政處分機關的上一級機關之參與，稱為訴願程序，以及不服訴願決定或逾期不作決定時，透過司法機關的介入審理，稱為「行政訴訟程序」。

　　訴願係人民的權利或利益，因行政機關違法或不當之處分，而受侵害時，得於一定期間內，向訴願管轄機關提出撤銷或變更原處分之請求者。訴願為人民向行政機關所提起，故訴願是一種「行政上的受益權」。人民不服訴願決定，得依法向行政法院提出行政訴訟，故而此種行政訴訟權則是人民之「司法受益權」。

二、訴　願

　　訴願法於 1930 年 3 月 24 日制定公布，1970 年 12 月 23 日修正後全文 28 條，嗣於 1998 年 10 月 28 日大幅修正，全文共 101 條，並自 2000 年 7 月 1 日施行；2012 年 6 月 27 日再次修正。訴願法修正重點包括：修正行政處分之定義並擴大行政處分之概念；調整訴願管轄機關之層級；訴願程序簡化，並改為經由原處分機關提起；強化訴願人之權利、禁止

不利益之變更等。

(一)訴願之提起

1.提起時限

訴願法第 14 條規定：「訴願之提起，應自行政處分達到或公告期滿之次日起三十日內為之。利害關係人提起訴願者，前項期間自知悉時起算。但自行政處分達到或公告期滿後，已逾三年者，不得提起。」

2.針對違法或不當之行政處分

所謂「訴願」，是指人民對於中央或地方機關之行政處分，認為「違法」或「不當」，致損害其「權利」或「利益」者（包括「法律上」之利益及「事實上」之利益），得依本法提起訴願（訴願法第 1 條第 1 項）。

3.依法申請案件逾期不作為

人民因中央或地方機關對其「依法申請之案件」，於「法定期間」內「應作為而不作為」，認為損害其權利或利益者，亦得提起訴願（訴願法第 2 條第 1 項）。

至於法定期間，如法令未規定者，自機關受理申請之日起為 2 個月（訴願法第 2 條第 2 項）。訴願法第 3 條第 1 項規定：「本法所稱行政處分，係指中央或地方機關就公法上具體事件所為之決定或其他公權力措施而對外直接發生法律效果之單方行政行為。」

訴願法第 1 條第 2 項：「各級地方自治團體或其他公法人對上級監督機關之行政處分，認為違法或不當，致損害其權利或利益者」亦得提起訴願。

(二)訴願之管轄

依訴願法第 4 條規定：「訴願之管轄如左：一、不服鄉（鎮、市）公所之行政處分者，向縣（市）政府提起訴願。二、……。三、不服縣

（市）政府之行政處分者，向中央主管部、會、行、處、局、署提起訴願。四、……。五、不服直轄市政府之行政處分者，向中央主管部、會、行、處、局、署提起訴願。六、不服中央各部、會、行、處、局、署所屬機關之行政處分者，向各部、會、行、處、局、署提起訴願。七、不服中央各部、會、行、處、局、署之行政處分者，向主管院提起訴願。八、不服中央各院之行政處分者，向原院提起訴願。」

(三)訴願程序❸

1.繕具訴願書經由原處分機關向訴願管轄機關提起

訴願之提起，應由訴願人繕具訴願書，載明法定事項，如「訴願請求事項、訴願之事實及理由」等，由訴願人或代理人簽名或蓋章（訴願法第 56 條第 1 項），並附原行政處分書影本（同條第 2 項），經由原行政處分機關向訴願管轄機關提起訴願（訴願法第 58 條第 1 項）。

2.原處分機關重審原處分是否合法妥當／得撤銷或變更／維持應答辯

原行政處分機關對於前項訴願應先行重新審查原處分是否合法妥當，其認訴願為有理由者，得自行撤銷或變更原行政處分，並陳報訴願管轄機關（訴願法第 58 條第 2 項）。原行政處分機關不依訴願人之請求撤銷或變更原行政處分者，應儘速附具答辯書，並將必要之關係文件，送於訴願管轄機關（同條第 3 項）。

3.原處分機關限期附具書卷移訴願管轄機關審理

行政院發布之行政院及各級行政機關訴願審議委員會審議規則第 6 條規定：「原行政處分機關收受之訴願書未附具訴願理由者，應於十日內

---

❸ 有關訴願程序及其基本原則等節，參蔡志方，〈訴願制度〉，收錄於翁岳生主編，《行政法 2000（下冊）》，頁 1055–1118。

移由訴願管轄機關審理；附具訴願理由者，應於二十日內依本法（訴願法）第五十八條第二項至第四項規定辦理。」（第 1 項）

4.訴願先程序後實體審理

有關訴願事件之審查次序，行政院及各級行政機關訴願審議委員會審議規則第 8 條規定：「對於訴願事件，應先為程序上之審查，其無應不受理之情形者，再進而為實體上之審查。」所謂「程序審查」，例如提起訴願是否逾期；「實體審查」，則指訴願有無理由問題。

㈣訴願應依法定期限作成決定

1.原則 3 個月內／必要時得延長一次

訴願之決定，自收受訴願書之次日起，應於 3 個月內為之；必要時，得予延長，並通知訴願人及參加人。延長以一次為限，最長不得逾 2 個月（訴願法第 85 條第 1 項）。

訴願人提起訴願，經訴願管轄機關認為「訴願無理由者」，受理訴願機關應以「決定駁回」之（訴願法第 79 條第 1 項）。

2.不利益之禁止

訴願管轄機關審議結果，如認為「訴願有理由者」，受理訴願機關應以「決定撤銷原行政處分之全部或一部」，並得視事件之情節，逕為變更之決定或發回原行政處分機關另為處分。「但於訴願人表示不服之範圍內，不得為更不利益之變更或處分。」（訴願法第 81 條第 1 項）訴願管轄機關於作成訴願決定撤銷原行政處分，發回原行政處分機關另為處分時，應指定相當期間命其為之（同條第 2 項），避免案件久懸未決影響民眾之權益。

三、行政訴訟

行政訴訟法於 1932 年 11 月 17 日制定公布，1975 年 12 月 12 日全

文修正公布，共 34 條；1998 年 10 月 28 日經大幅修正公布，條文共 308
條並自 2000 年 7 月 1 日施行，嗣於 2007 年 7 月 4 日至 2022 年 6 月 22
日 12 次修正。行政訴訟以保障人民權益，確保國家行政權之合法行使，
增進司法功能為宗旨（行政訴訟法第 1 條）。關於「公法上之爭議」，除
法律別有規定外，得依本法提起行政訴訟（同法第 2 條）；行政訴訟，指
「撤銷訴訟」、「確認訴訟」及「給付訴訟」三者❹（同法第 3 條）。

　　行政訴訟法 2022 年 6 月 22 日最近一次之修正公布，增訂、修正及
刪除條文逾 80 條。本次修法重點，包括：將原「地方法院行政訴訟庭」
改設為高等行政法院「地方行政訴訟庭」，並透過「線上起訴」、「遠距審
理」等配套措施，提升訴訟便利性。行政訴訟堅實第一審新制，訂於
2023 年 8 月 15 日施行，以第一審行政法院為事實審中心，最高行政法
院則專注於重要的法律解釋、適用及統一法律見解。

㈠行政訴訟之提起（二個月內）

　　依訴願法第 90 條規定：「訴願決定書應附記，如不服決定，得於決
定書送達之次日起二個月內向行政法院提起行政訴訟。」

　　人民因中央或地方機關之「違法」行政處分（不包括不當），認為損
害其「權利」或「法律上之利益」（不包括事實上之利益），經依訴願法提
起訴願而不服其決定，或提起訴願逾 3 個月不為決定，或延長訴願決定期
間逾 2 個月不為決定者，得向「行政法院」提起撤銷訴訟（行政訴訟法第
4 條第 1 項）。逾越權限或濫用權力之行政處分，以違法論（同條第 2 項）。

㈡行政訴訟程序（應繳裁判費）

　　行政訴訟法係程序法，規範訴訟程序之進行❺，所規範之事項大多

---

❹　行政訴訟之類型等項，參劉宗德、彭鳳至合著，〈行政訴訟制度〉，收錄於
　　翁岳生主編，《行政法 2000（下冊）》，頁 1119–1323。

參照民事訴訟法而為規定，如：法院之管轄、法官之迴避、當事人之範圍及訴訟能力、訴訟代理人及輔佐人、訴訟程序中有關書狀、送達、訴訟費用，以至於證據、裁判、上訴等。2007 年 7 月 4 日行政訴訟法已修正公布，改採有償主義，徵收裁判費，以期避免濫訟。

(三)行政法院審級與裁判

1.審　級

行政法院區分第一審的「高等行政法院」，以及上訴第二審的「最高行政法院」。對於高等行政法院之終局判決，除本法或其他法律別有規定外，得上訴於最高行政法院（行政訴訟法第 238 條第 1 項）。

(1)二級二審修正為三級二審

行政訴訟法於 2011 年 11 月 23 日增訂第 3 條之 1 規定：「辦理行政訴訟之地方法院行政訴訟庭，亦為本法所稱之行政法院。」即將行政訴訟由「二級二審」改為「三級二審」，於地方法院設立行政訴訟庭審理簡易訴訟程序及交通裁決等事件，以解決第一審行政訴訟之法院僅有臺北、臺中及高雄高等行政法院三所，民眾就審或尋求訴訟輔導並不便利，飽受舟車勞頓之累的問題。

(2)三級二審再修正為二級二審

行政訴訟法 2022 年 6 月 22 日修正公布，第 3 條之 1 修正為：「本法所稱高等行政法院，指高等行政法院高等行政訴訟庭；所稱地方行政法院，指高等行政法院地方行政訴訟庭。」

高等行政法院「高等行政訴訟庭」之通常訴訟程序管轄範圍：訴訟

---

❶　行政訴訟之規定與程序之進行等節，參陳清秀，《行政訴訟法》，植根法律事務所叢書(三)，自版，1999 年 6 月；翁岳生主編，《行政訴訟法逐條釋義》，五南，2003 年 5 月。

標的金（價）額超過新臺幣（以下同）150 萬元的第一審、都市計畫審查案件的第一審；以及「地方行政訴訟庭」第一審審判的上訴、抗告事件（終審）。

高等行政法院「地方行政訴訟庭」之通常訴訟程序管轄範圍：訴訟標的金（價）額超過 50 萬元以上 150 萬元以下的第一審；訴訟標的金（價）額 50 萬元以下的簡易訴訟程序事件、交通裁決事件、收容聲請事件，以及其他法律規定的事件（稅捐、罰鍰或其附帶之裁罰性、管制性不利處分、其他公法上財產關係訴訟）第一審。

　2.裁　判

行政訴訟提起之後，行政法院審理完畢，案件達於可為裁判之程度者，行政法院應為終局判決（行政訴訟法第 190 條）。按法院對外所為之意思表示，通稱為裁判，包含判決及裁定二種。前者，乃針對實體事項為表示；後者，則就程序事項為表示。

行政訴訟裁判之方式：除依本法應用判決者外，以裁定行之而為裁判（同法第 187 條）；裁判的形式要件：除別有規定外，應本於言詞辯論而為裁判（同法第 188 條第 1 項）。行政法院認原告之訴為有理由者，除別有規定外，應為其勝訴之判決；認為無理由者，應以判決駁回之（同法第 195 條第 1 項）；撤銷訴訟之判決，如係變更原處分或決定者，不得為較原處分或決定不利於原告之判決（同條第 2 項）。

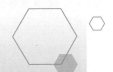

第二章

醫師與醫療機構

醫　師

醫療機構

學習目標

1. 瞭解醫事人員之定義與醫師之資格
2. 明辨醫師的業務範圍與限制、強制入會及證照更新之意義
3. 認識醫療機構的分類、設立與醫院評鑑
4. 熟悉醫療機構業務運行、場所安全與告知、轉診及守密義務
5. 建立醫療機構感染控管機制，遵循人體試驗與醫療廣告規範

　　科技進步一日千里，醫學之研究發展，更是日新月異，妥適的醫療行為，足以維護民眾健康，延長人類壽命。然醫療行為具有不確定性，先端醫療科技或新藥，蘊含無法預測的危險，甚至產生嚴重的後遺症。醫師專業上的疏失，未履行業務上主要或附隨的法定義務，使病患蒙受傷害，皆屬醫病間的訴訟之源。為避免醫療機糾紛之發生，重建彼此互信的醫病關係，本章就醫師之資格、執業限制、強制入會及證照更新之意義，醫療機構之分類、設立與管理，人力規劃與評鑑、場所及設施安全，告知、轉診與守密義務，醫療機構感染控管機制等一般的業務規範，以及人體試驗之意義與醫療廣告之遵循，分別介紹。

第一節　醫　師

壹、醫師法沿革

　　我國醫師法於 1943 年 9 月 22 日制定公布，自 1979 年 6 月 6 日至 2000 年 7 月 19 日有 5 次部分修正。有鑑於政經社會環境大幅變動，相關法令規定亦經制（訂）定或修正、廢止，有必要適時通盤檢討修正醫師法。為健全醫師養成培育、加強醫師繼續教育、建立執業執照定期更新制度、強化醫事倫理規範及落實懲戒制度功能，並配合行政程序法及其他相關法律之制定、修正，醫師法於 2002 年 1 月 16 日大幅度修正公布，全文 43 條；嗣於 2007 年至 2020 年 1 月又微修 6 次。

　　2022 年 6 月 22 日總統令修正公布醫師法第 4 條之 1、第 8 條之 2、第 10 條、第 27 條及第 28 條；增訂第 41 條之 6、第 41 條之 7；刪除第 30 條及第 41 條之 2。本次修正重點：新增自 2023 年 1 月 1 日起進入國外大學、獨立學院醫學系、牙醫學系就讀者，畢業返國報考醫師國家考試前，需先通過學歷甄試規定；放寬醫師執業登錄場所及支援報備管理規定；增訂教學醫院接受外國醫事人員從事臨床醫療訓練或教學之申請程序及應遵行事項之法源；新增短期行醫證之申請要件及管理規定等。

貳、醫師與專科醫師

一、醫事人員之定義

　　醫療法第 10 條第 1 項規定：「本法所稱醫事人員，係指領有中央主管機關核發之醫師、藥師、護理師、物理治療師、職能治療師、醫事檢

驗師、醫事放射師、營養師、助產師、臨床心理師、諮商心理師、呼吸
治療師、語言治療師、聽力師、牙體技術師、驗光師、藥劑生、護士、
助產士、物理治療生、職能治療生、醫事檢驗生、醫事放射士、牙體技
術生、驗光生及其他醫事專門職業證書之人員。」

二、醫師資格取得

　　醫師法主要規範對象兼含西醫師、牙醫師及中醫師三者。醫事人員
義涵甚廣，各別規範法制體系皆可約分為資格法、業務法及責任法三大
部分，本書以「醫師」及「護理人員」之介紹為主。

㈠醫師積極資格

　　醫師為專門職業，必須依法「經醫師考試及格」，再依醫師法第 6 條
規定，請領醫師證書，方具有醫師資格。醫師法第 1 條規定：中華民國
人民經醫師考試及格並依醫師法領有醫師證書者，得充醫師。醫師法就
參加醫師、牙醫師及中醫師考試之資格條件，分別規定如下：

　　1.應醫師之考試，應具備下列資格之一（醫師法第 2 條）

　　「一、公立或立案之私立大學、獨立學院或符合教育部採認規定之
國外大學、獨立學院醫學系、科畢業，並經實習期滿成績及格，領有畢
業證書者。二、八十四學年度以前入學之私立獨立學院七年制中醫學系
畢業，經修習醫學必要課程及實習期滿成績及格，得有證明文件，且經
中醫師考試及格，領有中醫師證書者。三、中醫學系選醫學系雙主修畢
業，並經實習期滿成績及格，領有畢業證書，且經中醫師考試及格，領
有中醫師證書者（第 1 項）。前項第三款中醫學系選醫學系雙主修，除九
十一學年度以前入學者外，其人數連同醫學系人數，不得超過教育部核
定該校醫學生得招收人數（第 2 項）。」

2.應中醫師考試，應具備下列資格之一（醫師法第 3 條）

「一、公立或立案之私立大學、獨立學院或符合教育部採認規定之國外大學、獨立學院中醫學系畢業，並經實習期滿成績及格，領有畢業證書者。二、本法修正施行前，經公立或立案之私立大學、獨立學院醫學系、科畢業，並修習中醫必要課程，得有證明文件，且經醫師考試及格，領有醫師證書者。三、醫學系選中醫學系雙主修畢業，並經實習期滿成績及格，領有畢業證書，且經醫師考試及格，領有醫師證書者（第 1 項）。 前項第三款醫學系選中醫學系雙主修，其人數連同中醫學系人數，不得超過教育部核定該校中醫學生得招收人數（第 2 項）。經中醫師檢定考試及格者，限於中華民國一百年以前，得應中醫師特種考試（第 3 項）。」

3.應牙醫師之考試者，應具備下列資格（醫師法第 4 條）

「公立或立案之私立大學、獨立學院或經教育部採認規定之國外大學、獨立學院牙醫學系、科畢業，並經實習期滿成績及格，領有畢業證書者，得應牙醫師考試。」

4.以外國學歷參加考試先經學歷甄試為原則

由於國外的醫療水準或醫學水準，遠落後於我國者尚非少數，考量國外學位取得之難易不同，所學內涵殊異，2022 年 6 月 22 日修正公布醫師法第 4 條之 1 規定：「依第二條至前條規定，以國外學歷參加考試者，應先經教育部學歷甄試通過，始得參加醫師考試。但於美國、日本、歐洲、加拿大、南非、澳洲、紐西蘭、新加坡及香港等國家或地區之醫學院、校修畢全程學業取得畢業證書，且有下列情形之一者，免經教育部學歷甄試：一、於該國家或地區取得合法註冊醫師資格及實際執行臨床醫療業務五年以上。二、中華民國一百十一年十二月三十一日以前已

於該國家或地區之醫學院、校入學（第1項）。依前項規定以國外學歷參加醫師考試者，應取得中央主管機關指定之教學醫院臨床實作適應訓練期滿成績及格證明文件（第2項）。」

醫師法施行細則第13條第1項補充醫師法第4條之1，所稱「歐洲」，係指「歐洲聯盟會員國及英國」。我國不承認波蘭學歷，但2006年波蘭納入歐盟之後，短短數年已有近700人湧入波蘭習醫，由於其入學不須考試且未通過實習，引發「外國醫事學歷認證」極大爭論。本次醫師法第4條之1修正，持外國醫學院學歷者，原則上均須通過教育部學歷甄試，才能參加醫師考試。

(二)醫師消極資格

醫師法第5條規定：「有下列各款情事之一者，不得充醫師；其已充醫師者，撤銷或廢止其醫師證書：一、曾犯肅清煙毒條例或麻醉藥品管理條例之罪，經判刑確定。二、曾犯毒品危害防制條例之罪，經判刑確定。三、依法受廢止醫師證書處分。」醫師若觸犯上開罪名經判刑確定，除有損醫德，更有危及病人健康之虞，故明定其不得充任醫師。

醫師法第8條之1第1項第1款更明定：經撤銷或廢止醫師證書者，不得發給執業執照；已領者，撤銷或廢止之。

三、專科醫師之資格

專科醫師以特定之診療科別為範圍，在該科範圍內為病人實施醫療行為之醫師。為提高醫療服務品質及提升醫療專業水準，建立「專科醫師」制度，醫師法第7條之1規定：「醫師經完成專科醫師訓練，並經中央主管機關甄審合格者，得請領專科醫師證書（第1項）。前項專科醫師之甄審，中央主管機關得委託各相關專科醫學會辦理初審工作。領有醫師證書並完成相關專科醫師訓練者，均得參加各該專科醫師之甄審（第

2 項)。專科醫師之分科及甄審辦法,由中央主管機關定之(第 3 項)。」

　　醫師法第 7 條之 2 規定:「非領有醫師證書者,不得使用醫師名稱(第 1 項)。非領有專科醫師證書者,不得使用專科醫師名稱(第 2 項)。」違反者,處新臺幣 3 萬元以上 15 萬元以下罰鍰(醫師法第 28 條之 2)。

　　雖然非專科醫師不得使用專科醫師之名稱,但專科醫師並非經考試院依法考選之專門職業人員執業資格,且在法律上並無直接限制專科醫師執行醫療業務範圍或科別之明文規定,除少數醫療行為,如墮胎、移植手術、腦死判定等,法律有特別規定者外(如人體器官移植條例、優生保健法),法令並未規定專科醫師的業務範圍。

　　臨床醫療作業上,專科醫師不僅在醫療業務科別區劃不易,尚且在甚多緊急時刻,反以重疊為宜,例如:急診室輪值醫師為「小兒科專科醫師」,但對於緊急送醫之車禍傷患施行外科截肢手術,除法無限制之外,且為救命所需,故專科醫師制度,僅為經中央主管機關甄審合格而取得的一種「醫療專長認定之榮譽制度」,其業務範圍並無排他性。

(一)專科醫師分科及甄審原則

　　中央主管機關為國內醫療作業現況及醫政管理之需要,於 1988 年 6 月 29 日發布「專科醫師分科及甄審辦法」(以下稱甄審辦法),最近一次於 2018 年 10 月 5 日修正。甄審辦法第 8 條第 1 項規定:「醫師依本辦法所定之分科完成專科醫師訓練,或領有外國之專科醫師證書經中央衛生主管機關認可者,得參加各該分科之專科醫師甄審。」

　　醫師之專科分科計有:家庭醫學科、內科、外科、兒科、婦產科、骨科、神經外科、泌尿科、耳鼻喉科、眼科、皮膚科、神經科、精神科、復健科、麻醉科、放射診斷科、放射腫瘤科、解剖病理科、臨床病理科、

核子醫學科、急診醫學科、職業醫學科、整形外科等 23 科（甄審辦法第 3 條）。

牙醫師之專科分科，則於 2018 年 10 月 5 日訂定發布「牙醫專科醫師分科及甄審辦法」，第 6 條規定：口腔顎面外科、口腔病理科、齒顎矯正科、牙周病科、兒童牙科、牙髓病科、贋復補綴牙科、牙體復形科、家庭牙醫科、特殊需求者口腔醫學科、其他經中央主管機關認定之牙醫專科等科。

專科醫師之甄審，各科每年至少應辦理一次。但中央衛生主管機關得依專科醫師人力供需情況增減之（甄審辦法第 8 條第 2 項）。專科醫師甄審以筆試為之，並得實施口試、測驗或實地考試。但具有外國之專科醫師資格經審查該外國專科醫師制度、訓練過程與我國相當者，得免筆試、口試、測驗或實地考試（同辦法第 10 條）。中央衛生主管機關辦理專科醫師甄審，應訂定甄審原則，內容包括：甄審方式、測驗科目、計分及合格標準，專科醫師證書之有效期限，專科醫師證書有效期限之展延條件及每次展延之期限等（同辦法第 11 條第 1 項）。

(二)專科醫師甄審委託／證書有效期限

中央主管機關得依醫師法第 7 條之 1 第 2 項規定，委託專科醫學會辦理專科醫師甄審之初審工作（甄審辦法第 13 條第 1 項）。專科醫學會接受委託辦理專科醫師甄審之初審工作結果，應造具申請甄審者之名冊，連同甄審資格及成績，報請中央衛生主管機關複審（同辦法第 14 條）。甄審合格者，得向中央衛生主管機關申請發給專科醫師證書；發給專科醫師證書，應載明其專科分科別及有效期限（同辦法第 15 條）；專科醫師證書有效期限及每次展延之期限，最短為 3 年，最長為 6 年（同辦法第 11 條第 2 項）。

參、醫師逾越業務範圍

由於部分醫療業務內容不易劃清界線，特別是口腔外科、耳鼻喉科、整型外科之間的業務範圍，有部分重疊，是否涉及逾越業務權限，則事關密醫罪成立與否，必須妥慎思辨，加以釐清。

一、司法實務見解

西醫、中醫師、牙醫師之業務範圍，或有重疊之處，或有專屬部分，若醫師逾越至他類醫師專屬業務範圍，有無法律責任？應負何種責任？醫師法立法時，似未考量此一問題，而無明確之規定。但最高法院 86 年臺非字第 79 號刑事判決謂：「如僅具有醫師、中醫師或牙醫師中之一種資格，而逾越其所得執行之醫療範圍，擅自執行其他類別之醫療業務者，就該項醫療業務而言，仍屬未取得合法醫師資格。」意即醫師逾越至他類醫師業務範圍並以之為業務時，將構成醫師法第 28 條之密醫罪。

二、學者看法

關於醫師逾越業務權限之責任問題，是否成立密醫罪，學者見解互異：

1.認為成立密醫罪：因非屬自己專精之範圍，未經訓練，尚未熟練，為保護國民之健康與安全及醫政管理之目的，應以密醫罪處罰。

2.認為不成立密醫罪：依醫師法第 28 條之規定，密醫罪之要件有二：其一、未取得合法醫師資格；其二、擅自執行醫療業務，倘已取得合法醫師資格，不會成立密醫罪。

三、衛生主管機關意見

中央主管機關認為西醫師超越醫療範圍執行中醫業務，或中醫師超越醫療範圍去執行西醫醫療業務，都不成立密醫罪，僅屬於業務上不正

當行為而已。惟對於牙醫師逾越權限，則認為成立密醫罪。早期司法實務看法與中央主管機關無異。

1.非密醫行為：已取得西醫師、中醫師、牙醫師資格之一，而同時又取得另種醫師資格，目前法律上並未限制其不可執行所同時兼具之該二種資格之醫療業務。但若僅「具中醫師資格之醫師，在西醫醫院充任醫師，執行西醫醫療業務，係牴觸（修正前）醫師法第二十五條（醫師於業務上違法或不正當行為），應無觸犯（修正前）醫師法第二十八條第一項前段（未取得合法醫師資格，擅自執行醫療業務）規定之刑責。」❶

2.屬於密醫行為：「牙醫師執行醫療業務範圍，應以牙齒、口腔部分或牙病引起之疾病治療為限，如有逾越範圍，以違反醫師法第二十八條論處。」❷實務上，對於未兼具西醫師資格之中醫師、牙醫師逾越其醫療業務範圍，而執行西醫療術之論處，並非一致。

四、釋字第 404 號解釋

解釋意旨：中醫師以西藥製劑或西藥成藥為人治病，均有違醫師專業分類之原則，衛生署就此所作限制之函釋，不牴觸憲法保障工作權之規定。

解釋文：「憲法第十五條規定人民之工作權應予保障，……為增進公共利益之必要，對於人民從事工作之方法及應具備之資格或其他要件，得以法律為適當之限制，此觀憲法第二十三條規定自明。醫師法為強化專業分工、保障病人權益……，將醫師區分為醫師、中醫師及牙醫師。……。中醫師之醫療行為應依中國傳統之醫術為之，若中醫師以『限醫師指示使用』之西藥製劑或西藥成藥處方，為人治病，顯非以中國傳統

---

❶　行政院衛生署 68 年 7 月 3 日衛署醫字第 236234 號函。

❷　行政院衛生署 69 年 4 月 24 日衛署醫字第 269349 號函。

醫術為醫療方法，有違醫師專業分類之原則及病人對中醫師之信賴。行政院衛生署七十一年三月十八日衛署醫字第三七〇一六七號函釋：「三、中醫師如使用「限醫師指示使用」之西藥製劑，核為醫師業務上之不正當行為，應依醫師法第二十五條規定論處。四、西藥成藥依藥物藥商管理法之規定，其不待醫師指示，即可供治療疾病。故使用西藥成藥為人治病，核非中醫師之業務範圍。」要在闡釋中醫師之業務範圍，符合醫療法之立法意旨，與憲法保障工作之規定，尚無牴觸。」

肆、密　醫

按未取得醫師資格者，無排除事由而執行醫療業務，即為「密醫」；應由醫師親自執行之醫療行為，由非醫師執行；醫院診所輔助人員未經醫師指示，逕自執行任何醫療行為，或於醫師在場時，執行應由醫師親自執行之醫療行為等，均屬執行醫療業務，構成「密醫」。

一、密醫條款及排除規定

2022 年 6 月 22 日修正公布醫師法第 28 條規定：「未取得合法醫師資格，執行醫療業務，除有下列情形之一者外，處六個月以上五年以下有期徒刑，得併科新臺幣三十萬元以上一百五十萬元以下罰金：一、在中央主管機關認可之醫療機構，於醫師指導下實習之醫學院、校學生或畢業生。二、在醫療機構於醫師指示下之護理人員、助產人員或其他醫事人員。三、合於第十一條第一項但書規定。四、臨時施行急救。五、領有中央主管機關核發效期內之短期行醫證，且符合第四十一條之六第二項所定辦法中有關執業登錄、地點及執行醫療業務應遵行之規定。六、外國醫事人員於教學醫院接受臨床醫療訓練或從事短期臨床醫療教學，且符合第四十一條之七第四項所定辦法中有關許可之地點、期間及執行

醫療業務應遵行之規定。」本條即所謂的密醫罪，修法前第 28 條但書規定四款（修正後第 1-4 款）不罰之規定，本條修正後的條文，配合醫師法修正增訂第 41 條之 6 及第 41 條之 7，將之增列為自始排除密醫罪之事由。

二、過失致死傷

醫療糾紛涉及刑事訴訟者，原本主要型態多為「業務過失致人於死或傷害」，密醫未具備醫師資格，擅自執行醫療業務，因過失致人於死或傷，應依「業務過失」或「普通過失」論責？按原過失致死依行為人是否從事業務而有不同法定刑，原係考慮業務行為之危險性及發生實害頻率，高於一般過失行為，且其後果亦較嚴重，通說或實務原有定論，認為「自難解免刑法第 276 條第 2 項因業務上之過失致人於死之罪責」❸。

惟刑法於 2019 年 5 月 29 日修正公布，考量「從事業務之人因過失行為而造成之法益損害未必較一般人為大，且對其課以較高之注意義務，有違平等原則」，故刪除第 276 條原第 2 項關於業務過失致死及第 284 條原第 2 項業務過失傷害之處罰規定，由法官得依具體個案違反注意義務之情節，量處適當之刑。

伍、醫師之執業

一、執業應先取得「執業執照」

醫師應向執業所在直轄市或縣（市）主管機關申請執業登記，領有執業執照，始得執業（醫師法第 8 條第 1 項）。已領有醫師證書者，若未申請執業登記，取得執業執照，雖具備醫師資格得充醫師，行醫固不構成密醫行為，但違反醫師法第 8 條第 1 項之規定，將受衛生主管機關依

---

❸　最高法院 43 年臺上字第 826 號判例。

同法第 27 條規定：「處新臺幣二萬元以上十萬元以下罰鍰，並令限期改善；屆期未改善者，按次連續處罰。」

二、具多重資格者執業之規定

　　鑑於醫療業務之一體性，尚難嚴格區分其性質，且不同專業領域人員之溝通、交流，有助於醫療事業之整體發展及科技之整合，醫師法第 4 條之 2 條文規定：「具有醫師、中醫師、牙醫師等多重醫事人員資格者，其執業辦法，由中央主管機關定之。」中央主管機關訂定發布「具有多重醫事人員資格者執業管理辦法」第 3 條之限制，規定：「多重醫事資格者依前條規定辦理執業登記，除法律另有規定外，得在同一執業處所執行其他醫事資格之業務（第 1 項）。前項人員執行其他醫事資格之業務，以該執業處所符合各該醫事資格執業處所之設置標準，並經直轄市、縣（市）主管機關審查合格，註記於執業執照者為限（第 2 項）。」

三、繼續教育及執業執照更新

　　由於醫療學理與技術日新月異，醫師之專業能力亦求不斷進步，以應所需。

㈠每六年辦理執業執照更新

　　醫事人員規定「執照期限制度」，首先出現於 2000 年 2 月 3 日同日制定公布之「醫事放射師法（第 7 條）」及「醫事檢驗師法（第 7 條）」。2001 年 11 月 21 日制定公布之 「心理師法 （第 8 條）」 有相同規定；2002 年 1 月 16 日公布修正「醫師法（第 8 條）」亦將「繼續教育及執照更新」予以納入。

　　「執照期限制度」，指國家對於某一專門職業人員的執業執照，限定其有效期間，期間屆滿時，該專門職業人員另須通過考核程序後，始准更新執照繼續執行業務，否則，原執照即不再允許有效使用的一種制度。

其目的在於藉由執照的更新，促進專門職業人員隨時接受新知，維持專業素質。

醫師法第 8 條第 2 項規定：「醫師執業，應接受繼續教育，並每六年提出完成繼續教育證明文件，辦理執業執照更新。但有特殊理由，未能於執業執照有效期限屆至前申請更新，經檢具書面理由及證明文件，向原發執業執照機關申請延期更新並經核准者，得於有效期限屆至之日起六個月內，補行申請。」本條項但書規定，係 2020 年 1 月 15 日增訂，以顧及實務上可能出現之特殊情形，並確保醫師之醫療業務不至貿然中斷進而影響病人就醫權益。

醫師法施行細則第 4 條之 1 補充醫師法第 8 條第 2 項但書所稱「特殊理由」，規定：「指有下列情形之一，致影響繼續教育積分之取得者：一、罹患重大疾病。二、分娩、育嬰、懷孕安胎休養。三、出國進修。四、中央流行疫情指揮中心成立期間，指揮官所為之指示、限制或其他措施。五、其他經中央主管機關公告之事由。」

(二)醫事人員執業登記及繼續教育辦法

醫師法第 8 條第 4 項，授權中央主管機關會商相關醫療團體，訂定醫師接受繼續教育之課程內容、積分、實施方式、完成繼續教育證明文件及其他應遵行事項之辦法。據此，中央主管機關於 2003 年 4 月 23 日發布「醫師執業登記及繼續教育辦法」（已廢止），並為多次修正，以利適用。

由於依各類醫事人員專業法規之授權中央主管機關訂定發布各該執業登記及繼續教育辦法，計有 13 種。鑑於此類執業登記及繼續教育辦法所規定之事項，同質性高，應有統整之必要，爰於 2013 年 7 月 1 日以命令訂定發布單一之「醫事人員執業登記及繼續教育辦法」，以利共通適

用，並於同日公告廢止「醫師執業登記及繼續教育辦法」及上述 13 種各別單獨之執業登記及繼續教育辦法。

四、不得發給醫師執業執照

醫師法第 8 條之 1 規定：「有下列情形之一者，不得發給執業執照；已領者，撤銷或廢止之：一、經撤銷或廢止醫師證書。二、經廢止醫師執業執照，未滿一年。三、有客觀事實認不能執行業務，經直轄市、縣（市）主管機關邀請相關專科醫師及學者專家組成小組認定（第 1 項）。前項第三款原因消失後，仍得依本法規定申請執業執照（第 2 項）。」

㈠「撤銷」與「廢止」之差異

醫師法第 8 條之 1「撤銷」與「廢止」，究竟二者有何差異？在行政法概念中，「撤銷」❹，係就業已有效成立的行政處分，因其具有撤銷的原因，由正當權限機關依申請或依職權，另以行政行為予以撤銷，使其不發生效力，或消滅已發生的效力，而溯及既往回復至未為處分之狀態❺，通常亦稱「撤銷處分」。所謂「廢止」❻，係指就業已成立並且生效的無瑕疵行政處分，基於法律規定、事實上原因或政策之特殊考量，

---

❹　行政程序法第 117 條：「違法行政處分於法定救濟期間經過後，原處分機關得依職權為全部或一部之撤銷；其上級機關，亦得為之。但有下列各款情形之一者，不得撤銷：一、撤銷對公益有重大危害者。二、受益人無第一百十九條所列信賴不值得保護之情形，而信賴授與利益之行政處分，其信賴利益顯然大於撤銷所欲維護之公益者。」

❺　行政程序法第 118 條：「違法行政處分經撤銷後，溯及既往失其效力。但為維護公益或為避免受益人財產上之損失，為撤銷之機關得另定失其效力之日期。」

❻　行政程序法第 122 條：「非授與利益之合法行政處分，得由原處分機關依職權為全部或一部之廢止。但……。」

決定將其廢棄，使其向將來失其效力的行為❼。對於行政處分的廢止，行政機關通常作成另一處分，明確地表示廢棄原處分之意思，通常稱為「廢止處分」。

(二)實務上認定不能執行業務案例

1.中　風

「醫師（中醫師、牙醫師）因身體殘障，如半身不遂等不能執行醫療業務，……，不得為醫院、診所之負責醫師核發其開業執照。」❽

2.眼　疾

「有關醫師因眼疾致視力模糊不清，無法寫看，可否制止其執業疑義。按『醫師非親自診察，不得施行治療、開給方劑……』，『醫師執行業務時，應製作病歷』，為醫師法第十一條及第十二條所明定。又『醫療工作之診斷、處方、手術、病歷記載、施行麻醉等醫療行為，應由醫師親自執行』，前經本署六十五年六月三日衛署醫字第一一一九七四號函釋在案，醫師為病人診察病情，首重視覺，我國傳統醫學望、聞、問、切之說，亦將目視之診斷置於首要地位，因此，為維護病人權益，醫師視力模糊不清致無法視診、書寫病歷者，宜認屬醫師法第八條之一第一項第三款所定之『身體有異狀，不能執行業務』。」❾故除「半身不遂」之外，「視力模糊不清，無法寫看」者，亦不能執業。

---

❼ 行政程序法第125條：「合法行政處分經廢止後，自廢止時或自廢止機關所指定較後之日時起，失其效力。但受益人未履行負擔致行政處分受廢止者，得溯及既往失其效力。」

❽ 行政院衛生署65年11月13日衛署醫字第129149號函。

❾ 行政院衛生署78年1月5日衛署醫字第769488號函。

3. 重　聽

「醫師患有重度重聽，若配戴助聽器後即可獲得改善者，尚難限制其執行醫療業務。」❿

4. 色　盲

「『紅綠色盲』是常被誤用之名稱，事實上辨色能力異常有程度上的不同，由輕度色弱及嚴重色弱至完全無辨色力的色盲，執行醫療業務應有妨礙。輕度色弱者則應視其醫療工作性質而定，應避免外科系、病理、檢驗及其他有關辨色的工作。」⓫

5. 無法言語

⑴「中醫師氣管割除，如經確認為無法言語，無法書寫病歷，其身體狀況已達不能執行醫療業務程度，應即依醫師法第八條之一第一項第三款規定，不准其執業。」⓬

⑵「中醫師如確為重聽、無法言語、走路不平衡、尚須有人扶持等情事，其身體狀況顯已不能執行業務，應依醫師法第八條之一第一項第三款規定，不准其執業。」⓭

五、醫師執業範圍之限制

㈠放寬執業不限於醫療機構

醫師法第 8 條之 2 規定：「醫師執業，應在所在地主管機關核准登記之醫療機構、長期照顧服務機構、精神復健機構或其他經中央主管機關認可之機構為之。但有下列情形之一者，不在此限：一、急救。二、執

---

❿　行政院衛生署 81 年 2 月 20 日衛署醫字第 8105565 號函。

⓫　行政院衛生署 82 年 8 月 25 日衛署醫字第 8255288 號函。

⓬　行政院衛生署 86 年 8 月 1 日衛署醫字第 86040408 號函。

⓭　行政院衛生署 86 年 5 月 26 日衛署醫字第 86026134 號函。

業機構間之會診、支援。三、應邀出診。四、各級主管機關指派執行緊急醫療或公共衛生醫療業務。五、其他事先報所在地主管機關核准。」本條規定，於 2022 年 6 月 22 日修正，醫師執行醫療實務之場所，增訂「長期照顧服務機構」、「精神復健機構」、「其他經中央主管機關認可之機構」，以符合現況實際需求。

(二)例外規定以應彈性需求

具有下列事由者，可例外地許其在原所核准登記以外之其他處所執業：

1. 急　救

急救可分為一般「臨時施行急救」及緊急醫療救護法所稱之「緊急醫療救護」，後者，係指在緊急傷病或大量傷病患或野外地區傷病之現場緊急救護及醫療處理、送醫途中之緊急救護；重大傷病患或離島、偏遠地區難以診治之傷病患之轉診，與醫療機構之緊急醫療（緊急醫療救護法第 3 條）。緊急醫療救護應由醫師、護理人員及受過初級、中級及高級救護技術訓練之救護技術員為之，救護技術員施行緊急救護業務之地點限於救護指揮中心、緊急傷病現場、送醫途中及抵達送醫目的醫療機構而醫護人員尚未處置前。至於臨床上的急救，則仍僅限由醫師為之。由於事出緊急，醫師實施緊急醫療救護或在臨床上的急救，其有無辦理執業登記或執業場所是否在執業登記之原醫療機構，均可不問。

2. 醫療機構間之會診、支援

醫療機構間的「會診」與「轉診」不同，所謂「轉診」，依醫療法第 73 條第 1 項規定：「醫院、診所因限於人員、設備及專長能力，無法確定病人之病因或提供完整治療時，應建議病人轉診。但危急病人應依第六十條第一項規定（醫院、診所遇有危急病人，應先予適當之急救，並

即依其人員及設備能力予以救治或採取一切必要措施，不得無故拖延）先予適當之急救，始可轉診。」醫療機構間的「會診」，係因醫療個案之臨時需要，會同其他醫療院所具有特殊專長之醫師共同診治，是專長的互補，以提升醫療品質，嘉惠病患的作法，而非專長的不足。

　　至於何謂「支援」？與「事先報准」有何差異？中央主管機關函釋：「所稱支援，係指醫療機構間之支援，並以醫師辦理執業登記之當地衛生主管機關所轄醫療機構間之支援為限。其支援得免向該管機關主管機關報備。三、醫師越區至其他縣市醫療機構執行醫療業務，係屬前揭醫師法第八條之二第一項但書（舊法）所定『經事先報准』事項，應先報請原執業地及行為發生地衛生主管機關核准後，始得為之。……。醫療機構之支援應依上開規定辦理。」醫療機構設置標準第 20 條第 2 項對此作細節性之補充規定：「前項所稱醫療機構間之會診、支援，指未固定排班提供診療者而言。」❹

　　3.應邀出診

　　所謂「支援」，係指醫療機構間之相互支援；「應邀出診」則係應情況危急或地區偏遠就醫不便之病患之邀往診而言❺。醫療機構之醫師應廠商之邀，至該醫療機構以外場所執行勞工健康檢查工作，非屬醫師法第 8 條之 2 但書所定「應邀出診」之範疇。「應邀出診」，係指應情況危急或地區偏遠交通不便之病人之邀往診而言❻。

　　4.主管機關指派執行特定醫療業務

　　醫師法第 8 條之 2 但書第 4 款規定，係 2022 年 6 月 22 日修正時增

---

❹　行政院衛生署 84 年 10 月 30 日衛署醫字第 84064081 號函。

❺　行政院衛生署 80 年 9 月 24 日衛署醫字第 966164 號函。

❻　行政院衛生署 81 年 4 月 27 日衛署醫字第 8109595 號函。

訂，乃考量因應未來發生新興傳染病或大型嚴重災難之需，為提升應變效能，及執行公共衛生效率，對於但書規定增訂經主管機關指派至非執業登記之場所執行特定醫療業務，視同已報備。

　　5.事先經報准

　　醫師若事先經報准，則可在非執業登記之機構執行醫療業務。若醫師不在原核准之執業場所辦理義診，應事先向義診所在地衛生主管機關報備，始可為之。但是，醫師配合公益團體公益活動，應邀辦理義診，得免事先報准。

六、以於一處執業為限

　　醫師執業應親自為之，專心致志，故宜於一處執業為限；2022 年 6 月 22 日修正公布醫師法第 8 條之 2 前段規定：「醫師執業，應在所在地主管機關核准登記之醫療機構、長期照顧服務機構、精神復健機構或其他經中央主管機關認可之機構為之。但……。」醫師法施行細則第 4 條規定：「醫師執業，其登記執業之醫療機構以一處為限。」尚未配合醫師法之修正而作變更。

　　但有關執業處所之限制，與人民之工作權有關，其限制不應規定於法規命令，而應以法律為之。

七、醫師非加入所在地醫師公會不得執業

㈠強制入會

　　醫師法第 9 條規定：「醫師非加入所在地醫師公會不得執業（第 1 項）。醫師公會不得拒絕具有會員資格者入會（第 2 項）。」醫師執業登記與加入醫師公會，原屬兩個不同的執業條件，兩者並無關連，惟衛生主管機關為輔助醫師公會人民團體健全會務，要求醫師執業應向所在地直轄市或縣（市）衛生主管機關申請執業執照。故而醫師須先加入醫師

公會取得證明文件後方能申請執業執照，使醫師加入公會成為衛生主管機關執業登記之先決條件。

(二)強制入會之合憲性

我國職業法規採專門職業人員「業必歸會」之原則，賦予其公會相當大的自律功能。醫師法規定醫師非加入所在地醫師公會，不得執業，揆此一規定，究與醫師執業之資格能力無涉，亦非關重大公益，然實質上已限制人民結社之自由。依憲法第 14 條規定：「人民有集會及結社之自由。」其是否加入公會，應保有選擇之權利。或有持強制執業醫師加入公會，可促進醫師公會組織之健全，凝聚醫師團體，並使主管機關有諮詢、溝通對象之見解。惟前開理由，皆非關係重大公益，況且強制入會的規定在實務運作上，難期達成上述目的。

八、執業異動之報告

為利醫師執業之管理，醫師法第 10 條規定：「醫師歇業或停業時，應自事實發生之日起三十日內報請原發執業執照機關備查（第 1 項）。前項停業期間，以一年為限；停業逾一年者，應於屆至日次日起三十日內辦理歇業（第 2 項）。醫師未依前項後段規定辦理歇業時，其原執業執照失其效力，並由原發執業執照機關註銷之（第 3 項）。醫師變更執業處所或復業者，準用第八條第一項關於執業之規定（第 4 項）。醫師死亡者，由原發執業執照機關註銷其執業執照（第 5 項）。」本條第 2、3 項之規定，係 2022 年 6 月 22 日修正時增訂，以建立直轄市、縣（市）主管機關對於各類醫事人員管理之一致性，俾使登記資料與事實狀態一致。

九、外籍醫師執業之管理

為管理外籍醫師在我國之執業行為，醫師法將外國人應醫師考試及其執業規範納入規定，並授權中央主管機關訂定其執業之許可及管理辦

法，醫師法第 41 條之 3 規定：「外國人得依中華民國法律，應醫師考試（第 1 項）。前項考試及格，領有醫師證書之外國人，在中華民國執行醫療業務，應經中央主管機關許可，並應遵守中華民國關於醫療之相關法令、醫學倫理規範及醫師公會章程；其執業之許可及管理辦法，由中央主管機關定之（第 2 項）。違反前項規定者，除依法懲處外，中央主管機關並得廢止其許可（第 3 項）。」

陸、醫師公會

一、公會之組成

㈠區分二級

依醫師法第 31 條之規定：「醫師公會分直轄市及縣（市）公會，並得設醫師公會全國聯合會於中央政府所在地。」而且醫師公會之區域，依現有之行政區域，在同一區域內同級之公會，以一個為限。但於行政區域調整變更前已成立者，不在此限（同法第 32 條第 1 項）。

㈡三類組成

醫師、中醫師及牙醫師應分別組織公會（醫師法第 32 條第 2 項）。故除醫師公會之外，尚有中醫師公會和牙醫師公會，共「三類」。

醫師公會之發起組織，依醫師法第 33 條規定：「直轄市、縣（市）醫師公會，以在該管區域內執業醫師二十一人以上之發起組織之；其不滿二十一人者，得加入鄰近區域之公會或共同組織之。」又，醫師公會全國聯合會應由三分之一以上之直轄市、縣（市）醫師公會完成組織後，始得發起組織（醫師法第 35 條）。

二、理事、監事等之設置及任期

㈠公會主管機關

各級醫師公會，由人民團體主管機關主管。但其目的事業，應受主管機關之指導、監督（醫師法第 36 條）。

㈡理／監事名額任期與連任限制

醫師法第 37 條第 1 項：「各級醫師公會置理事、監事，均於召開會員（代表）大會時，由會員（代表）大會選舉之，並分別成立理事會、監事會，其名額……。」理事、監事任期均為三年，其連選連任者，不得超過二分之一；理事長之連任，以一次為限（第 37 條第 4 項）。

三、公會之義務及權責

㈠應訂立章程／造具會員名冊立案

醫師公會應訂立章程，造具會員名冊及選任職員簡歷名冊，送請所在地人民團體主管機關立案，並分送中央及所在地主管機關備查（醫師法第 38 條）。各級醫師公會之章程，應載明下列事項：1.名稱、區域及會所所在地。 2.宗旨、組織任務或事業。 3.會員之入會及出會。 4.會員應納之會費及繳納期限。 5.理事、監事名額、權限、任期及其選任、解任。 6.會員（代表）大會及理事會、監事會會議之規定。 7.會員應遵守之公約。 8.貧民醫藥扶助之實施規定。 9.經費及會計。 10.章程之修改。 11.其他處理會務之必要事項（醫師法第 39 條）。

㈡須遵守上級公會章程與決議

為釐清各級公會之關係，強化其自律功能，醫師法第 40 條規定：「直轄市、縣（市）醫師公會對上級醫師公會之章程及決議，有遵守義務（第 1 項）。各級醫師公會有違反法令、章程或上級醫師公會章程、決議者，人民團體主管機關得為下列之處分：一、警告。二、撤銷其決議。

三、撤免其理事、監事。四、限期整理（第 2 項）。前項第一款、第二款
處分，亦得由主管機關為之（第 3 項）。」

㈢得處分違規會員

醫師公會之會員有違反法令或章程之行為者，公會得依章程、理事
會、監事會或會員（代表）大會之決議處分（醫師法第 41 條），以利公
會發揮約制會員之實質影響力。

第二節　醫療機構

壹、醫療法沿革

醫療法於 1986 年 11 月 24 日制定公布，經 2000 年及 2003 年二次微
修，為因應醫療環境變遷，使私立醫院得以醫療法人型態設立，藉以輔
導轉型，同時為提升醫療機構服務品質、強化病歷管理制度及保障病人
就醫權益，並配合地方制度法、行政程序法之制定、修正，醫療法於
2004 年 4 月 28 日大幅度修正，計修正 72 條、增訂 37 條，增修條文逾
百條，幅度既深且廣，全文從 95 條增為 123 條，並自 2005 年 2 月 5 日
至 2020 年 1 月 15 日，再為 13 次的修正，俾期周妥。

一、2004 年修正重點

檢討醫療機構分類；建立醫療法人制度：為改善國內私立醫院體質
及經營困境，增訂醫療法人制度；私立醫療機構達中央主管機關公告一
定規模以上者，應改以醫療法人型態設立；為保障病人就醫安全，任何
人不得以強暴、脅迫、恐嚇或其他非法之方法，滋擾醫療機構秩序或妨
礙醫療業務之執行；提升醫療服務品質、強化尊重病人知的權益：增訂

對於侵入性檢查或治療，亦有告知、同意之義務；增列醫療機構有提供病歷複製本之義務、對於組織檢體或手術切取之器官，均應送請病理檢查，其結果並應告知病人。明定病歷之範圍及保存期限：病歷至少應保存7年，未成年者之病歷，至少應保存至其成年後7年，人體試驗之病歷，應永久保存；明定醫師因執行業務致生損害於病人，以故意或過失為限，負損害賠償責任；司法院應設醫事專業法庭，辦理醫事糾紛訴訟案件。

二、2005 年 2 月至 2012 年 12 月七次修正重點

增訂人體試驗之施行，應尊重接受試驗者之自主意願；醫療機構有正當理由無法保存病歷時，由地方主管機關保存；增列開給各項診斷書時，應力求病名之明確。

公益法人得經中央主管機關許可，設立醫療法人醫療機構，購置及使用具有危險性醫療儀器。

為避免受試者未充分瞭解人體試驗性質而低估風險，於短期內多次參與人體試驗，致其身體健康嚴重受損，將「學名藥生體可用率、生體相等性之試驗研究」，列為人體試驗之項目；並參照 2008 年赫爾辛基宣言，增訂「人體試驗之施行應尊重接受試驗者之自主意願，並保障其健康權益與隱私權」。

以限制行為能力人為受試者，除應得其法定代理人同意外，亦應得其本人自願同意；醫療機構對不同意參與人體試驗者或撤回同意之接受試驗者，應施行常規治療，不得減損其正當醫療權益。

病人接受人體試驗雖有無法事先預測之風險存在，但醫師如已善盡醫療上必要之注意，並依相關規定辦理，對病人而言，仍有相對利益，增訂：「醫師施行人體試驗，因試驗本身不可預見之因素，致病人死亡或

傷害者，不符刑法第十三條或第十四條之故意或過失規定」。

增訂醫療機構應自民國 101 年起，5 年內按比例逐步完成全面提供安全針具。

三、2013 年 12 月至 2020 年 1 月六次修正重點

1. 2013 年 12 月 11 日修正公布第 43 條條文；並增訂第 45 條之 1、45 條之 2 條條文

為避免組織僵化形成萬年董事會，增訂董事任期規定：每屆不得逾 4 年，連選得連任。但連選連任董事，每屆不得超過三分之二（第 43 條第 3 項）。

另增訂董事或監察人之消極資格，排除不適任者（第 45 條之 1），俾促進法人健全發展；以及增訂解任之事由、職務當然停止之規定（第 45 條之 2 第 2 項），以維護營運健全。

2. 2014 年 1 月 15 日修正公布第 60 條條文

增訂規範「中低收入」之危急病人，醫療費用非本人或其扶養義務人所能負擔者，應由直轄市、縣（市）政府社會行政主管機關依法補助之。

3. 2014 年 1 月 29 日修正公布第 24、106 條條文

為維護醫療環境與醫護人員執業安全，避免醫病關係緊張，第 24 條第 2 項改為結果犯；明定行為人如涉及刑責，警察機關應主動移送檢察官偵辦。

第 106 條除原處罰鍰外，增訂第 2-4 項刑責規定：「毀損醫療機構或其他相類場所內關於保護生命之設備，致生危險於他人之生命、身體或健康者，處三年以下有期徒刑、拘役或新臺幣三十萬元以下罰金（第 2 項）。對於醫事人員執行醫療業務時，施強暴、脅迫，足以妨害醫事人

員執行醫療業務者，處三年以下有期徒刑、拘役或新臺幣三十萬元以下罰金（第 3 項）。犯前項之罪，因而致醫事人員於死者，處無期徒刑或七年以上有期徒刑；致重傷者，處三年以上十年以下有期徒刑（第 4 項）。」

4. 2017 年 5 月 10 日再修正公布第 24、106 條條文

第 24 條第 2 項增列以「公然侮辱」為妨礙醫療業務執行之方法，並刪除「致生危害醫療安全或其設施」之要件；增訂第 5 項課以中央主管機關，應建立通報機制及定期公告事宜。罰則再修正第 106 條第 3 項，將「緊急醫療救護人員」納入保障對象；增訂以「恐嚇或其他非法之方法」，作為處罰要件。

5. 2018 年 1 月 24 日修正公布第 82 條條文

為緩和醫護人員的民事賠償責任，將原第 82 條第 2 項醫療機構及醫事人員責任分開規定，醫療機構責任不變，移列為第 5 項，第 2 項有關醫事人員「過失」之損害賠償責任，修正為：「違反醫療上必要之注意義務且逾越合理臨床專業裁量所致者為限」，負損害賠償責任。另增訂第 3 項醫事人員「刑事責任」，規定：「執行醫療業務因過失致病人死傷，以違反醫療上必要之注意義務且逾越合理臨床專業裁量所致者為限，負刑事責任」；以及增訂第 4 項：「前二項注意義務之違反及臨床專業裁量之範圍，應以該醫療領域當時當地之醫療常規、醫療水準、醫療設施、工作條件及緊急迫切等客觀情況為斷。」

6. 2020 年 1 月 15 日修正公布第 10、11 條條文

修正醫事人員之內涵，並修正中央主管機關名稱為「衛生福利部」，以符實際。

貳、醫療機構的意義與類型

一、醫療機構之定義

醫療法所稱醫療機構，係指供醫師執行醫療業務之機構（第 2 條），依醫療法規定，主要可因設立主體不同而分為：「公立醫療機構」、「私立醫療機構」、「醫療法人」、「法人附設醫療機構」、「教學醫院」及其他等六類。

二、醫療機構之類型

1.公立醫療機構：係指由政府機關、公營事業機構或公立學校所設立之醫療機構（第 3 條）。

2.私立醫療機構：係指由醫師設立之醫療機構（第 4 條）。

3.醫療法人（涵攝社團法人醫療機構）：醫療法所稱醫療法人，包括：「醫療財團法人」及「醫療社團法人」（第 5 條第 1 項）。醫療法原僅規範財團法人醫療機構，為使私立醫院得以社團法人型態設立，藉以輔導轉型，改善經營體質，提升醫療服務水準，醫療法爰將第三章章名「財團法人醫療機構」，修正為「醫療法人」，以資涵蓋醫療社團法人。

⑴醫療財團法人：係指以從事醫療事業辦理醫療機構為目的，由捐助人捐助一定財產，經中央主管機關許可並向法院登記之財團法人（醫療法第 5 條第 2 項）。

⑵醫療社團法人：係指以從事醫療事業辦理醫療機構為目的，經中央主管機關許可登記之社團法人（同條第 3 項）。

※相關規定 1：符合公告規模應改設醫療法人

私立醫療機構如其設立已達一定規模時，對於當地醫療服務之提供具有重要性影響，為促進其管理制度化，改善經營體質，提升醫療水準，

應有以法人型態設立之必要。醫療法第 16 條：「私立醫療機構達中央主管機關公告一定規模以上者，應改以醫療法人型態設立。」

※相關規定 2：醫療法人設定之限制與必要財產最低標準

為避免醫療法人之家數過多衍生之問題，醫療法第 31 條規定：「醫療法人得設立醫院、診所及其他醫療機構。其設立之家數及規模，得為必要之限制（第 1 項）。前項設立家數及規模之限制，由中央主管機關定之（第 2 項）。」

醫療法第 32 條第 1 項、第 2 項亦規範「醫療法人應有足以達成其設立目的所必要之財產」「前項所稱必要之財產，依其設立之規模與運用條件，由中央主管機關定之。」❼「醫療法人必要財產最低標準」第 3 條第 2 款規定：「醫療社團法人設立診所者，應有新臺幣一億元之淨值。」本標準第 2 條：「醫療財團法人之必要財產，其最低基準如下：一、新設醫療財團法人、私立醫院改設醫療財團法人及其後續擴充者，設立或擴充急性一般病床及慢性一般病床，每床應有新臺幣一百五十萬元之淨值；設立或擴充精神急性一般病床及精神慢性一般病床，每床應有新臺幣六十萬元之淨值。二、醫療財團法人設立診所者，應有新臺幣一億元之淨值。三、……」

4.法人附設醫療機構：醫療法第 6 條規定：「本法所稱法人附設醫療機構，係指下列醫療機構：一、私立醫學院、校為學生臨床教學需要附設之醫院。二、公益法人依有關法律規定辦理醫療業務所設之醫療機構。三、其他依法律規定，應對其員工或成員提供醫療衛生服務或緊急醫療救護之事業單位、學校或機構所附設之醫務室。」按有關本條第 2 款所稱「公益法人依有關法律規定辦理醫療業務」之情形，例如：農會法（第

---

❼ 行政院衛生署 95 年 5 月 9 日衛署醫字第 0950200930 號公告。

4 條第 1 項第 16 款)、漁會法(第 4 條第 1 項第 10 款)規定農會、漁會
得為其會員舉辦醫療衛生服務。至於醫療法第 6 條第 3 款規定之情形,
例如:依職業安全衛生法第 22 條第 1 項,明定事業單位勞工人數在 50
人以上者,應僱用或特約醫護人員,辦理健康管理、職業病預防及健康
促進等勞工健康保護事項;同法第 23 條第 1 項規定雇主應設置安全衛生
組織、人員,實施安全衛生管理及自動檢查。

　　5. 教學醫院:係指其教學、研究、訓練設施,經依本法評鑑可供醫
師或其他醫事人員接受訓練及醫學院、校學生臨床見習、實習之醫療機
構(醫療法第 7 條)。

　　6. 其　他:軍事機關所屬醫療機構,及其附設民眾診療機構之設置
及管理,依醫療法之規定辦理。但所屬醫療機構涉及國防安全事務考量
之部分,其管理依國防部之規定(醫療法第 118 條)。

參、醫療機構的分類

一、醫院與診所之區辨

　　醫療機構可依設置形態不同,而分為「醫院」、「診所」和「其他醫
療機構」。依醫療法第 12 條規定:「醫療機構設有病房收治病人者為醫
院,僅應門診者為診所;非以直接診治病人為目的而辦理醫療業務之機
構為其他醫療機構(第 1 項)。前項診所得設置九張以下之觀察病床;婦
產科診所,得依醫療業務需要設置十張以下產科病床(第 2 項)。醫療機
構之類別與各類醫療機構應設置之服務設施、人員及診療科別設置條件
等之設置標準,由中央主管機關定之(第 3 項)。」

二、醫療機構三大類

　　中央衛生主管機關依醫療法第 12 條第 3 項之授權,於 1987 年 9 月

16日訂定發布 「醫療機構設置標準」，迄 2020 年 12 月 1 日已修正 22 次。由於護產人員照護病人數與醫療品質及病人安全息息相關，特別是急性病之醫療照護，本標準第 12 條之 1，規定每一護產人員照護之病人人數：1. 醫學中心：9 人以下。2. 區域醫院及精神科教學醫院：12 人以下。3. 地區醫院及精神科醫院：15 人以下（第 1 項）。醫院應每月定期公告其前一月份之護病比（第 3 項）。

醫療機構設置標準第 2 條規定，醫療機構分「醫院」、「診所」及「其他醫療機構」三大類：

㈠醫　院

1. 醫　院：指設有一科或數科診療科別，每科均有專科醫師之醫院。

2. 慢性醫院：指設有慢性一般病床，其收治之病人平均住院日在 30 日以上之醫院。

3. 精神科醫院：指設有病床，主要收治罹患精神疾病病人之醫院。

4. 中醫醫院：指設有病床，主要從事中醫診療業務之醫院。

5. 牙醫醫院：指設有病床，專門從事牙醫診療業務之醫院。

6. 性侵害犯罪加害人強制治療醫院：指設有病床，專門收治性侵害犯罪加害人強制治療業務之醫院。

㈡診　所

1. 診　所：指由醫師從事門診診療業務之處所。

2. 中醫診所：指由中醫師從事中醫門診診療業務之處所。

3. 牙醫診所：指由牙醫師從事牙醫門診診療業務之處所。

4. 醫務室：指依法律規定，應對其員工或成員提供醫療衛生服務或緊急醫療救護之事業單位、學校、矯正機關或其他機關（構）所附設之機構。

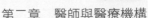

5.衛生所：指由直轄市、縣（市）政府設立，辦理各該轄區內有關
　　衛生保健事項之處所。

(三)其他醫療機構

1.捐血機構：指專門從事採集捐血人血液，並供應醫療機構用血之
　　機構。

2.病理機構：指專門從事解剖病理或臨床病理業務之機構。

3.其　　他：指執行其他非以直接診治病人為目的而由醫師辦理醫療
　　保健業務之機構。

肆、醫療機構名稱之使用限制

一、名稱使用（變更）以核准者為限

　　為有效掌握、管理醫療機構，避免名稱使用之重複、不當或分歧等
情形，醫療法第 17 條第 1 項明定：「醫療機構名稱之使用、變更，應以
所在地直轄市、縣（市）主管機關核准者為限；其名稱使用、變更原
則，由中央主管機關定之。」違反者，依醫療法第 101 條規定，經予警
告處分，並限期改善，屆期未改善者，處新臺幣 1 萬元以上 5 萬元以下
罰鍰。

二、非醫療機構不得使用醫療機構或類似名稱

　　又，為避免「非醫療機構使用醫療機構或類似醫療機構之名稱」，致
誤導民眾就醫之選擇而延誤病情，　醫療法第 17 條第 2 項訂有禁止之規
定，違反者，應依醫療法第 103 條第 1 項第 1 款規定，處新臺幣 5 萬元
以上 25 萬元以下罰鍰。

三、施行細則補充／禁止規定

　　醫療法第 17 條所定醫療機構名稱之使用、變更，依下列規定辦理

（醫療法施行細則第 9 條）：

1. 醫院、診所名稱，應標明醫院或診所。但鄉（鎮、市、區）衛生所，其名稱得使用衛生所。

2. 中醫醫院、診所名稱，應標明中醫醫院或中醫診所。

3. 牙醫醫院、診所名稱，應標明牙醫醫院或牙醫診所。

4. 專科醫師所設之醫院、診所，得標明其專科名稱。

5. 醫療法人設立之醫療機構，應冠以其醫療法人名稱。

6. 依本法第 6 條第 1 款及第 2 款設立者，應冠以其法人名稱，並加註附設字樣。

7. 依本法第 6 條第 3 款設立者，應標明為醫務室，並冠以該事業單位、學校或機構名稱。

8. 其他經中央主管機關核准使用之名稱。

有關醫療機構名稱之使用、變更，為避免單獨使用外文名稱使國人不易理解，或足以妨害善良風俗，或使人誤認為與政府、公益團體有關，致誤導民眾而無法為最佳之判斷與選擇，醫療法施行細則第 10 條明定，醫療法第 17 條醫療機構名稱之使用、變更，不得有下列情形之一：

1. 單獨使用外文名稱。

2. 使用在同一直轄市或縣（市）區域內，他人已使用、被撤銷、廢止開業執照未滿 1 年或受停業處分醫療機構之名稱。

3. 使用疾病名稱。

4. 使用有妨害公共秩序、善良風俗之名稱。

5. 私立醫療機構使用易使人誤認與政府機關或公益團體有關之名稱。

6. 其他經中央主管機關規定不得使用之名稱。

伍、醫事人力及設施分布

為避免醫療資源均衡發展缺乏有效規範，致造成醫事人力及醫療設施集中於都市，而偏遠地區則明顯不足之現象，醫療法第六章「醫事人力及設施分布」專章予以規範，要點如下：

一、劃分醫療區域建立分級醫療制度／獎勵機構設立

中央主管機關，為促進醫療資源均衡發展，統籌規劃現有公私立醫療機構及人力合理分布，「得」劃分醫療區域，建立分級醫療制度，訂定醫療網計畫。主管機關得依前項醫療網計畫，對醫療資源缺乏區域，獎勵民間設立醫療機構、護理之家機構；必要時，得由政府設立（醫療法第 88 條）。醫療區域之劃分，應考慮區域內醫療資源及人口分布，得超越行政區域之界限（醫療法第 89 條）。

二、審查機構之設立、擴充或限制

中央主管機關訂定醫療網計畫時，直轄市、縣（市）主管機關應依該計畫，就轄區內醫療機構之設立或擴充，予以審查。但一定規模以上的大型醫院之設立或擴充，應報由中央主管機關核准。對於醫療設施過賸區域，主管機關得限制醫療機構或護理機構之設立或擴充（醫療法第 90 條）。

三、採獎勵措施，設醫療發展基金

中央主管機關為促進醫療事業發展、提升醫療品質與效率及均衡醫療資源，應採取獎勵措施。獎勵之項目、方式及其他配合措施之辦法，由中央主管機關定之（醫療法第 91 條）。為供獎勵之需，中央主管機關得設置醫療發展基金。有關基金之收支、保管及運用辦法，由行政院定之（醫療法第 92 條）。行政院據以訂定發布「醫療發展基金收支保管及

運用辦法」，並自 1997 年 7 月 30 日至 2017 年 6 月 28 日修正 6 次。本辦法第 2 條明定，本基金為預算法第 4 條第 1 項第 2 款所定之特種基金，隸屬於衛生福利特別收入基金項下。

四、審評危險性醫療儀器之購置使用

醫療機構購置及使用具有危險性醫療儀器，中央主管機關於必要時得予審查及評估（醫療法第 93 條第 1 項）。第 1 項所稱之具有危險性醫療儀器之項目及其審查及評估辦法，由中央主管機關定之（同條第 3 項）。

五、醫療網實施之情況

㈠前三期

修正前醫療法規定「應」劃分醫療區域，建立分級醫療制度，訂定「醫療網實施計畫」；自 1995 年 3 月 1 日實施全民健保以來，醫療網之功能已不如往昔。醫療法自 1986 年 11 月 24 日公布實施，迄 2000 年 6 月為止，前後約 15 年時間，共實施 3 期醫療網計畫，花費約新臺幣 700 億元，固有其時代意義：均衡醫療資源分布、縮短城鄉之差距、避免醫療資源重複投資、加強發展特殊的醫療體系（精神、慢性病）等，惟實施全民健保之後，上述功能，似乎已被取代。

㈡第四至六期

2001 年至 2004 年所推動的「醫療網第四期計畫──新世紀健康照護計畫」，側重於建立區域輔導體系，加強整合各區域之醫療資源，提升醫療服務品質及發展綜合性與特殊性整體醫療照護。其具體作法為：推動民眾衛生教育、建立個別區域民眾健康資料庫、推動整合性醫療照護系統，並繼續推動轉診、轉檢制度；辦理各類相關醫事人員繼續教育及訓練、協助推動緊急醫療救護、復健醫療、長期照護、精神醫療及血液

供輸等特殊醫療服務系統。2005 年至 2008 年第五期醫療網計畫重在全人健康照護，以病人為中心，著重病人安全及醫院評鑑改革，建立器捐制度化。2009 年至 2012 年第六期醫療網計畫，策略總目標在於健康服務加值，均衡醫療（次）區域之健康服務資源，加強醫院新擴建事前審查，檢討修訂審查原則，提升病床運用效益。

有鑑於促進醫療資源均衡發展，統籌規劃現有公私立醫療機構及人力合理分布之方式，不宜強制規定僅得以劃分醫療區域等方式為之，醫療法第 88 條第 1 項將「應」劃分醫療區域，修正為「得」劃分醫療區域。另因我國人口老化速度增快，為因應未來醫療照護需求，第 88 條第 2 項有關獎勵對象，爰增列「護理之家機構」。

(三)第七期

2013 年至 2016 年第七期醫療網計畫業已展開，目標放在整合衛生與福利之資源，人本服務，守護貧窮，提供連續性、完整性及全責式之照護，建構完善之「社會安全網」。

(四)第八期

2017 年 1 月 1 日至 2020 年 12 月 31 日第八期醫療網計畫，建構於「開創全民均等健康照護計畫」之基礎上，連結社會福利、預防保健、長期照護及精神健康等相關體系，建構在地化、整合性之公衛與醫療服務網絡，均衡醫療照護資源，落實分級醫療、強化連續性之全人健康照護體系、推動受僱醫師納入勞動基準法，保障醫事人員之勞動條件。

(五)第九期

衛生福利部 2021 年 7 月 7 日衛部醫字第 1101664058 號函核定第九期醫療網計畫：「建構敏捷韌性醫療照護體系計畫」，總經費約 75 億元。計畫核心：重塑以價值為基礎之醫療服務體系、完善全人全社區醫療照

護網絡、充實醫事人員量能改善執業環境、運用生物醫學科技強化醫療照護效能、加速法規調適與國際合作。整體目標：提升醫療資源之運用效能及合理分配、建構以人口群為中心之整合照護網絡、強化醫療應變能力及偏鄉離島醫療照護、持續改善醫事執業環境、創造具韌性且智能的醫療照護體系。執行重點：簽署預立選擇安寧緩和醫療暨維生醫療抉擇意願書之民眾占全國人數比率達 3.5%；推動高齡友善健康照護機構全面普及化：健康照護機構家數年底達 700 家；優化醫事鑑定效能，提升鑑定作業透明度：維護及增修醫事糾紛鑑定資訊管理系統等。

陸、醫院設立擴充之許可與受檢查或監督

一、許可制

為使醫院之構造符合醫療需要，並促進醫療資源均衡發展，醫療法第 14 條第 1 項明定醫院之設立或擴充，均須先經主管機關審核許可，始得申請建築執照；其設立分院者，亦同。第 2 項則授權中央主管機關訂定醫院設立或擴充審查辦法。

二、業務規範與督導考核

㈠申請開業執照與揭示／變更登記

醫療機構之開業，應向所在地直轄市、縣（市）主管機關申請核准登記，經發給開業執照，始得為之；其登記事項如有變更，應於事實發生之日起 30 日內辦理變更登記（醫療法第 15 條第 1 項）。醫療機構應將其開業執照、診療時間及其他有關診療事項揭示於明顯處所（同法第 20 條）。

㈡收費標準／設置負責醫師

醫療機構收取醫療費用之標準，由直轄市、縣（市）主管機關核定

之（醫療法第 21 條）。醫療機構不得違反收費標準，超額或擅立收費項目收費（醫療法第 22 條第 2 項）。

㈢歇業、停業限期報備／拆除招牌

醫療機構歇業、停業時，應於事實發生後 30 日內，報請原發開業執照機關備查（醫療法第 23 條第 1 項）。前項停業之期間，以一年為限；逾一年者，應於屆至日起 30 日內辦理歇業（同條第 2 項）。醫療機構未依前項規定辦理歇業時，主管機關得逕予歇業（同條第 3 項）。

醫療機構依醫療法第 23 條第 1 項規定歇業或受撤銷、廢止開業執照處分者，應將其招牌拆除（醫療法施行細則第 13 條）。

㈣建立緊急災害應變措施／提出報告／遵從指揮、派遣

醫院除其建築構造、設備應具備防火、避難等必要之設施外，並應建立緊急災害應變措施（醫療法第 25 條第 1 項）。醫療機構應依法令規定或依主管機關之通知，提出報告，並接受主管機關對其人員配置、設備、醫療收費、醫療作業、衛生安全、診療紀錄等之檢查及資料蒐集（醫療法第 26 條）。於重大災害發生時，醫療機構應遵從主管機關指揮、派遣，提供醫療服務及協助辦理公共衛生，不得規避、妨礙或拒絕（醫療法第 27 條第 1 項）。

㈤主管機關損失補償／督導考核之責

醫療機構依醫療法第 27 條第 1 項規定提供服務或協助所生之費用或損失，主管機關應酌予補償（醫療法第 27 條第 2 項）。中央主管機關應辦理醫院評鑑，直轄市、縣（市）主管機關對轄區內醫療機構業務，應定期實施督導考核（醫療法第 28 條）。

公立醫療機構之設立，除具公益性質外，更負平衡國家醫事人力及醫療設施分布，以改善醫療服務品質之責。為提高公立醫療機構之公益

績效，醫療法第 29 條第 1 項規定：「公立醫院得邀請當地社會人士組成營運諮詢委員會，就加強地區醫療服務，提供意見。」

三、醫療法人之設立管理

醫療法人之良窳，影響整體之醫療事業，醫療法設立及管理規定如下：

1.醫療法人得設立醫院、診所及其他醫療機構；設立之家數及規模，得為必要之限制（第 31 條第 1 項）；經中央主管機關及目的事業主管機關之許可，並得附設護理機構、精神復健機構、醫學研究之機構等（同條第 3 項）。

2.醫療法人，應有足以達成其設立目的所必要之財產（第 32 條第 1 項）。應設董事會，置董事長一人，並以董事長為法人之代表人（第 33 條第 1 項）；應建立會計制度，採曆年制及權責發生制（第 34 條第 1 項）。

3.醫療法人財產之使用，應受中央主管機關之監督，並應以法人名義登記或儲存；非經中央主管機關核准，不得對其不動產為處分、出租、出借、設定負擔、變更用途或對其設備為設定負擔（第 36 條）。

4.醫療法人不得為保證人（第 37 條第 1 項），以確保醫療法人資產之穩定，使之不被掏空或不當運用。

5.醫療財團法人之設立，應檢具相關文件，申請中央主管機關許可後，成立董事會，並依法向該管法院聲請登記。經完成登記後，應於期限內將醫療機構所需全部財產移歸法人所有。如有變更，應報請許可並向該管法院辦理變更登記。每年度醫療收入，應提撥結餘之 10% 以上，辦理有關研究發展、人才培訓、健康教育；10% 以上，辦理醫療救濟、社區醫療服務及其他社會服務事項（第 42 條、第 44 條、第 46 條）。

6.醫療社團法人之設立、管理與解散,以及剩餘財產之歸屬,醫療法第 47 條至第 55 條規定,應提撥盈餘 20% 以上作為營運基金。

柒、教學醫院與醫院評鑑

按醫療法第 1 條明定立法目的:「為促進醫療事業之健全發展,合理分布醫療資源,提高醫療品質,保障病人權益,增進國民健康。」我國醫院品質監督之外部監控機制,為中央主管機關辦理之醫院評鑑,藉以加強業務管理、奠定分級醫療基礎,以及提供民眾就醫參考。

一、醫院評鑑之意義與目的

醫院評鑑主要目的,在於確保「病人權益」與「醫療服務品質」,讓民眾受到妥善之醫療照護。透過醫院自我評量及接受外部評核的過程,協助醫院瞭解其本身的問題,並指導、督促其謀求改善,以符合評鑑標準。醫療評鑑確保所評鑑的醫療設施具備優良的品質、使用最少的經費,可獲致最大的效果;協助決策者決定醫療設施的設立與建立醫療制度。

二、醫院評鑑之法令依據

(一)醫院評鑑

1.中央訂定「醫院評鑑基準及作業程序」:中央主管機關應辦理醫院評鑑。直轄市或縣(市)衛生主管機關對轄區內醫療機構業務,應定期督導考核及輔導(醫療法第 28 條)。中央主管機關依第 28 條規定辦理醫院評鑑,應訂定醫院評鑑基準及作業程序,並得邀請有關學者、專家為之(醫療法施行細則第 15 條)。

2.地方訂定「督導考核計畫」:直轄市或縣(市)主管機關依醫療法第 28 條規定辦理醫院、診所業務督導考核,應訂定計畫實施,每年至少辦理一次(醫療法施行細則第 17 條)。

　　醫院評鑑，將醫院區分為「醫學中心」、「區域醫院」及「地區醫院」3 種，並異其評鑑標準。醫院未達評鑑標準，僅降低醫院層級而已，但醫院、診所不符「醫療機構設置標準」，則無法設立，不得開業。

㈡教學醫院評鑑

　　1.評鑑機關及公告結果：為提高醫療水準，醫院得申請評鑑為「教學醫院」（醫療法第 94 條）。教學醫院之評鑑，由中央主管機關會商中央教育主管機關定期辦理。中央主管機關應將教學醫院評鑑結果，以書面通知申請評鑑醫院，並將評鑑合格之教學醫院名單及其資格有效期間等有關事項公告之（醫療法第 95 條）。

　　2.中央訂定「教學醫院評鑑基準及作業程序」：中央主管機關會商中央教育主管機關辦理教學醫院評鑑，應訂定教學醫院評鑑基準及評鑑作業程序，並得邀請有關學者、專家為之（醫療法施行細則第 61 條）。

　　3.訓練計畫與容額：教學醫院應擬具訓練計畫，辦理醫師及其他醫事人員訓練及繼續教育，並接受醫學院、校學生臨床見習、實習。前項辦理醫師及其他醫事人員訓練及接受醫學院、校學生臨床見習、實習之人數，應依核定訓練容量為之（醫療法第 96 條）。教學醫院應按年編列研究發展及人才培訓經費，其所占之比率，不得少於年度醫療收入總額3%（同法第 97 條）。

三、醫院評鑑之缺失

　　我國自 1978 年實施醫院評鑑，由於當時醫療資源缺乏、設施老舊，醫院的評鑑制度偏重於硬體或結構面，鼓勵醫院提供基本之就醫環境，著重於病床、儀器設備及醫事人員證照數之審查，無法防止醫院造假作弊，且評鑑結果與全民健保制度互連結，導致醫院大型化，醫院與基層醫療機構競逐門診量，造成基層的萎縮。

　　醫院評鑑著重結構面的指標，輕忽醫療服務過程的安全性、正確性品質與醫療結果，促使醫院大量投入硬體結構的增設購置，醫院大型化並不能保證醫療品質提升，卻快速耗損醫療保健資源。評鑑委員實地評鑑的時間過短、流於形式化、書面化，評鑑結果無法充分反映醫院各科之醫療品質。

　　2007 年起全面施行新制醫院評鑑及新制教學醫院評鑑，同時依評鑑合格結果決定健保支付標準，差距甚至高達 30%。醫院評鑑依其結果有 3 年或 4 年一評，評鑑時間可能從幾小時到幾天，護理人力短缺的問題常被忽視，卻為合乎評鑑標準臨時改變人員配置，做出好幾年份不合實情的假班表，或評鑑期間人力無法滿足，宣稱「整修病房」將部分病房關閉。醫院評鑑目的乃為提供病人更好的服務，然應付評鑑卻反而使病人的權益嚴重受損。

四、醫院評鑑之改革

(一)建立新制醫院評鑑

　　醫院評鑑為確保醫療品質及病人安全的方式之一，期許能藉此協助受評醫院有效率的呈現實際作業情況與成效，並讓評鑑委員能客觀、有效的進行訪查，且提供醫院實質之改善建議，以持續提升國內醫療照護水準。

　　中央主管機關自 2001 年度著手進行醫院評鑑制度改革計畫，參考國際醫院評鑑標準及內容，朝向「以病人為中心、重視病人安全」的角度定義品質。在技術層面，以抽樣方式檢視病人的整體照護過程，以發現問題為導向；規劃以過程面、結果面、醫療品質及醫療服務成效為評核標的之新制醫院評鑑，自 2007 年全面實施新制。藉以打破病床規模、科別設置為醫療品質分級之迷思，鼓勵發展不同類型特色及專長醫院。

　　醫院評鑑制度歷經多次改革，2015 年實施更新版之醫院評鑑制度（2015–2018 年）。醫院評鑑制度之改革目標，係導入「以病人為焦點之查證方式 (Patient Focus Method, PFM)」❶❽，藉由現場查證病人之照護流程，評核醫院之醫療品質，以降低干擾醫院日常作業，持續推行病人安全及醫療品質之促進，改革方向從「簡化」、「優化」、「日常化」著手。

　　衛福部亦針對評鑑委員制度進行改革，修訂評鑑委員遴聘要點，遴選、引進中生代之評鑑委員，強化評鑑委員的訓練及評鑑方法、技巧；評鑑重點由書面資料佐證，轉為病人安全及照護系統實際面的評估，減少醫院不必要的文書作業❶❾。

㈡建立「定期不定時」評鑑追蹤輔導

　　鑑於 3 年一次之醫院評鑑作業尚有不足，以及發生臺北縣土城市（現為新北市土城區）「北城婦幼醫院打錯針」❷⓿與屏東縣東港鎮「崇愛診所給錯藥」❷❶之重大醫療疏失事件，為有效督促醫院自行辦理意外事件、醫療疏失或醫學倫理等之預防和檢討，規劃建立「定期不定時」之評鑑追蹤輔導制度，並將追蹤之結果納入醫院下次評鑑時之參考。

㈢公告名單及效期，違規調降合格類別或註銷資格

　　中央主管機關依醫療法第 28 條規定辦理醫院評鑑，應將評鑑結果，

---

❶❽　洪千惠，〈醫院評鑑方式的改革〉，《中國醫訊》，第 142 期，2015 年 5 月，頁 45–46。

❶❾　〈醫院評鑑有其存在之必要與價值〉，2015 年 7 月 17 日，衛生福利部，https://www.mohw.gov.tw/cp-2646-20321-1.html。（2022 年 11 月 11 日瀏覽）

❷⓿　護士誤將肌肉鬆弛劑當作 B 型肝炎疫苗，施打在 7 名新生兒體內，造成 1 死 6 病危，《中國時報》，2002 年 11 月 30 日，第 1、3 版。

❷❶　護士代替藥師調劑包錯藥，以至於造成幼童 1 人病危 14 人住院，《中國時報》，2002 年 12 月 12 日，第 4 版。

以書面通知申請評鑑醫院，並將評鑑合格之醫院名單與其合格有效期間及類別等有關事項，以公告方式公開之（醫療法施行細則第 16 條第 1 項）。前項公告，應載明醫院在評鑑合格有效期間內，有違反法令或不符醫院評鑑基準情形，經主管機關令其限期改善屆期未改善或其違反情節重大者，中央主管機關得調降其評鑑合格類別或註銷其評鑑合格資格（同條第 2 項）。

㈣修正評鑑基準

中央主管機關訂有「醫院評鑑基準」（區域醫院、地區醫院適用）、「教學醫院評鑑基準」及「醫院評鑑及教學醫院評鑑作業程序」，每年度檢討微修。

捌、醫療機構之負責醫師

一、負責醫師的條件

醫療法第 18 條規定：「醫療機構應置負責醫師一人，對其機構醫療業務，負督導責任。私立醫療機構，並以其申請人為負責醫師（第 1 項）。前項負責醫師，以在中央主管機關指定之醫院、診所接受兩年以上之醫師訓練並取得證明文件者為限（第 2 項）。」醫療機構應將其開業執照、診療時間及其他診療事項揭示於明顯處所（醫療法第 20 條）。

二、代理期限與報備

負責醫師如因故不能執行業務，應有人代理其職務；且代理期限不宜無所限制，致有礙機構之正常運作。醫療法就此原無規範，而於施行細則規定，應指定醫師代理，代理期間超過 1 個月以上者，須報備，並不得逾 1 年。為配合行政程序法之施行，乃將此規定提列為法律之位階，醫療法第 19 條：「負責醫師因故不能執行業務，應指定合於負責醫師資

格之醫師代理。代理期間超過四十五日者，應由被代理醫師報請原發開業執照機關備查。前項代理期間，不得逾一年。」

玖、醫療機構設置標準及聯合診所

中央主管機關發布「醫療機構設置標準」，以利適用：為順應單打獨鬥診所生存不易的趨勢，增加「聯合門診」相關規範，民眾就醫有更多選擇。

一、醫療機構設置標準

醫療機構設置標準係依據醫療法第 12 條第 3 項之授權訂定，經多次修正明定醫院、診所和其他醫療機構等之定義，第 3 條並以附表規定醫院之設置標準，第 2 條增加性侵害犯罪加害人強制治療醫院。

㈠急、慢性病房

醫療機構設置標準第 14 條：「醫院設慢性病房者，其急性病房與慢性病房應有獨立空間區隔；慢性病房使用數樓層者，各樓層應為連續使用，不得與急性病房交叉樓層設置。」

㈡病床分類

醫療機構設置標準第 15 條規定：「醫院病床分類如下：一、一般病床：包括急性一般病床、精神急性一般病床、慢性一般病床、精神慢性一般病床。二、特殊病床：包括加護病床、精神科加護病床、燒傷加護病床、……慢性呼吸照護病床、隔離病床、骨髓移植病床、安寧病床、……血液透析床、腹膜透析床、手術恢復床、急診觀察床、性侵害犯罪加害人強制治療病床、急性後期照護病床、整合醫學急診後送病床及戒護病床。」第 16 條規定：「醫院病床之登記，分許可床數與開放床數（第1 項）。前項所定許可床數，依醫院設立或擴充許可辦法規定（第 2 項）。

開放床數之登記，一般病床不得超過原許可床數；慢性呼吸照護病床及血液透析床合計數，不得超過一般病床之許可床數（第 3 項）。……醫院特殊病床合計數已逾一般病床之許可床數者，其特殊病床種類可相互調整，不得再增設（第 4 項）。……」

(三)會診、支援限制

醫療機構設置標準第 19 條規定：「醫師執業，應辦理登記其執業科別，並應以其執業醫療機構經核准登記之診療科別範圍內辦理登記。」同標準第 20 條：「醫療機構之醫事人員，除醫療機構間之會診、支援外，前往他醫療機構執行業務，應依各該醫事人員法律規定，經事先報准，始得為之（第 1 項）。前項所稱醫療機構間之會診、支援，指未固定排班提供診療者而言（第 2 項）。第一項所定之事先報准，其為越區前往他醫療機構執行業務者，應報經所在地直轄市或縣（市）主管機關核准，並副知執行地直轄市或縣（市）主管機關（第 3 項）。……」

惟如經事先報准，可不受應經核准登記之診療科別限制（同標準第 21 條）。

(四)限制委外經營

為維持醫療之品質，保障病人之安全，醫院委外經營受到限制，醫療機構設置標準第 21 條之 1 明定：「醫療機構提供病人醫療服務，除前二條情形外，應以自行進用之醫事人員為之，不得委外辦理。」

二、聯合診所

依據醫療法第 13 條之授權規定，中央主管機關發布「聯合診所管理辦法」，全文計 12 條，結合多家診所在同一地點的聯合門診形式，方便民眾就診，並藉由共同檢驗、藥事、病歷等設施，節省醫療機構的成本。依聯合門診管理辦法之規定，數家診所可在同一場所設置聯合門診，使

用共同設施，分別執行門診業務（第 2 條）；在聯合門診中，各診所應有
各自的診所名稱，診療室隔間要和其他診所區隔清楚（第 3 條）；如果聯
合門診使用樓層有數層，各樓層須為連續使用（第 10 條）。

拾、醫療機構一般業務規範

　　醫療法對於醫療機構之業務與管理，專章予以規範，主要係以醫療
機構為對象，部分條文於必要時，始及於醫療機構所屬人員。

一、場所及設施之維持及提供安全針具

(一)場所及設施之安全

1.保障病人就醫安全

　　醫療機構有醫院、診所及其他辦理醫療保健業務之機構等三種，「應
按其提供服務之性質，具備適當之醫療場所及安全設施」（醫療法第 56
條第 1 項）。醫療機構應保持環境整潔、秩序安寧，不得妨礙公共衛生及
安全（同法第 24 條第 1 項）；此外，「醫院除其建築構造、設備應具備防
火、避難等必要之設施外，並應建立緊急災害應變措施。」（同法第 25
條第 1 項）

2.危及安全、涉及刑責應主動移送偵辦

　　醫療機構診療作業多須 24 小時開放，尤其在急診室容留毒癮發作或
夜間鬥毆滋事受傷病患，更易引來尋仇報復者，成為暴力危害對象。為
使醫療機構、醫師能在安全無慮之環境下提供醫療服務、診治病人，並
使病人安全及就醫權益獲得保障，醫療法針對「妨礙醫療業務執行」之
態樣、醫療機構應採之必要措施等作為，經多次修正加以規範，第 24 條
規定：「醫療機構應保持環境整潔、秩序安寧，不得妨礙公共衛生及安全
（第 1 項）。為保障就醫安全，任何人不得以強暴、脅迫、恐嚇、公然侮

辱或其他非法之方法，妨礙醫療業務之執行（第2項）。醫療機構應採必要措施，以確保醫事人員執行醫療業務時之安全（第3項）。違反第二項規定者，警察機關應排除或制止之；如涉及刑事責任者，應移送司法機關偵辦（第4項）。中央主管機關應建立通報機制，定期公告醫療機構受有第二項情事之內容及最終結果（第5項）。」

3.罰鍰與刑責

違反醫療法第24條規定者，醫療法分別訂有罰鍰及刑責，並將「緊急醫療救護人員」一併納入保護，第106條規定：「違反第二十四條第二項規定者，處新臺幣三萬元以上五萬元以下罰鍰。如觸犯刑事責任者，應移送司法機關辦理（第1項）。毀損醫療機構或其他相類場所內關於保護生命之設備，致生危險於他人之生命、身體或健康者，處三年以下有期徒刑、拘役或新臺幣三十萬元以下罰金（第2項）。對於醫事人員或緊急醫療救護人員以強暴、脅迫、恐嚇或其他非法之方法，妨害其執行醫療或救護業務者，處三年以下有期徒刑，得併科新臺幣三十萬元以下罰金（第3項）。犯前項之罪，因而致醫事人員或緊急醫療救護人員於死者，處無期徒刑或七年以上有期徒刑；致重傷者，處三年以上十年以下有期徒刑（第4項）。」

4.摘除器官、肢體之處理

手術切除之肢體、器官等廢棄物，應妥善處理，惟手術切除之肢體，於病理檢查後，基於民間全屍習俗觀念，得由病人家屬，切結領回[22]。病患截肢，可否應家屬要求，自行帶回保留問題，中央主管機關函示：「依據人體器官移植條例施行細則第九條規定，醫師摘取之器官，經檢定不適宜移植者，應依下列方式處理：具傳染性病源之器官應予以焚燬

---

[22]　行政院衛生署78年6月19日衛署醫字第809503號函。

並作完全消毒。不具傳染性病源之器官，得提供醫學院校、教學醫院或研究機構作研究之用，或予以焚燬。請比照上開規定辦理。」❷❸

　　5. 緊急災害應變措施

　　為落實安全要求，中央主管機關依據醫療法第 25 條第 2 項，訂定「醫院緊急災害應變措施及檢查辦法」，要求醫院應組設「緊急災害指揮中心」（第 4 條第 1 款），負責緊急災害應變措施之指揮及人員、器材之調度事宜。每年至少應舉行緊急災害應變措施講習 1 次（第 10 條）；直轄市、縣（市）主管機關對所轄醫院訂定之災害應變措施計畫，應每年定期檢查，檢查之方式可採實地訪查或書面檢查（第 12 條第 1 項）；中央衛生主管機關辦理醫院評鑑時，應將醫院之緊急災害應變措施及直轄市、縣（市）主管機關依前條所為檢查結果，列為評鑑項目之一（第 13 條）。

　　㈡**提供安全針具**

　　有鑑於臺灣每年發生醫事服務人員遭針扎的次數高達 8 千多次，影響醫護人員的健康，亦損害病患受照護的權益，並且造成醫療成本增加。醫療法第 56 條第 2 項規定：醫療機構對於所屬醫事人員執行直接接觸病人體液或血液之醫療處置時，應自 2012 年起，5 年內按比例逐步完成全面提供安全針具。

二、督導醫事人員與指派值班醫師

　　醫療法第 57 條第 1 項規定：「醫療機構，應督導所屬醫事人員，依各該醫事專門職業法規規定，執行業務。」醫院於診療時間外，應依其規模及業務需要，指派適當人數之醫師值班，以照顧住院或急診病人（醫

---

❷❸　行政院衛生署 90 年 6 月 8 日衛署醫字第 0900020229 號函；另人體器官移植條例施行細則第 9 條，現已修正為第 11 條。

療法第 59 條）。醫院依第 59 條規定，於診療時間外照顧住院及急診病人，應指派醫師於病房及急診部門值班；設有加護病房、透析治療床或手術恢復室者，於有收治病人時，應另指派醫師值班（醫療法施行細則第 41 條）。

　　※爭議點：醫師值夜班時，可否於值班室休息？中央主管機關函釋：「一、查醫師值夜班為應急診或住院之病患提供服務，在未遇有急診狀況仍能於值班室休息，與護士三班制夜間上班之工作性質不同；又各醫療機構夜間急診病患之多寡不一，故醫師須負荷之工作量亦異，尚不宜統一硬性規定次日補休。二、醫師上班、值班之安排，涉及醫療機構醫師人力之運用，宜由各醫療機構依其業務情況，自行決定。」❷❹

三、告知說明取得同意義務

　　醫療上之告知說明義務❷❺，為醫病關係或醫療契約上給付之一部分，且醫療上之告知說明與病人之同意 (informed consent)，涉及病人在醫療上之主體性與「醫療人權」之落實，需將此種說明義務法制化。日本醫療法第 1 條之 4 第 2 項規定：「醫師、牙醫師、藥劑師、護士及其他醫事人員，於提供醫療時，必須對病人作適當說明使其明瞭相關事項。」

　　我國醫療法為強化、尊重病人知的權益，藉以增進醫病關係之和諧，規範以下數種告知說明義務：

㈠告知說明

1.病情告知

醫療機構診治病人時，應向病人或其法定代理人、配偶、親屬或關

❷❹　行政院衛生署 81 年 7 月 21 日衛署醫字第 8138327 號函。

❷❺　有關說明義務之理論基礎，參侯英泠，〈從德國法論醫師之契約上說明義務〉，《月旦法學雜誌》，2004 年 9 月，第 112 期，頁 9–23。

係人告知其病情、治療方針、處置、用藥、預後情形及可能之不良反應。（醫療法第 81 條）。

　　※爭議點：病人已出院或無再就診之情況下，醫療機構應否主動告知病人相關重大之病情報告？法並無明文規定，得由醫療機構視情況自行決定❷❻。

　　2.手術原因、風險說明／簽具同意書

　　醫療機構實施手術，應向病人或其法定代理人、配偶、親屬或關係人說明手術原因、手術成功率或可能發生之併發症及危險，並經其同意，簽具手術同意書及麻醉同意書，始得為之。但如情況緊急，不在此限（醫療法第 63 條第 1 項）。同意書之簽具，病人為未成年人或無法親自簽具者，得由其法定代理人、配偶、親屬或關係人簽具（同條第 2 項）。第一項手術同意書及麻醉同意書格式，由中央主管機關定之（同條第 3 項）。

　　3.侵入性檢查、治療之說明

　　醫療機構實施中央主管機關規定之侵入性檢查或治療，應向病人或其法定代理人、配偶、親屬或關係人說明，並經其同意，簽具同意書後，始得為之。但情況緊急者，不在此限（醫療法第 64 條第 1 項）。「侵入性檢查或治療」，例如：胃鏡、直腸內視鏡檢查等。

　　4.病理檢查結果告知

　　醫療機構對採取之組織檢體或手術切取之器官，應送請病理檢查，並將結果告知病人或其法定代理人、配偶、親屬或關係人（醫療法第 65 條第 1 項）。並應就臨床及病理診斷之結果，作成分析、檢討及評估（同條第 2 項）。

---

　❷❻　行政院衛生署 81 年 7 月 21 日衛署醫字第 8138327 號函。

㈡經同意簽具手術同意書／麻醉同意書

　　醫療法第 63 條第 1 項但書所稱「情況緊急」，中央主管機關函釋，係指病情危急，時間不容許取得病人或其配偶、親屬或關係人之同意時，為解救病人性命，醫院可逕予實施必要之手術及麻醉。至病人意識不清或無行為能力，而無緊急情況者，醫院實施手術，仍應取得其配偶、親屬或關係人（等）之同意，始得為之[27]。

　　至於醫院為病人施行手術後，如有再度為病人施行手術之必要，除有醫療法所定「情況緊急」者外，仍應受條文原則規定之限制，即應於取得病人或其配偶、親屬或關係人（等）之同意，並簽具同意書，始得為之[28]。因此，不能概括地以一個同意書涵攝所有後續之施行手術，而排除醫療法第 63 條第 1 項原則應取得同意規定之適用。

　　1993 年 7 月 22 日中央主管機關公告「手術及麻醉同意書」標準版，負責解釋手術危險性的醫師須在同意書內簽名；嗣於 1995 年 8 月 14 日公告修正，並分為「手術同意書」與「麻醉同意書」兩種，內容包括擬實施之手術、醫師之聲明及病人之聲明三部分，並應簽署一式兩份，一份由醫療機構連同病歷保存，一份交由病人收執。2017 年 11 月 2 日中央主管機關再次公告修正「手術同意書」及「麻醉同意書」（如附表一、附表二），俾確保民眾醫療人權，並公告英、日文等數種國語文版本。

---

[27]　行政院衛生署 76 年 4 月 17 日衛署醫字第 653847 號函。

[28]　行政院衛生署 80 年 4 月 12 日衛署醫字第 936894 號函。

附表一　手術同意書

○○醫院（診所）手術同意書格式

＊基本資料
病人姓名＿＿＿＿＿　出生日期＿＿年＿＿月＿＿日　病歷號碼＿＿＿＿＿

一、擬實施之手術（以中文書寫，必要時醫學名詞得加註外文）
　　　1.疾病名稱：

　　　2.建議手術名稱：

　　　3.建議手術原因：

二、醫師之聲明
　　　1.我已經儘量以病人所能瞭解之方式，解釋這項手術之相關資訊，特別是下列事項：
　　　　□需實施手術之原因、手術步驟與範圍、手術之風險及成功率、輸血之可能性
　　　　□手術併發症及可能處理方式
　　　　□不實施手術可能之後果及其他可替代之治療方式
　　　　□預期手術後，可能出現之暫時或永久症狀
　　　　□其他與手術相關說明資料，已交付病人
　　　2.我已經給予病人充足時間，詢問下列有關本次手術的問題，並給予答覆：
　　　　(1)＿＿＿＿＿＿＿＿＿＿＿＿＿＿＿＿＿＿＿＿＿＿＿＿＿＿＿＿＿＿＿
　　　　(2)＿＿＿＿＿＿＿＿＿＿＿＿＿＿＿＿＿＿＿＿＿＿＿＿＿＿＿＿＿＿＿
　　　　(3)＿＿＿＿＿＿＿＿＿＿＿＿＿＿＿＿＿＿＿＿＿＿＿＿＿＿＿＿＿＿＿

手術負責醫師簽名：
姓名：　　　　　　　　　　　　簽名：　　　　　專科別：
（※衛生福利部授予之專科醫師證書科別；若無則免填）
日期：　　年　　　月　　　日　　時間：　　時　　　分

三、病人之聲明

　　1.醫師已向我解釋，並且我已經瞭解施行這個手術的必要性、步驟、風險、
　　　成功率之相關資訊。

　　2.醫師已向我解釋，並且我已經瞭解選擇其他治療方式之風險。

　　3.醫師已向我解釋，並且我已經瞭解手術可能預後情況和不進行手術的風險。

　　4.我瞭解這個手術必要時可能會輸血；我□同意□不同意輸血。

　　5.針對我的情況、手術之進行、治療方式等，我已經向醫師提出問題和疑
　　　慮，並已獲得說明。

　　6.我瞭解在手術過程中，如果因治療之必要而切除器官或組織，醫院可能會
　　　將它們保留一段時間進行檢查報告，並且在之後會謹慎依法處理。

　　7.我瞭解這個手術有一定的風險，無法保證一定能改善病情。

基於上述聲明，我同意進行此手術。

立同意書人姓名：　　　　　　　　　　　　簽名：

（※若您拿到的是沒有醫師聲明之空白同意書，請勿先在上面簽名同意）

關係：病人之　　　　　　　　　　　（立同意書人身分請參閱附註三）

身分證統一編號／居留證或護照號碼：

住址：

電話：

日期：　　　年　　　月　　　日　　　　　　時間：　　　時　　　分

附註：

一、手術的一般風險

　　1.手術後，肺臟可能會有一小部分塌陷失去功能，以致增加胸腔感染的機
　　　率，此時可能需要抗生素、呼吸治療或其他必要的治療。

　　2.除局部麻醉以外之手術，腿部可能產生血管栓塞，並伴隨疼痛和腫脹。凝
　　　結之血塊可能會分散並進入肺臟，造成致命的危險，惟此種情況並不常見。

　　　3.因心臟承受壓力，可能造成心臟病發作，也可能造成中風。

　　　4.手術過程仍可能發生難以預期的意外，甚至因而造成死亡。

二、立同意書人非病人本人者，「與病人之關係欄」應予填載與病人之關係。

三、手術同意書除下列情形外，應由病人親自簽名：

　　　1.病人為未成年人或因故無法為同意之表示時，得由法定代理人、配偶、親屬或關係人簽名。

　　　2.病人之關係人，係指與病人有特別密切關係之人，如伴侶（不分性別）、同居人、摯友等；或依法令或契約關係，對病人負有保護義務之人，如監護人、少年保護官、學校教職員、肇事駕駛人、軍警消防人員等。

　　　3.病人不識字，得以按指印代替簽名，惟應有二名見證人於指印旁簽名。

四、醫療機構應於病人簽具手術同意書後三個月內，施行手術，逾期應重新簽具同意書，簽具手術同意書後病情發生變化者，亦同。

五、手術進行時，如發現建議手術項目或範圍有所變更，當病人之意識於清醒狀態下，仍應予告知，並獲得同意，如病人意識不清醒或無法表達其意思者，則應由病人之法定或指定代理人、配偶、親屬或關係人代為同意。無前揭人員在場時，手術負責醫師為謀求病人之最大利益，得依其專業判斷為病人決定之，惟不得違反病人明示或可得推知之意思。

六、醫療機構為病人施行手術後，如有再度為病人施行手術之必要者，仍應重新簽具同意書。

七、醫療機構查核同意書簽具完整後，一份由醫療機構連同病歷保存，一份交由病人收執。

附表二　麻醉同意書

○○醫院（診所）麻醉同意書格式

＊基本資料

病人姓名_____　出生日期___年___月___日　病歷號碼_____

一、擬實施之麻醉（以中文書寫，必要時醫學名詞得加註外文）

　　　1.外科醫師施行手術名稱：

　　2.建議麻醉方式：

二、醫師之聲明

　　1.我已經為病人完成術前麻醉評估之工作。

　　2.我已經儘量以病人所能瞭解之方式，解釋麻醉之相關資訊，特別是下列事項：

　　　　□麻醉之步驟。

　　　　□麻醉之風險。

　　　　□麻醉後，可能出現之症狀。

　　　　□其他與麻醉相關說明資料，已交付病人。

　　3.我已經給予病人充足時間，詢問下列有關本次手術涉及之麻醉問題，並給予答覆：

　　　　(1)

　　　　(2)

　　　　(3)

麻醉醫師

姓名：　　　　　　　　　　　　　　　　簽名：

日期：　　　年　　　月　　　日　　　　時間：　　　時　　　分

三、病人之聲明

　　1.我了解為順利進行手術，我必須同時接受麻醉，以解除手術所造成之痛苦及恐懼。

　　2.麻醉醫師已向我解釋，並且我已了解施行麻醉之方式及風險。

　　3.我已了解麻醉可能發生之副作用及併發症。

　　4.針對麻醉之進行，我能夠向醫師提出問題和疑慮，並已獲得說明。

基於上述聲明，我同意進行麻醉。

立同意書人姓名；　　　　　　　　　　　簽名：

（※若您拿到的是沒有醫師聲明之空白同意書，請勿先在上面簽名同意）

關係：病人之　　　　　　　　　　（立同意書人身分請參閱附註三）

身分證統一編號／居留證或護照號碼：

住址：

電話：

日期：　　　年　　　月　　　日　　　　　　時間：　　時　　分

附註：

一、手術過程中之麻醉，除輔助手術順利施行外，亦可免除手術時的痛苦和恐懼，並維護生理功能之穩定，但對於部分接受麻醉之病人而言，不論全身麻醉或區域麻醉，均有可能發生以下之副作用及併發症：

　　1.對於已有或潛在性心臟血管系統疾病之病人，於手術中或麻醉後較易引起突發性急性心肌梗塞。

　　2.對於已有或潛在性心臟血管系統或腦血管系統疾病之病人，於手術中或麻醉後較易發生腦中風。

　　3.緊急手術，或隱瞞進食，或腹內壓高（如腸阻塞、懷孕等）之病人，於執行麻醉時有可能導致嘔吐，因而造成吸入性肺炎。

　　4.對於特異體質之病人，麻醉可引發惡性發燒（這是一種潛在遺傳疾病，現代醫學尚無適當之事前試驗可預知）。

　　5.由於藥物特異過敏或因輸血而引致之突發性反應。

　　6.區域麻醉有可能導致短期或長期之神經傷害。

　　7.其他偶發之病變。

二、立同意書人非病人本人者，「與病人之關係欄」應予填載與病人之關係。

三、麻醉同意書除下列情形外，應由病人親自簽名：

　　1.病人為未成年人或因故無法為同意之表示時，得由法定代理人、配偶、親屬或關係人簽名。

　　2.病人之關係人，係指與病人有特別密切關係之人，如伴侶（不分性別）、同居人、摯友等；或依法令或契約關係，對病人負有保護義務之人，如監護人、少年保護官、學校教職員、肇事駕駛人、軍警消防人員等。

　　3.病人不識字，得以按指印代替簽名，惟應有二名見證人於指印旁簽名。

四、手術進行時，如發現建議麻醉項目或範圍有所變更，當病人之意識於清醒狀

態下,仍應予告知,並獲得同意,如病人意識不清醒或無法表達其意思者,則應由病人之法定或指定代理人、配偶、親屬或關係人代為同意。無前揭人員在場時,麻醉醫師為謀求病人之最大利益,得依其專業判斷為病人決定之,惟不得違反病人明示或可得推知之意思。

五、醫療機構為病人施行手術後,如有再度為病人施行手術之必要,配合手術需施行麻醉者,仍應重新簽具麻醉同意書。

六、醫療機構查核同意書簽具完整後,一份由醫療機構連同病歷保存,一份交由病人收執。

四、危急病人之處理與轉診

醫院、診所遇有危急病人,應先予適當之急救,並即依其人員及設備能力予以救治或採取必要措施,不得無故拖延(醫療法第60條第1項)。前項危急病人如係低收入、中低收入或路倒病人,其醫療費用非本人或其扶養義務人所能負擔者,應由直轄市、縣(市)政府社會行政主管機關依法補助之(同條第2項)。

醫療法第73條復規定:「醫院、診所因限於人員、設備及專長能力,無法確定病人之病因或提供完整治療時,應建議病人轉診。但危急病人應依第六十條第一項規定,先予適當之急救,始可轉診(第1項)。前項轉診,應填具轉診病歷摘要,交予病人,不得無故拖延或拒絕(第2項)。」

㈠危急病人之救治

1.強制性醫療契約

醫療法規定,醫院、診所遇有第三人護送前來之危急病人,應即救治,不得無故拖延,若第三人未辦理掛號手續,亦應視為醫院與病人間業已成立委任醫療契約關係,此即所謂「強制性醫療契約」,醫療機構並無拒絕自由。若醫師不在場,護理人員亦應即依護理人員法第26條之規

定，於必要時，可先行給予緊急救護處理。

2.無因管理

醫師、護理人員若於醫療機構之外，遇有昏迷或瀕死狀態之病人，除病人已無法委任醫療機構或醫師實施治療，醫師、護理人員亦無法律義務予以救治，若醫師、護理人員自動為病人實施醫療或看護，則為「無因管理」行為❷。

對危急病人的救治，不應涉及「人體試驗」或其他「全人工心臟人體移植手術」等類似違法狀況。實務上認為：「心臟移植既屬新醫療技術，須施行人體試驗，其安全性及療效，尚未在國內證實，且其過程尚涉及對捐贈器官者腦死判定與心臟器官之摘取，非屬一般醫療行為，其試驗之本質，即非應急手術，依醫療法限於教學醫院，且須事先報經核准始得施行，『非教學醫院，則一律不得施行人體試驗』之特別規定，醫師並無以尚在人體試驗階段之心臟移植手術為病患急救之義務，至為明顯。」❸⓪

(二)醫療人球事件

2005 年 1 月中旬，邱姓小妹在凌晨 1 時左右遭其父施以暴力❸①造成頭部鈍挫傷致急性硬腦膜下腔出血而昏迷，經送臺北市立聯合醫院（仁愛院區）急診室急救，由急診科聯絡神經外科總醫師會診，惟該總醫師因認為院內已無加護病床，遂未親自至急診室，並先為適當之急救，即

---

❷ 所謂「無因管理」，係指未受委任，並無義務，而為他人管理事務，民法第172 條以下，對於管理人之責任及權利義務有具體規定。

⓪ 行政法院 78 年度判字第 645 號判決。文中有關「非教學醫院，則一律不得施行人體試驗」乙節，醫療法第 78 條已作修正放寬。

❸① 邱小妹的父親，經臺北地方法院 94 年度少連重訴字第 1 號判決，以傷害致人於死罪判處有期徒刑 12 年，並經臺灣高等法院 94 年度上訴字第 2398 號判決、最高法院 95 年度臺上字第 219 號判決駁回上訴後確定。

建議轉診至其他醫院治療。嗣經聯繫，於 5 時許轉診，而於 7 時 30 分送達，惟因重度昏迷，拖延至腦死而終致回天乏術。

　　此事件由於媒體的披露，案經同年 8 月下旬臺灣臺北地方法院檢察署檢察官偵查結果❸，認定林姓總醫師違反醫師法第 21 條：「醫師對於危急之病人，應即依其專業能力予以救治或採取必要措施，不得無故拖延」之規定，以醫師延遲診療而涉及業務過失，將當初沒有親自診察邱姓小妹即作出轉院建議之會診神經外科林姓總醫師，以及不在醫院的劉姓主治醫師起訴，罪名為業務過失致人於死及偽造文書❸。

㈢轉診與相關資料之提供

　　醫院、診所診治病人時，得依需要，並經病人或其法定代理人、配偶、親屬或關係人之同意，商洽病人原診治之醫院、診所，提供病歷複製本或病歷摘要及各種檢查報告資料。原診治之醫院、診所不得拒絕；其所需費用，由病人負擔（醫療法第 74 條），以利接受轉診醫院、診所之診斷，並避免不必要之重複檢查，節省病人之時間及金錢。

　　醫院、診所應置適當人員辦理轉診業務，並對轉診病人作必要之處置（醫療法施行細則第 50 條第 1 項）；並且每月應作統計及紀錄，以備主管機關查核；接受病人轉診之醫院、診所，亦同（同條第 2 項）。醫

---

❸　臺灣臺北地方法院檢察署 94 年偵字第 1560 號及第 14390 號；臺北地方法院於 94 年度醫訴字第 5 號判決，林姓總醫師及劉姓主治醫師偽造病歷部分，臺北地方法院於 94 年度醫訴字第 5 號判決中判處二人共同犯業務登載不實文書罪，各處有期徒刑 4 個月，得易科罰金；業務過失致死罪的部分，罪證不足，判處二人無罪。

❸　該事件二位醫師之行為是否涉及刑責？學者針對因果關係之判斷、醫師是否有違親自診察義務？曾為文探討。盧映潔、葛建成合著，〈簡評醫療人球事件〉，《月旦法學雜誌》，2006 年 7 月，第 132 期，頁 232–240。

院、診所於接受轉診病人後，應於三日內將處理情形及建議事項，通知原診治之醫院、診所（醫療法施行細則第 51 條第 1 項）。轉診病人接受住院診治者，醫院應於其出院後二星期內，將出院病歷摘要，送原診治之醫院、診所（同條第 2 項）。

五、不正當利益收取之禁止及應受託辦理相關服務事宜

㈠不正當利益收取之禁止

為防止醫療機構以不正當方法招攬業務或其他急診病人，而造成糾紛，且為防止醫療機構利用業務上機會，幫助廠商促銷藥品或嬰兒奶粉等收受不正當利益，醫療法第 61 條規定：「醫療機構，不得以中央主管機關公告禁止之不正當方法，招攬病人（第 1 項）。」「醫療機構及其人員，不得利用業務上機會，獲取不正當利益（第 2 項）。」

1. 主管機關函釋

⑴派遣醫事人員辦理勞工健康檢查

一般常見醫療機構藉配合政令宣導，辦理健康檢查，擅自派員至公司行號或事業單位為人驗血、驗尿，並以之招攬病人。對此，中央主管機關函釋：「二、醫療機構醫師赴事業單位辦理勞工健康檢查，應屬醫師法第八條之二但書所定『經事先報准』事項。四、醫療機構若未經指定為勞工健康檢查醫療機構，其擅自派遣醫事人員赴事業單位辦理勞工健康檢查，該醫療機構應以違反醫療法第四十四條第一項（舊法）『以不正當方法，招攬病人』規定論處，其處罰以發照地之衛生主管機關為權責單位。至行為醫師應以違反醫師法第八條之二規定論處，其處罰以行為地之衛生主管機關為權責單位。五、勞工健康檢查指定醫療機構，未經報備擅自派遣醫事人員赴事業單位辦理勞工健康檢查，該行為醫師應以違反醫師法第八條之二規定論處。六、勞工健康檢查指定醫療機構派遣醫

事人員赴事業單位，辦理勞工健康檢查，應以中央主管機關所定之健康檢查項目為限，如有逾越範圍，經查明事實，得以違反醫療法第四十四條第一項（舊法）『以不正當方法，招攬病人』規定論處。」❸❹

⑵詐領保險給付

若醫療機構涉及詐領保險給付，「醫療機構辦理勞保醫療業務，如無醫療之事實，而收取門診就診單，其負責醫師顯涉有業務上違法或不正當行為，應依（修正前）醫師法第二十五條規定予以停業處分或撤銷其執業執照。」❸❺

⑶以不正當方法招攬病人

針對醫療機構致贈生日蛋糕、與仲介業者簽具健檢仲介契約、派專車載送病患，是否有違醫療法第 44 條第 1 項（舊法）以不正當方法招攬病人之規定，中央主管機關函釋如下：

※例 1：以寄送生日賀卡邀請民眾赴該診所就診，並致贈生日蛋糕等方式，招攬病人一案，核屬不當，應依違反醫療法第四十四條第一項（舊法）規定論處❸❻。

※例 2：醫療業務非屬營利事業，應不宜有仲介行為介入。本案醫療機構與仲介業者簽具健康檢查仲介契約，並由該管理顧問公司以該醫院名義從事對外招徠健康檢查業務，應依違反醫療法第四十四條第一項（舊法）規定……論處❸❼。

※例 3：醫療機構基於老年殘疾病人行動困難、偏遠地區交通不便、

---

❸❹　行政院衛生署 81 年 3 月 17 日衛署醫字第 8161481 號函。

❸❺　行政院衛生署 80 年 9 月 25 日衛署醫字第 977813 號函。

❸❻　行政院衛生署 85 年 7 月 4 日衛署醫字第 85033216 號函。

❸❼　行政院衛生署 89 年 2 月 11 日衛署醫字第 89006599 號函。

接駁鐵路車站或捷運站等原因，提供車輛載送病人，尚無不可，惟其不得有招攬病人就醫、刺激或創造醫療需求、以及不當擴大醫療服務區域等情形❸。

2.主管機關公告

醫療法第 61 條第 1 項規定：「醫療機構，不得以中央主管機關公告禁止之不正當方法，招攬病人。」中央衛生主管機關於 2005 年 3 月公告，禁止醫療機構以下列不正當方法招攬病人❸：

(1)公開宣稱就醫即贈送各種形式之禮品、折扣、彩券、健康禮券、醫療服務，或於醫療機構慶祝活動贈送免費兌換券等情形。

(2)以多層次傳銷或仲介之方式。

(3)未經主管機關核備，擅自派員外出辦理義診、巡迴醫療、健康檢查或勞工健檢等情形。

(4)宣傳優惠付款方式，如：無息貸款、分期付款、治療完成後再繳費等。

㈡應受託辦理相關服務事宜

醫療法第 77 條規定：「醫療機構應接受政府委託，協助辦理公共衛生、繼續教育、在職訓練、災害救助、急難救助、社會福利及民防等有關醫療服務事宜。」醫療業務非屬營利事業，為民眾之健康權益，以及社會之救助與福利，醫療機構需配合政府之委託，協助辦理公衛教育訓練等相關事宜。

六、醫療品質管理制度之建立

醫院應注意院內之感染控制，以減少住院病人因感染而發生合併症

---

❸　行政院衛生署 90 年 6 月 14 日衛署醫字第 0900030330 號函。

❸　行政院衛生署 94 年 3 月 17 日衛署醫字第 0940203047 號公告。

之比率。為促進醫院建立全面品質管理制度，提升醫療服務品質，確保病人權益，醫療法第 62 條第 1 項規定：「醫院應建立醫療品質管理制度，並檢討評估。」

醫療法施行細則第 42 條補充醫療品質管理制度，至少應包括下列事項：「一、醫療品質管理計畫之規劃、執行及評估。二、醫療品質教育訓練。三、院內感染管制制度。四、設有醫事檢驗及血庫作業部門者，其作業品質管制制度。五、病人安全制度。六、人員設施依醫療機構設置標準規定，實施自主查核制度。」

㈠院內感染事件

1.惡性瘧疾院內感染事件

1995 年 10 月間，臺北榮民總醫院發生惡性瘧疾院內感染，並且發生患者死亡結果。此一嚴重院內感染事件，引致社會震驚，係因臺北榮總在為多位患者進行超高速電腦斷層注射機顯影劑操作時，未將針筒導管「用後即丟」所致，違反「一人一套」、「無菌觀念」的醫學最高指導原則。臺北榮民總醫院在為奈及利亞的境外移入瘧疾病例做顯影劑注射前，院方尚未診斷出病患感染瘧疾，未做特別防護。對這項作法，該院指出，「以感染管制的觀點，凡患有傳染病之病患，檢查應排在當天最後一位進行」。

針對顯影劑的注射裝置操作問題，臺北榮民總醫院坦承未按使用手冊操作注射機，但未正面承認有人為疏失。案經最高法院判處放射部主任、主治醫師及住院醫師各有期徒刑 1 年，緩刑 3 年，全案定讞。

2.肺結核院內集體感染事件

2002 年 3 月發生醫院爆發肺結核集體感染事件，新竹縣湖口仁慈醫院呼吸治療病房 18 名病患中，有 10 人感染開放性肺結核，最早證實感

染的老婦人業已死亡，衛生機關獲知後，緊急通知醫院將病患隔離治療，以免病況持續擴大❹。

3. C 型肝炎群聚感染事件

2017 年 5 月 17 日桃園市楊梅區維蓮診所重複使用針具，五名患者急性病毒性 C 型肝炎群聚感染事件，衛生福利部部長表示，要追蹤 1,200 人速驗血，該診所相關醫事人員並依法處辦（自由時報「國內首爆 C 型肝炎群聚感染」）。

㈡特定醫療技術檢查檢驗醫療儀器施行或使用管理辦法

醫療法第 62 條第 2 項規定：「為提升醫療服務品質，中央衛生主管機關得訂定辦法，就特定醫療技術、檢查、檢驗或醫療儀器，規定其適應症、操作人員資格、條件及其他應遵行事項。」例如：準分子雷射手術等，應有加以管制其使用適應症、評估程序及其施行人員資格條件之必要。

中央主管機關於 2003 年 12 月 24 日訂定發布「特定醫療技術檢查檢驗醫療儀器施行或使用管理辦法」，2004 年 2 月 26 日至 2021 年 2 月 9 日止，計修正 13 次，俾期妥適。最近一次全文修正，條文共 44 條：第一章總則，第二章特定醫療技術，計三節，分別就細胞治療技術、特定美容醫學手術及其他特定醫療技術進行規範。第三章特定檢查、檢驗及醫療儀器，第四章附則。限定細胞治療、特定醫療技術或特定美容醫學手術，操作醫師及醫療機構資格；除為治療之目的，不得為未滿 18 歲之人施行眼、鼻、顱顏、胸部整形，植髮、削骨、拉皮、抽脂、包皮環切術外之生殖器整形之特定美容醫學手術項目（辦法第 22 條）；應有專任

---

❹　《聯合晚報》，2002 年 3 月 26 日，第 1 版；《聯合晚報》，2002 年 3 月 27 日，第 5 版。

或兼任之麻醉科專科醫師全程在場，且應於手術時親自執行麻醉業務（辦法第 29 條第 1 項）；99 床以下醫院施行特定美容醫學手術，應有緊急後送轉診計畫，並與後送醫院簽訂協議書或契約（辦法第 30 條）。

七、病歷保存與銷燬／提供病歷複製本之義務

㈠病歷之保存與銷燬

醫療機構之病歷，應指定適當場所及人員保管，並至少保存七年。但未成年者之病歷，至少應保存至其成年後七年；人體試驗之病歷，應永久保存（醫療法第 70 條第 1 項）。醫療機構因故未能繼續開業，其病歷應交由承接者依規定保存；無承接者時，病人或其代理人得要求醫療機構交付病歷；其餘病歷至少應繼續保存六個月以上，始得銷燬（同條第 2 項）。醫療機構具有正當理由無法保存病歷時，由地方主管機關保存（同條第 3 項）。醫療機構對於逾保存期限得銷燬之病歷，其銷燬方式應確保病歷內容無洩漏之虞（同條第 4 項）。」

㈡病歷複製本之提供

按「病歷」係提供醫師診治病人之重要醫療資訊，且為醫療責任之重要憑據。病歷亦係法院於醫療訴訟上認定事實之所賴，病歷表之記載，常為醫療鑑定之基礎，與事實認定密切相關[41]。有關病歷之記載及診療經過，或病歷之不記載與事實經過，以及病歷記載之接續問題，均為檢討醫師或其他醫事人員有無過失、須否負責之重要依據[42]。醫療行為進行中，因為詳實記錄而產生各種醫療紀錄，醫療紀錄本身，乃醫療過程

---

[41] 蘇嘉宏、吳秀玲合著，〈醫事護理法令相關的新生議題例舉〉，《輔英通識教育年刊》，輔英技術學院，2002 年 7 月，創刊號，頁 192。

[42] 鄭淑屏，《醫療過失案件中過失之類型與證據之判斷》，臺灣大學法研所博士論文，1996 年 6 月，頁 321。

之反映，常為最重要且係唯一之證據❹。

　　為尊重病人對病情資訊瞭解之權利，醫療法第 71 條規定：「醫療機構應依其診治之病人要求，提供病歷複製本，必要時提供中文病歷摘要，不得無故拖延或拒絕；其所需費用，由病人負擔。」醫療法施行細則第 49 條之 1：「本法第七十一條所稱必要時提供中文病歷摘要，指病人要求提供病歷摘要時，除另有表示者外，應提供中文病歷摘要。」藉以保障民眾知的權利。

　　為因應醫療資訊電子化趨勢，醫療法第 69 條規定：「醫療機構以電子文件方式製作及貯存之病歷，得免另以書面方式製作；其資格條件與製作方式、內容及其他應遵行事項之辦法，由中央主管機關定之。」依此授權訂定發布醫療機構電子病歷製作及管理辦法第 2 條：「醫療機構以電子文件方式製作及貯存之病歷（以下簡稱電子病歷），符合本辦法之規定者，得免另以書面方式製作。」

八、不得無故洩漏他人之秘密

　　醫療法第 72 條規定：「醫療機構及其人員因業務而知悉或持有病人病情或健康資訊，不得無故洩漏。」以維病人之權益。中央主管機關函釋，要求各醫療機構嚴格約束所屬員工不可無故將病人資料外洩，若有違反，當依醫療法規定處罰❹。

　　醫師法第 23 條規定：「醫師除依前條❹規定外，對於因業務而知悉他人病情或健康資訊，不得無故洩漏。」旨在避免醫師任意提供病人資

---

❹　陳春山，《醫師・病人・醫療糾紛》，書泉出版社，1994 年 4 月，頁 267。

❹　行政院衛生署 81 年 8 月 13 日衛署醫字第 8143158 號函。

❹　醫師法第 22 條規定：「醫師受有關機關詢問或委託鑑定時，不得為虛偽之陳述或報告。」

料予第三者，有侵犯病人隱私權之虞，如經病人同意，將病情資料提供該特定第三者，即非無故洩漏病人秘密。

　　※例1：役政單位依法調查患有精神病、癲癇病及智能不足役男之治療情況，需要有關醫療機構提示病歷文件時；或稅捐稽徵機關依稅捐稽徵法第30條規定，為應稽徵業務需要向醫療機構要求提供病歷資料時，亦應透過該醫療機構所在地衛生主管機關索取。並需於不影響病人病情隱私權之前提下，以相關之病歷摘要或摘述與醫療機構收入或支出有關之資料為限❹。

　　※例2：人壽保險公司因業務需要，要求醫院提供保戶病情資料，以透過病人或其家屬親自向醫院提出申請為原則，惟醫院基於便民，憑保險公司所提「足以認定已獲病人同意之證明文件」而提供病情資料，尚屬可行❹。

　　所稱「足以認定已獲病人同意之證明文件」，依中央主管機關函釋，至少應有病人親自簽署之書面同意文件，始足當之❹。

　　※例3：勞工保險局為辦理社會保險業務需要，基於法律授權，向被保險人就診之醫療院所治調相關病歷資料，尚無不可，但為免增加醫療機構成本負擔，應給予適當費用，有關病人之病情資訊，並應嚴予保密，不得無故洩漏❹。

九、開立證明書之義務

　　醫療法第76條第1項規定：「醫院、診所如無法令規定之理由，對

---

❹　行政院衛生署80年6月26日衛署醫字第945743號函。

❹　行政院衛生署75年4月2日衛署醫字第578914號函。

❹　行政院衛生署80年4月19日衛署醫字第931599號函。

❹　行政院衛生署90年3月7日衛署醫字第0900008941號函。

其診治之病人，不得拒絕開給出生證明書、診斷書、死亡證明書或死產證明書。開給各項診斷書時，應力求慎重，尤其是有關死亡之原因。」

醫療法施行細則第 53 條規定：「醫院、診所對其診治之病人死亡者，應掣給死亡證明書（第 1 項）。醫院、診所對於就診或轉診途中死亡者，應參考原診治醫院、診所之病歷記載內容，於檢驗屍體後，掣給死亡證明書（第 2 項）。衛生所或所在地直轄市或縣（市）主管機關指定之醫療機構依前項規定檢驗屍體，得商洽原診治之醫院、診所，提供病歷摘要或診斷書參考，原診治之醫院、診所不得拒絕（第 4 項）。」

醫院為病人所開具診斷書所記載「病名」，常有與病人投保之病名不一致的情形，例如診斷書記載「心肺衰竭」，但保險單的保險事項病名為「肺癌」，以致病人或家屬持診斷書申請保險公司理賠時，被拒絕而需對簿公堂，調閱病歷，浪費司法資源。醫療法第 76 條第 2 項規定：「前項診斷書如係病人為申請保險理賠之用者，應以中文記載，所記病名如與保險契約病名不一致，另以加註方式為之。」

其他尚有如下應注意之重要事項：

㈠證書日期應以國字大寫

出生、死亡日期關係人民權益甚大，為免抄寫錯誤或被塗改，應以國字大寫，以昭慎重。故出生證明書及死亡證明書，其出生及死亡日期，應用國字大寫，以杜弊端[50]。

㈡死亡診斷書之交付義務以醫病關係存在為前提

醫師不得拒絕死亡診斷書之交付，雖為醫師法所定醫師義務之一，惟該義務之發生需在醫病關係存在之時，俾能同時維護醫師之權益，至於該關係未發生時，具體之權利義務關係尚不存在，自無強制之效力。

---

[50]　行政院衛生署 68 年 11 月 26 日衛署醫字第 256915 號函。

醫師拒絕死者親屬要求前往驗屍，如醫師與死者無醫病關係存在，尚不構成違反醫師法第 17 條規定，無按同法第 29 條處罰之適用。而衛生所醫師對無醫病關係之死者，依規定辦理「行政相驗」，應係執行公務之廣義解釋（即維護公共衛生）及便民措施而已❺❶。

㈢非病死亡者應報請司法機關相驗始可開具死亡證明書

醫院、診所對於非病死或可疑為非病死者，應報請檢察機關依法相驗（醫療法第 76 條第 3 項）。醫師檢驗屍體或死產兒，如為非病死或可疑為非病死者（含車輛受傷或被毆傷等意外死亡者），應報請檢察機關依法相驗後，始可開具死亡證明書，否則即屬違反醫師法第 16 條之規定，應受處罰。

㈣「行政相驗」與「司法相驗」之區別

衛生所醫師依醫療法施行細則第 53 條第 3 項：「病人非前二項之情形死亡，無法取得死亡證明書者，由所在地衛生所或所在地直轄市或縣（市）主管機關指定之醫療機構檢驗屍體，掣給死亡證明書」之規定，所為之「行政相驗」，並無須提出行政相驗報告文書。

行政相驗在執行實務上，應視屍體狀況，依醫師專業知識，並參酌死者家屬之陳述或原診治醫院、診所提供之病歷摘要或診斷書等，審慎判定死亡原因及時間，以憑掣給「死亡證明書」。衛生所醫師對於民眾於辦公時間內請求檢驗死者屍體，應儘速前往辦理；於辦公時間外，得自行斟酌緩急情況，決定是否應邀前往。

---

❺❶　行政院衛生署 73 年 5 月 5 日衛署醫字第 472697 號函。

拾壹、人體試驗規範

一、人體試驗

㈠人體試驗的意義與受試者權益維護

為促進國內醫療技術、藥品及醫療器材之研究發展，避免受試者未能充分明瞭人體試驗性質而低估風險，於短期間內多次參與人體試驗，致嚴損身體健康，參照 2008 年赫爾辛基宣言有關規定及國際倫理規範之精神，醫療法第 8 條規定：「本法所稱人體試驗，係指醫療機構依醫學理論於人體施行新醫療技術、新藥品、新醫療器材及學名藥生體可用率❷、生體相等性❸之試驗研究（第 1 項）。人體試驗之施行應尊重接受試驗者之自主意願，並保障其健康權益與隱私權（第 2 項）。」

㈡施行人體試驗者之限制與例外

由於人體試驗具有相當危險性，為保障受試者之生命安全及身體健康，其施行宜有嚴格之限制，故原則僅限於「教學醫院」，並須擬定計畫報經中央衛生主管機關核准者，始得為之。醫療法第 78 條：「為提高國內醫療技術水準或預防疾病上之需要，教學醫院經擬訂計畫，報請中央主管機關核准，或經中央主管機關委託者，得施行人體試驗。但學名藥生體可用率、生體相等性之人體試驗研究得免經中央主管機關之核准（第

---

❷ 「生體可用率」(Bioavailability, BA)，係指藥品有效成分由製劑中吸收進入全身血液循環或作用部位之速率與程度的指標。如為不具全身性吸收之藥品，則指以有效成分到達作用部位之速率與程度作評估之指標。

❸ 「生體相等性」(Bioequivalence, BE)，係指 2 個藥劑相等品或藥劑替代品於適當研究設計下，以相同條件、相同莫耳劑量給與人體時，具有相同之生體可用率。

1 項）。非教學醫院不得施行人體試驗。但醫療機構有特殊專長，經中央主管機關同意者，得準用前項規定（第 2 項）。」至於「有特殊專長之非教學醫院經中央主管機關同意」，例外得準用擬定計畫報經核准之規定。中央主管機關並依醫療法第 79 條之 1 授權，訂定發布「人體試驗管理辦法」，予以規範相關事宜。

㈢人體試驗計畫擬定

人體試驗管理辦法第 3 條規定人體試驗計畫應載明之事項：「一、主題。二、目的。三、方法：㈠接受人體試驗者（以下稱受試者）之條件、招募方法及數目。㈡實施方式。㈢人體試驗期間及預計進度。㈣治療效果之評估及統計方法。㈤受試者之追蹤及必要之復健計畫。四、受試者同意書內容。五、主持人及協同主持人之學、經歷及其所受訓練之資料。六、有關之國內、外已發表之文獻報告。七、其他國家已核准施行者，其證明文件。八、所需藥品或儀器設備，包括必須進口之藥品或儀器名稱、數量。九、預期效果。十、可能引起之損害及其救濟措施。」

㈣人體試驗委員會計畫審查

為強調醫療機構人體試驗委員會 (IRB) 審查人體試驗計畫應以保障受試者權益為重，醫療法第 78 條規定：「醫療機構施行人體試驗應先將人體試驗計畫，提經醫療科技人員、法律專家及社會公正人士或民間團體代表，且任一性別不得低於三分之一之人員會同審查通過。審查人員並應遵守利益迴避原則（第 3 項）。人體試驗計畫內容變更時，應依前三項規定經審查及核准或同意後，始得施行（第 4 項）。」

㈤人體試驗程序

1.事前書面同意

人體試驗具有相當危險性，為保障及尊重受試者意願，對於施行人

體試驗之醫院，課以醫療上必要之注意義務，且必須於試驗前取得同意。醫療法第 79 條規定：「醫療機構施行人體試驗時，應善盡醫療上必要之注意，並應先取得接受試驗者之書面同意；接受試驗者以有意思能力之成年人為限。但顯有益於特定人口群或特殊疾病罹患者健康權益之試驗，不在此限（第 1 項）。前項但書之接受試驗者為限制行為能力人，應得其本人與法定代理人同意；接受試驗者為無行為能力人，應得其法定代理人同意-（第 2 項）。」

以限制行為能力人為受試者，除應得其法定代理人同意外，亦應得本人自願同意，蓋其行為能力僅有欠缺，非全然缺乏，因此，其自主意願應受到尊重，爰作上述之規定。

2.同意書應載明事項及程序正義

醫療法第 79 條第 3 項、第 4 項明揭書面同意應記載之事項及應給予充分時間考慮：「第一項書面，醫療機構應至少載明下列事項，並於接受試驗者或法定代理人同意前，以其可理解方式先行告知：一、試驗目的及方法。二、可預期風險及副作用。三、預期試驗效果。四、其他可能之治療方式及說明。五、接受試驗者得隨時撤回同意之權利。六、試驗有關之損害補償或保險機制。七、受試者個人資料之保密。八、受試者生物檢體、個人資料或其衍生物之保存與再利用（第 3 項）。前項告知及書面同意，醫療機構應給予充分時間考慮，並不得以脅迫或其他不正當方式為之（第 4 項）。」

另，為確保拒絕或中斷施行人體試驗者就醫權益，醫療法第 79 條之2：「醫療機構對不同意參與人體試驗者或撤回同意之接受試驗者，應施行常規治療，不得減損其正當醫療權益。」

3.試驗安全疑慮之停止及報告之提出

醫療法第 80 條規定：「醫療機構施行人體試驗期間，應依中央主管機關之通知提出試驗情形報告；中央主管機關認有安全之虞者，醫療機構應即停止試驗（第 1 項）。醫療機構於人體試驗施行完成時，應作成試驗報告，報請中央主管機關備查（第 2 項）。」

㈥人體試驗未知風險責任之減免

由於病人接受人體試驗具有無法事先預測之風險存在，但醫師如已善盡醫療上必要之注意，對病人而言，仍有相對的利益。為避免對於刑事責任不必要之誤解或顧慮而影響施行人體試驗之意願，2012 年 12 月 12 日醫療法第 79 條增訂第 5 項：「醫師依前四項規定施行人體試驗，因試驗本身不可預見之因素，致病人死亡或傷害者，不符刑法第十三條或第十四條之故意或過失規定。」

二、藥品優良臨床試驗準則

人體試驗之範圍與藥品或醫療器材息息相關，就藥品之臨床試驗規範事項及有關法令，有一併加以瞭解之必要。中央主管機關依據藥事法第 42 條第 2 項之授權及參考國際醫藥法規相關規定，於 2005 年 1 月 6 日訂定發布藥品優良臨床試驗準則 (GCP)。藥品優良臨床試驗準則為臨床試驗設計、執行、記錄與報告之倫理及科學品質的國際標準，確保受試者權益、安全及福祉。

㈠行政命令轉化為法規命令

中央主管機關於 1996 年 11 月 20 日公告「藥品優良臨床試驗規範」(GCP)，內容共有 10 章 73 條，強調受試者的保護措施，在臺灣所作的人體試驗必須符合本規範，病患不會再於未被充分告知的情形下試用新藥。

　　然「藥品優良臨床試驗規範」之訂定，並無法律授權，屬於行政命令，而本規範事項與民眾之權益有重要關連，卻與依法行政原則之授權明確性不符，有違法律保留原則。2004 年 4 月 21 日藥事法第 42 條增訂第 2 項法規命令之授權依據，2005 年 1 月 6 日中央主管機關據以訂定發布藥品優良臨床試驗準則（下稱試驗準則）。

㈡藥品優良臨床試驗準則重點事項

　　本試驗準則主要內容：受試驗者的保護措施、人體試驗委員會之資格與權責、醫療機構、試驗主持人、試驗委託者、監測者、紀錄與報告、統計分析、研究藥品的管理和品質保證等。在受試者保護措施方面，試驗須取得完整且適當的受試病人同意書，在簽下同意書前，必須讓病人獲得詳細的口頭或書面藥品資料，給予病人充分時間考慮，同時有隨時決定退出的權利；並保障病人在藥品最小可能暴露風險下參與試驗。摘述重點如下：

1.明揭倫理及比例原則

　　試驗準則第 4 條規定：⑴執行臨床試驗應符合赫爾辛基宣言之倫理原則。⑵臨床試驗進行前，應權衡對個別受試者及整體社會之可能風險、不便及預期利益。預期利益應超過可能風險及不便，始得進行試驗。⑶受試者之權利、安全及福祉為藥品臨床試驗之最重要考量，且應勝於科學及社會之利益。

2.事前同意

　　試驗準則第 5 條：「試驗主持人應於臨床試驗進行前，取得受試者自願給予之受試者同意書（第 1 項）。試驗主持人或由其指定之人員，應充分告知受試者臨床試驗進行之資訊、受試者同意書之內容及所有由人體試驗委員會所核准與臨床試驗相關之書面意見，並使其充分瞭解後親自

簽署，並載明日期（第 2 項）。」前二項之行為受試者為無行為能力人者，由法定代理人代為之；受試者為限制行為能力人者，應得法定代理人之同意；受試者雖非無行為能力或限制行為能力者，但因無意識或精神錯亂無法自行為之時，由有同意權之人為之（第 3 項）。

3.尊重受試者的自主權

試驗準則第 8 條：試驗主持人與試驗相關人員不得強迫或不當影響受試者參與臨床試驗之意願（第 1 項）。臨床試驗進行中，試驗主持人與試驗相關人員亦不得強迫或不當影響受試者繼續參與臨床試驗之意願（第 2 項）。為保障受試者權益及尊重自主權，試驗準則第 9 條第 1 項規定：受試者得不附理由隨時退出臨床試驗。

4.受試者同意書應說明內容

為期慎重及周詳，試驗準則第 22 條明列 20 種應說明事項，摘述數項如下：試驗之目的、試驗治療及每個治療之隨機分配機率、治療程序（含所有侵入性行為）、受試者之責任、可合理預期之臨床利益、其他治療方式或療程及可能重要好處與風險；試驗相關損害發生時，受試者可得到之補償或治療；自願性參與試驗，可不同意參與試驗或隨時退出試驗，而不受到處罰或損及其應得之利益；承諾絕不違反受試者身分之機密性等。

5.保密規定

試驗準則第 11 條、第 12 條分別規定：「受試者之身分及其臨床試驗相關紀錄，應予保密。」「臨床試驗應有科學根據，試驗計畫書之內容，應清楚詳盡。」

6.人體試驗委員會之權責

⑴核准權：試驗準則第 13 條：非經人體試驗委員會之核准，不得進

行藥品臨床試驗（第1項）。人體試驗委員會於審查受試者同意書、試驗計畫書及其他相關文件後，得核准試驗機構進行臨床試驗（第2項）。

⑵書面核准非以治療為目的之臨床試驗：試驗準則第24條第1項：「法定代理人或有同意權之人不得代理受試者同意參與非以治療為目的之臨床試驗。但符合下列所有條件者，不在此限：一、無法由有能力簽署受試者同意書之受試者達成試驗目標之臨床試驗。二、臨床試驗對受試者之可預期危險很低。三、對受試者利益之負面影響很小。四、法律未禁止。五、人體試驗委員會之書面核准。」

⑶受通知權：受試者發生任何嚴重不良事件，試驗主持人應立即通知試驗委託者，並儘快提供詳細書面報告。發生未預期之嚴重藥品不良反應，試驗主持人應立即通知人體試驗委員會。但若試驗計畫書或其他文件明確排除者，不在此限（試驗準則第106條第1項）。

拾貳、醫療廣告

醫藥廣告，包括：醫療廣告與藥物廣告，醫藥廣告約1961年引進臺灣，首先引進日本之廣告，係於日本製作完成後送臺刊登，具相當的水準[54]。引進以後，業者基於促銷或招徠病患之目的，動輒流於誇大、虛偽，誘致消費者信以為真，未經醫師診察即自行購買服用，延誤接受治療之良機。各國對醫療廣告限制頗嚴，通常僅能刊登於醫學期刊，因民眾對於醫藥功效並無鑑別能力，故不得對一般社會大眾宣傳。

廣告屬於言論自由之一環，是現代社會消費者選擇商品、服務所不可或缺的資訊來源，影響民眾的行為決定。醫療服務和藥物消費與消費

---

[54] 顏伯勤，〈專家學者談醫藥廣告的需要性與合理性〉，《醫事法學》，1985年9–12月，第1卷第3–4期合刊，頁67。

者安全健康關係密切，醫療廣告與藥物廣告如以虛偽、欺騙、低俗或是誇大不實、傷風敗俗之方式和內容為之，其後果誠難想像，基於公益之考量，誠有以法律限制醫療廣告與藥物廣告之必要。

一、醫療廣告定義／視為醫療廣告／非醫療機構不得為醫療廣告

醫療法第 9 條規定：「醫療廣告，係指利用傳播媒體或其他方法，宣傳醫療業務，以達招徠患者醫療為目的之行為。」非醫療機構，不得為醫療廣告（醫療法第 84 條），違反者，處新臺幣 5 萬元以上 25 萬元以下罰鍰（醫療法第 104 條）。

醫療法第 87 條規定：「廣告內容暗示或影射醫療業務者，視為醫療廣告（第 1 項）。醫學新知或研究報告之發表、病人衛生教育、學術性刊物，未涉及招徠醫療業務者，不視為醫療廣告（第 2 項）。」本條第 1 項所稱「暗示」、「影射」，係指以某種刺激或假借某種名義，誘導、眩惑民眾達到招徠醫療業務目的而言。廣告內容雖未明示「醫療業務」，惟綜觀其文字、方式、用語已具招徠他人醫療之效果者，則視為醫療廣告。至於何者為暗示、影射，宜就個案依社會通念，本諸經驗法則認定之，係屬行政處分之妥當性問題❺❺。

又，本條第 2 項所指「醫學新知」定義為何？與醫療廣告如何區分？中央主管機關於 2001 年 11 月 22 日公告「醫療機構及醫事人員發布醫學新知或研究報告倫理守則」❺❻，以確保醫療保健資訊品質，促進正面衛生教育宣導，保障病人權益，維護醫療秩序。

---

❺❺　行政院衛生署 84 年 11 月 7 日衛署醫字第 84070117 號函。

❺❻　行政院衛生署 90 年 11 月 22 日衛署醫字第 0900072518 號公告。

二、醫療廣告內容之限制

(一)除廣播電視廣告事先審查，其餘採事後審查之機制

依醫療法第 85 條規定：「醫療廣告，其內容以下列事項為限：一、醫療機構之名稱、開業執照字號、地址、電話及交通路線。二、醫師之姓名、性別、學歷、經歷及其醫師、專科醫師證書字號。三、全民健康保險及其他非商業性保險之特約醫院、診所字樣。四、診療科別及診療時間。五、開業、歇業、停業、復業、遷移及其年、月、日。六、其他經中央主管機關公告容許登載或播放事項（第 1 項）。利用廣播、電視之醫療廣告，在前項內容範圍內，得以口語化方式為之。但應先經所在地直轄市或縣（市）主管機關核准（第 2 項）。……。」

醫療廣告原採事先審查制，惟對於恣意擅自變更核准內容為醫療廣告者，仍無法達事先審查效果，然對依法令為醫療廣告者，則徒增審查程序之煩，醫療法爰斟酌實際情形，於合理之範圍內明定得為醫療廣告之內容，而無須事前送審。惟利用廣播電視之醫療廣告，因其傳播速度既快且廣，且事後採證不易，因此，仍採事前審查制。廣播電視法第 34 條：「廣播電視事業播送依法應經目的事業主管機關核准之廣告內容時，應先取得目的事業主管機關核准之證明文件，始得播送。」

(二)不得刊登病名

醫療法第 85 條第 1 項第 4 款規定：「診療科別及診療時間」為醫療廣告所得刊載之內容，考量部分醫療機構刊登廣告所載病名未以「國際疾病傷害及死因分類標準」為刊載依據，恐有誤導民眾及招徠醫療業務之嫌，醫療廣告即不得刊載「病名」，應予注意。

醫療法第 85 條第 1 項第 4 款所定醫療廣告之「診療科別」，以經主管機關核准登記服務醫師之專科別為限（醫療法施行細則第 59 條）。

㈢公告容許登載或播放事項

醫療廣告內容，可包括「其他經中央主管機關公告容許登載或播放事項」（醫療法第 85 條第 1 項第 6 款），衛生福利部 2014 年 1 月 24 日以衛部醫字第 1031660048 號公告 「容許登載或播放之醫療廣告事項」 如下：「一、醫療廣告之內容，在符合醫學倫理，傳遞正確醫療資訊，提供就醫指引，維護病人安全為原則下，得予容許登載或播放之事項如下：㈠疾病名稱。㈡診療項目、檢查及檢驗項目。㈢醫療儀器及經完成人體試驗之醫療技術。㈣醫療費用。二、醫療機構對於國際醫療服務有關事項之廣告，應就其內容事前報由所在地主管機關許可：㈠分項醫療服務或組合式醫療服務項目、費用及其優惠措施之說明。㈡結合相關業者共同提供之醫療服務項目、費用及其優惠措施之說明。㈢其他有關服務特色之說明。三、……。」

三、醫療機構網際網路資訊管理辦法

針對網際網路的發達，其觸角無遠弗屆，藉由網際網路提供之資訊，亦應適度納入管理，以防弊端。醫療法增訂第 85 條第 3 項：「醫療機構以網際網路提供之資訊，除有第一百零三條第二項各款所定情形外，不受第一項所定內容範圍之限制，其管理辦法由中央主管機關定之。」中央主管機關於醫療法修正後拖延近 6 年 ，遲至 2010 年 2 月 4 日才發布「醫療機構網際網路資訊管理辦法」全文 8 條作為管理依據，並於 2015 年 11 月 3 日修正。

四、不當醫療廣告之禁止

醫療法第 86 條規定：「醫療廣告，不得以下列方式為之：一、假借他人名義為宣傳。二、利用出售或贈與醫療刊物為宣傳。三、以公開祖傳秘方或公開答問為宣傳。四、摘錄醫學刊物內容為宣傳。五、藉採訪

或報導為宣傳。六、與違反前條規定內容之廣告聯合或並排為宣傳。七、以其他不正當方式為宣傳。」

五、行政函釋

※例1：衛生福利部 2016 年 11 月 17 日衛部醫字第 1051667434 號❺⑦令：釋示醫療法第 86 條第 7 款所稱「以其他不正當方式為宣傳」之範圍，指符合下列各點情形之一宣傳：「一、醫療法第一〇三條第二項所定內容虛偽、誇張、歪曲事實、有傷風化或以非法墮胎為宣傳之禁止事項。二、強調最高級及排名等敘述性名詞或類似聳動用語之宣傳（如：『國內首例』、『唯一』、『首創』、『第一例』、『診治病例最多』、『全國或全世界第幾台儀器』、『最專業』、『保證』、『完全根治』、『最優』、『最大』」等）。三、標榜生殖器官整形、性功能、性能力之宣傳。四、標榜成癮藥物治療之宣傳。五、誇大醫療效能或類似聳動用語方式（如：『完全根治』、『一勞永逸』、『永不復發』、『回春』等）之宣傳。六、…。七、違反醫療費用標準之宣傳。八、…。九、非用於醫療機構診療說明、衛生教育或醫療知識用途，利用『手術或治療前後之比較影像』進行醫療業務宣傳。十、非屬個人親身體驗結果之經驗分享或未充分揭露正確資訊之代言或推薦。十一、以優惠、團購、直銷、消費券、預付費用、贈送療程…之醫療廣告宣傳。十二、其他違背醫學倫理或不正當方式…。」

※例2：皮紋檢測機構非醫療機構，不得為醫療廣告

市面宣稱皮紋檢測具醫學診斷功能疑義乙案，中央主管機關函示❺⑧：如皮紋檢測機構非屬醫療機構，但廣告宣稱其檢測具醫療療效者，該廣告行為應依違反醫療法第 84 條規定論處。皮紋檢測目前尚未具醫學科學

---

❺⑦ 行政院公報，105 年 11 月 17 日，第 22 卷 216 期，頁 48339。

❺⑧ 行政院衛生署 94 年 6 月 17 日衛署醫字第 0940223381 號函。

實證，如檢測機構中不具醫師資格者涉及依檢測結果提供民眾醫學診斷者，依違反醫師法第 28 條規定論處。

※例 3：非醫療機構廣告內容影射或暗示醫療業務視為醫療廣告

民眾檢舉「○○○芳香穴位養生館」疑刊登違規廣告乙案，中央主管機關函示❺❾：要件上，除必須客觀上有刊登醫療廣告資訊之行為外，主觀上並有「宣傳醫療業務，以達招徠患者醫療為目的」的訴求，即屬同法第 9 條所定之醫療廣告。醫療法第 87 條明定，廣告內容暗示或影射醫療業務者，視為醫療廣告。所稱「暗示」、「影射」，係指以某種刺激或假借某種名義，誘導、眩惑民眾達到招徠醫療業務目的而言。因此，廣告內容雖未明示「醫療業務」，惟綜觀其文字、方式、用語已具招徠他人醫療之效果者，則視為醫療廣告。

※例 4：非醫療機構，不得以醫療功能為宣傳招徠民眾美容瘦身

非醫療機構，卻以瘦身、美容等醫療功能為宣傳，即已違反本條之規定。例如：「系爭廣告內容，顯係以醫療功能為宣傳，招徠民眾為美容、瘦身之意圖，其為醫療廣告之性質，堪以認定，且原告既非醫療機構，依法不得為醫療廣告，從事醫療宣傳，是以被告機關所為前揭處罰。」❻⓿

※例 5：非醫療機構不得刊播涉及治療性機能等廣告以招徠業務

凡非醫療機構刊（登）播涉及治療性機能，或增強性能力或能癒人疾病、身體結構機能之廣告，以招徠業務者，均應認屬涉及不法醫療廣告❻❶。廣告內容「治病不用藥、古今怪症、中西醫無法治之症狀」等詞

---

❺❾　行政院衛生署 97 年 7 月 8 日衛署醫字第 0970030152 號函。

❻⓿　行政法院 81 年度判字第 120 號判決。

❻❶　行政院衛生署 77 年 3 月 1 日衛署醫字第 712705 號函。

句，核屬違規醫療廣告❷。

※例 6：醫療機構於網際網路提供資訊不得以不正當方法招攬病人

醫療機構於網際網路提供之資訊，惟內容仍不得違反同法第 86 條及第 61 條第 1 項公告禁止之不正當方法招攬病人，如宣傳優惠付款方式或公開宣稱就醫即贈送各種形式之禮品、折扣、彩券、健康禮券、醫療服務……等之規定❸。

※例 7：以患者名義刊登之「銘謝啟事」

報章雜誌上刊登對某醫師之「銘謝啟事」，醫師辯稱系爭之廣告係由病患所刊登等語，依據經驗法則，醫師如無提供資料、經費，刊登者又如何撰寫？且需付出昂貴廣告費，凡此皆證明醫師圖藉他人刊登為辭，逃避衛生主管機關之查處❹。

六、違反行為之單複及裁罰基準

醫師假借 3 個患者名義，於同一日期同一報紙刊登 3 件不同之銘謝啟事乙案，應屬 3 則❺。即以「每日每報為一行為，每行為為一處罰」之原則處理❻。中央主管機關為統一違規醫療廣告之裁罰基準，避免各級政府在認定違規事實上，有所差異，於 1997 年 3 月 26 日訂定發布「違規醫療廣告處理原則」，並於 2008 年 10 月 9 日修正❼，以利適用：「同

---

❷ 行政院衛生署 90 年 6 月 14 日衛署醫字第 0900029842 號函。

❸ 行政院衛生署 97 年 7 月 8 日衛署醫字第 0970030149 號函。

❹ 行政院衛生署 80 年 4 月 1 日衛署訴字第 929625 號函。

❺ 行政院衛生署 70 年 6 月 13 日衛署醫字第 331895 號函。

❻ 行政院衛生署 65 年 4 月 29 日衛署醫字第 129811 號、行政院衛生署 86 年 3 月 26 日衛署醫字第 86016136 號函。

❼ 行政院衛生署 2008 年 10 月 9 日衛署醫字第 0970215445 號函頒修正處理原則，《醫療法解釋彙編》，2009 年，頁 586–588。

一報紙刊登數則廣告者，處以一罰，惟應從重裁處」、「醫療機構聯合刊登者，各聯合刊登之醫療機構均應分別論處」、「非醫療機構刊登醫療廣告，除予罰鍰處分外，並應就其涉及醫療行為部分，依法查處」、「各地方衛生主管機關對於違規醫療廣告應主動剪報、監看錄影查處，受理檢舉案件，對檢舉人姓名、住址應予保密」，醫療廣告之違規事實明確者，不得以「請改正」、「糾正」或「警告」方式處理等。

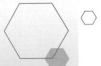

第三章
護理、助產人員與護理、助產機構

護理、助產人員
護理、助產機構

學習目標

1. 瞭解護理人員之業務範圍與執業限制
2. 認識護理人員之資格及證照更新
3. 區辨護理、助產機構之設置規定
4. 明瞭護理人員法各種法定義務及禁止規定

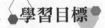 ## 第一節　護理、助產人員

壹、護理師、護士及助產師、助產士之業務

　　依護理人員法第 2 條規定：「本法所稱護理人員，指護理師及護士。」另，助產人員法第 1 條規定：「中華民國人民，經助產人員考試及格並依本法領有助產人員證書者，得充助產人員。」第 2 條規定：「本法所稱助產人員，指助產師及助產士。」一般以為，護理人員包含助產人

員在內，但亦有嚴以區別，而另以「護產人員」為其二者之通稱。

一、護理人員之業務範圍

㈠業務範圍

護理人員之業務性質，在護理人員法於 1991 年 5 月 17 日制定公布之前，依中央主管機關釋示❶：「護理業務之執行，係以護理及醫學專業知識與技術評估病患健康之違和及功能，設計護理計畫，執行護理活動並協助醫師執行醫療行為，具有高度專業技術及獨立性。」我國護理人員法第 24 條規定：「護理人員之業務範圍如左：一、健康問題之護理評估。二、預防保健之護理措施。三、護理指導及諮詢。四、醫療輔助行為（第 1 項）。前項第四款醫療輔助行為應在醫師之指示下行之（第 2 項）。」由於專科護理師執業範圍並無相關法規之依據，而僅有中央主管機關函釋，為避免專科護理師觸法，執業遊走於密醫罪之法律邊緣，2014 年 8 月 20 日，本條修正增訂第 3、4 項：「專科護理師及依第七條之一接受專科護理師訓練期間之護理師，除得執行第一項業務外，並得於醫師監督下執行醫療業務（第 3 項）。前項所定於醫師監督下得執行醫療業務之辦法，由中央主管機關定之（第 4 項）。」

中央主管機關於 2015 年 10 月 19 日訂定發布「專科護理師於醫師監督下執行醫療業務辦法」，自 2016 年 1 月 1 日施行，嗣於 2017 年 5 月 8 日修正。依專科護理師於醫師監督下執行醫療業務辦法第 2 條規定：「本法第二十四條第三項所稱監督，指由專科護理師及接受專科護理師訓練期間之護理師（以下稱專師及訓練專師），執行醫療業務前或過程中，醫師對其所為之指示、指導或督促（第 1 項）。前項監督，不以醫師親自在場為必要（第 2 項）。」

---

❶　行政院衛生署 73 年 11 月 7 日衛署保字第 502582 號函。

㈡醫療輔助行為範圍

1.中央主管機關 1993 年 6 月 29 日公告

有關護理人員法第 24 條第 1 項第 4 款「醫療輔助行為」，中央主管機關於 1993 年 6 月 29 日公告其範圍及其相關事項❷如下：

「公告事項：一、護理人員法第二十四條第一項第四款所稱醫療輔助行為，其範圍如左：㈠侵入性檢查之護理。㈡侵入性治療、處置之護理。㈢各項手術全程護理。㈣分娩全程護理。㈤放射線檢查、治療之護理。㈥化學治療之護理。㈦氧氣療法、光線療法之護理。㈧恢復室、加護病房（含精神科保護室）、洗腎室、急診室病人全程護理。㈨住院病人、暫留病人口服藥物之投與。㈩生命徵象監視儀器之監測。㈡住院病人生命徵象之測量與評估。㈢其他經中央衛生主管機關認定之醫療輔導行為。」

2.中央主管機關 1993 年 9 月 23 日補充函

中央主管機關於公告二個多月之後，又補充規定❸「護理人員法第二十四條第一項第四款所稱醫療輔助行為，係屬醫療業務範圍，如未依同條第二項規定，在醫師指示下行之，即不符醫師法第二十八條第一項但書第二款（舊法）之條件，自屬構成違反醫師法第二十八條第一項本文之規定。」意即護理人員「未於醫師指示下」逕為「醫療輔助行為」，屬於密醫行為，應負刑責。

3.中央主管機關 2001 年 3 月 12 日修正公告

前述中央主管機關所公告「醫療輔助行為」的範圍，與實際未盡相符，且將「醫療」及「護理」予以混淆，因公告的內容本質上大都是醫療之性質，但於文末卻冠上「護理」二字，爰於 2001 年 3 月 12 日公告❹

❷　行政院衛生署 82 年 6 月 29 日衛署醫字第 8246034 號公告。
❸　行政院衛生署 82 年 9 月 3 日衛署醫字第 8255075 號函。

「修正醫療輔助行為」如下：

「一、輔助施行侵入性檢查。二、輔助施行侵入性治療、處置。三、輔助各項手術。四、輔助分娩。五、輔助施行放射線檢查、治療。六、輔助施行化學治療。七、輔助施行氧氣療法（含吸入療法）、光線療法。八、輔助藥物之投與。九、輔助心理、行為相關治療。十、病人生命徵象之測量與評估。十一、其他經中央衛生主管機關認定之醫療輔助行為。」護理人員除執行上開醫療輔助行為外，對於住院病人仍應依病人病情需要，提供適當之護理服務。中央主管機關於 2014 年 6 月 20 日函中華民國護理師公會全國聯合會時，重申本號公告內涵，請該會協助加強護理人員業務範疇宣導，以避免觸法及影響護理專業發展❺。

㈢實習護士

另依中央主管機關 2005 年 9 月 28 日修正公告❻之「實習護士實施要點」第 2 點之規定：「本要點所稱之實習護士，係指在國內公立或立案之私立高級職業以上學校，修習護理學科系畢業，領有畢業證書，繼續從事實習者。」故此所謂「實習護士」與在校學生到校外實習不同。經中央主管機關評鑑合格之地區以上之醫院，得進用實習護士，在護理人員指導下，執行護理業務，而且醫院進用實習護士人數，以不超過該院護士人數之 5 分之 1 為限。實習護士之實習期間，以自畢業之日起至次年 9 月 30 日止（同要點第 4 點、第 5 點）。

二、助產人員之業務範圍

助產人員的業務，依助產人員法第 25 條第 1 項規定為：「一、接生。

---

❹　行政院衛生署 90 年 3 月 12 日衛署醫字第 0900017655 號公告。

❺　衛生福利部 103 年 6 月 20 日衛部照字第 1031561132A 號函。

❻　行政院衛生署 94 年 9 月 28 日衛署醫字第 0940209370 號公告。

二、產前檢查及保健指導。三、產後檢查及保健指導。四、嬰兒保健指導。五、生育指導。六、其他經中央主管機關認定之項目。」護理人員與依助產人員法取得證書及開業執照之助產人員之執業相關性與區別規定，依中央主管機關釋示❼：「僅領有助產士證書者，依護理人員管理規則第三、四、十條規定，不可執行護士職務」；另函稱❽：「在合格醫院之護士，如具助產士資格，不待婦產科醫師之到場，可為產婦作自然生產之接生，否則即屬擅自執行醫療業務。」由此可知，助產人員不可執行護理人員業務，而護理人員亦不能逾越法定業務範圍而為助產接生之工作。

貳、護理人員、助產人員之資格

一、護理人員、助產人員之積極資格

　　依護理人員法第 1 條規定：「中華民國人民經護理人員考試及格，並依本法領有護理人員證書者，得充護理人員（第 1 項）。前項考試得以檢覈行之；其檢覈辦法，由考試院會同行政院定之（第 2 項）。」故護理人員之積極資格，主要為「經護理人員考試及格」或「檢覈及格」。若具有一定資格，該考試亦得以檢覈行之。惟 1999 年 12 月 29 日修正，2001 年 1 月 1 日施行之「專門職業及技術人員考試法」已取消檢覈規定，醫事人員檢覈辦法已失所附麗，並於 2006 年 10 月 23 日由考試院及行政院會銜發布廢止在案。護理人員法第 1 條第 2 項之檢覈規定，牴觸「專門職業及技術人員考試法」，遲未修法刪除，顯有未當。

　　至於助產人員之積極資格，助產士法於 2003 年 7 月 2 日修正名稱為助產人員法及全文修正，依助產人員法第 1 條規定：「中華民國人民，經

---

❼　行政院衛生署 69 年 1 月 7 日衛署醫字第 262617 號函。

❽　行政院衛生署 71 年 2 月 2 日衛署醫字第 365266 號函。

助產人員考試及格並依本法領有助產人員證書者，得充助產人員。」第
2 條立法解釋本法所稱助產人員，指助產師及助產士；第 3 條並規定得
應助產師、助產士考試之資格。

二、護理人員、助產人員之消極資格

　　依護理人員法第 6 條規定，有下列情形之一者，不得充護理人員；
其已充護理人員者，撤銷或廢止其護理人員證書：1.曾犯肅清煙毒條例
或麻醉藥品管理條例之罪，經判刑確定。2.曾犯毒品危害防制條例之罪，
經判刑確定。3.依本法受廢止護理人員證書處分。依護理人員法第 30 條
規定，護理人員受停業處分仍執行業務者，廢止其執業執照；受廢止執
業執照處分仍執行業務者，廢止其護理人員證書。若受廢止護理人員證
書處分，已喪失護理人員資格，自不得再充護理人員。

　　依助產人員法第 7 條規定，有下列情形之一者，不得充助產人員；
其已充助產人員者，撤銷或廢止其助產人員證書：1.曾犯墮胎罪，經判
刑確定。2.曾犯肅清煙毒條例或麻醉藥品管理條例之罪，經判刑確定。
3.曾犯毒品危害防制條例之罪，經判刑確定。4.受撤銷或廢止助產人員
考試及格。5.依本法受撤銷或廢止助產人員證書處分。助產人員主要從
事接生業務，最易直接涉及人工流產行為，而優生保健法第 9 條所規定
之合法人工流產，依該法第 5 條第 1 項規定，非經中央主管機關指定之
醫師不得為之。故若助產人員非法施行人工流產，除涉有醫師法第 28 條
密醫罪責外，尚有可能成立刑法第 289 條之「加工墮胎罪」，其經判刑確
定，依助產人員法第 7 條之規定，撤銷其助產人員證書。

三、未具資格者擅自執業之罰則

㈠密護行政責

　　護理人員法第 37 條規定，未取得護理人員資格，執行護理人員業

務，本人及其雇主各處新臺幣 1 萬 5 千元以上 15 萬元以下罰鍰。但在護理人員指導下實習之高級護理職業以上學校之學生或畢業生，不在此限。

(二)擅自執行助產業務課以刑責

惟助產人員法第 36 條規定：「未取得助產人員資格，擅自執行助產業務者，處三年以下有期徒刑，得併科新臺幣三萬元以上十五萬元以下罰金。但醫師或於婦產科醫師、助產人員指導下實習之助產科、系、所之學生或取得畢業證書日起五年內之畢業生，不在此限。」

參、名稱之專用及罰則

非領有護理師或護士證書者，不得使用護理師或護士名稱。非領有專科護理師證書者，不得使用專科護理師名稱（護理人員法第 7 條）。違反者，同法第 38 條規定，處新臺幣 1 萬元以上 6 萬元以下罰鍰，並令限期改善；屆期未改善者，按次連續處罰。助產人員法第 8 條亦明定：「非領有助產師或助產士證書者，不得使用助產師或助產士之名稱。」違反者，同法第 35 條規定，處新臺幣 6 千元以上 3 萬元以下罰鍰，並限期令其改善；屆期未改善者，處 1 個月以上 1 年以下之停業處分。

肆、護理人員、助產人員之執業與其公會

一、執業應先取得執業執照

護理人員應向執業所在地直轄市、縣（市）主管機關申請登記，領有執業執照，始得執業，為護理人員法第 8 條第 1 項所明定。助產人員法第 9 條第 1 項規定，助產人員執業，應向所在地直轄市、縣（市）主管機關申請執業登記，領有執業執照，始得執業。

請領護理人員證書、助產人員證書，應檢具申請書及資格證明文件，

送請中央主管機關審核後發給之。護理人員法、助產人員法所稱主管機關：在中央為衛生福利部；在直轄市為直轄市政府；在縣（市）為縣（市）政府。故應送請衛生福利部審核後發給之。但護理人員、助產人員執業，則應向所在地直轄市或縣（市）主管機關申請登記，發給執業執照。故受理「護理人員證書」、「助產人員證書」者為衛生福利部，而受理申請發給執業執照者，則為所在地之直轄市或縣（市）衛生主管機關。

護理人員法第 9 條之規定：「有下列情形之一者，不得發給執業執照，已領者，撤銷或廢止之：一、經撤銷或廢止護理人員證書。二、經廢止護理人員執業執照未滿一年。三、有客觀事實認不能執行業務，經直轄市、縣（市）主管機關邀請相關專科醫師、護理人員及學者專家組成小組認定（第 1 項）。前項第三款原因消滅後，仍得依本法規定申請執業執照（第 2 項）。」

依助產人員法第 10 條第 1 項規定：「有下列情事之一者，不得請領執業執照；其已領取者，應撤銷或廢止之：一、經撤銷或廢止助產人員證書者。二、經廢止助產人員執業執照未滿一年。三、有客觀事實認不能執行業務，經直轄市、縣（市）主管機關邀請相關專科醫師、助產人員及學者專家組成小組認定。」前項第 3 款原因消失後，仍得依本法規定申請執業執照（同條第 2 項）。

二、繼續教育與證照更新

護理人員之工作內容，以護理專業為主，為提升病人照護品質，維護病人權益，護理人員法第 8 條第 2 項規定：「護理人員執業，應每六年接受一定時數繼續教育，始得辦理執業執照更新。但有特殊理由，未能於執業執照有效期限屆至前申請更新，經檢具書面理由及證明文件，向

原發執業執照機關申請延期更新並經核准者，得於有效期限屆至之日起六個月內，補行申請。」本項但書規定，係於 2020 年 1 月 15 日修正新增，顧及實務上可能出現的不便情況，例如：連續加班、海外研修，或偏鄉人力不足難以抽空申請等問題，以確保護理人員執業不至於中斷而影響執業與病患權益。

惟何謂「特殊理由」？護理人員法施行細則雖於 2021 年 10 月 12 日全文修正，卻未作補充規定。而醫師法施行細則業於 2021 年 10 月 4 日修正，增訂第 4 條之 1，已明列五種特殊理由：「一、罹患重大疾病。二、分娩、育嬰、懷孕安胎休養。三、出國進修。四、中央流行疫情指揮中心成立期間，指揮官所為之指示、限制或其他措施。五、其他經中央主管機關公告之事由。」足供參考。

護理人員法第 8 條第 3 項規定，申請執業登記之資格、條件、應檢附文件、執業執照發給、換發、補發、更新與前項繼續教育之課程內容、積分、實施方式、完成繼續教育之認定及其他應遵行事項之辦法，由中央主管機關定之。助產人員法第 9 條第 2 項規定，助產人員執業，應接受繼續教育，並每 6 年提出完成繼續教育證明文件，辦理執業執照更新。

按有關醫事人員應接受繼續教育及更新證照之規定，始自於 2000 年 2 月 3 日同日制定公布之醫事放射師法、醫事檢驗師法，係為提升醫事人員之專業能力與醫療品質，進而保障人民之醫療人權而有此規制。

護理人員法於 2007 年 1 月 29 日修正公布時，已納入此制度，以符平等原則，並由中央主管機關訂定發布「護理人員執業登記及繼續教育辦法」，以利適用。中央主管機關嗣於 2013 年 7 月 1 日訂定發布「醫事人員執業登記及繼續教育辦法」，作為醫事人員共通適用之依據，並於同日廢止護理人員執業登記及繼續教育辦法。

三、以於一處執業為限

　　護理人員執業，其登記執業之處所，以一處為限（護理人員法第 13 條）；助產人員執業以一處為限（助產人員法第 12 條第 1 項前段）。早期實務見解認為，鄉鎮衛生所（室）保健員或其他職稱人員，若具有醫事人員資格，並實際從事與所具資格相符之業務者，得經服務機關證明，辦理職業登記。其具有護士、助產士（人員）雙重資格者，為利衛生所護產業務之推展，「得依上述規定請領護士、助產士（人員）兩種執業執照」❾。本函釋作成 1 個多月後，中央主管機關重新釋示：公私立醫院、診所之護產人員，若具護士、助產士（人員）雙重資格並實際從事該兩種業務者，基於工作需要，得經服務機構證明，「擇其一核發一種執業執照」，並加註「准在同一處所執行他種（護士或助產士）資格業務」，惟私立醫院、診所部分，應查核其事實後始可發給。學校之護士兼具助產士（人員）雙重資格者，核其無在學校從事助產業務之需要，仍以請領護士一種執業執照為宜❿。目的在於避免同時兼有多種資格之護產人員，將證照租借他人再行申請執業執照，以保障病患權益。

　　依 2013 年 7 月 1 日訂定發布之 「醫事人員執業登記及繼續教育辦法」第 11 條第 1 項規定，具有多重醫事人員資格者，得依多重身分「同時辦理執業登記」，並應符合該條項相關 5 款（執業登記場所，以同一處所為限……）之規定，以保障醫事人員之工作權。然「具有醫師、中醫師、牙醫師等多重醫事人員資格者，其執業登記，依具有多重醫事人員資格者執業管理辦法之規定辦理，不適用前項規定」。（醫事人員執業登記及繼續教育辦法第 11 條第 2 項）

---

❾　行政院衛生署 74 年 10 月 14 日衛署醫字第 557032 號函。

❿　行政院衛生署 74 年 11 月 28 日衛署醫字第 564942 號函。

四、護理人員、助產人員非加入公會不得執業

為促進公會組織之健全發展，協助政府推行政策，參照其他各類專門職業法規之體例及人民團體法第 37 條第 3 項之規定，護理人員法第 10 條明定：「護理人員非加入所在地護理人員公會，不得執業（第 1 項）。護理人員公會不得拒絕具有會員資格者入會（第 2 項）。」助產人員法第 11 條：「助產人員非加入所在地助產人員公會，不得執業（第 1 項）。」為保障具有會員資格者之入會權利，助產人員法第 11 條第 2 項亦明文規定，助產人員公會不得拒絕具有會員資格者入會。護理人員公會或助產人員公會違反前開規定者，由人民團體主管機關（內政部），處罰新臺幣 1 萬元以上 5 萬元以下罰鍰（護理人員法第 33 條第 2 項、助產人員法第 35 條第 2 項）。

五、執業範圍之限制

護理人員法第 12 條規定：「護理人員執業，應在所在地主管機關核准登記之醫療機構、護理機構或其他經中央主管機關認可之機構為之。但急救、執業機構間之支援或經事先報准者，不在此限。」

助產人員法第 12 條規定：「助產人員執業登記處所，以一處為限。助產人員執業，應在所在地主管機關核准登記之助產機構、醫療機構、產後護理機構或其他經中央主管機關認可之機構為之。但急救、執業機構間之支援、應邀出外執行業務或經事先報准者，不在此限。」

六、執業變動事項之報備義務

護理人員停業或歇業時，護理人員法第 11 條第 1 項規定，應自事實發生之日起 30 日內，報請原發執業執照機關核備。護理人員變更執業處所或復業者，準用關於執業之規定（同條第 3 項）；護理人員死亡者，由原發執業執照機關註銷其執業執照（同條第 4 項）。另有關護理人員停業

之期間，規定 1 年為限；逾 1 年者，應辦理歇業，以利管理（同條第 2 項）。

助產人員停業或歇業時，應自事實發生之日起 30 日內，報請原發執業執照機關備查（助產人員法第 12 條之 1 第 1 項）。停業之期間，以 1 年為限，如逾 1 年者，應辦理歇業；如係變更執業之處所，或係復業者，準用關於執業之規定（同條第 2 項、第 3 項）。又助產人員死亡者，由原發執業執照機關註銷其執業執照（同條第 4 項）。

七、護理人員公會、助產人員公會

㈠公會之組成及主管機關

護理人員法第 43 條規定：「護理人員公會分直轄市及縣（市）公會，並得設護理人員公會全國聯合會。」第 44 條：「護理人員公會之區域，依現有之行政區域，在同一區域內，同級之公會以一個為限。但於行政區域調整變更前已成立者，不在此限。」各級護理人員公會，由人民團體主管機關主管。但其目的事業，應受主管機關之指導、監督（同法第 48 條）。

直轄市及縣（市）護理人員公會，由該轄區域內護理人員 9 人以上發起組織之；未滿 9 人者，得加入鄰近區域之公會或共同組織之（同法第 45 條）。護理人員公會全國聯合會應由三分之一以上之直轄市、縣（市）護理人員公會完成組織後，始得發起組織（同法第 47 條）。

㈡理、監事等之設置與任期

各級護理人員公會置理事、監事，均於召開會員（會員代表）大會時，由會員（會員代表）選舉之，並分別成立理事會、監事會。其名額為：1.直轄市、縣（市）護理人員公會之理事，不得超過 27 人。 2.護理人員公會全國聯合會之理事，不得超過 35 人。 3.各級護理人員公會之理

事名額，不得超過全體會員（會員代表）人數二分之一。 4.各級護理人員公會之監事名額，不得超過各該公會理事名額三分之一（同法第49條第1項）。理事、監事任期，均為3年，連選連任者不得超過二分之一；理事長連任之次數，應以一次為限（同法第50條）。

另，護理人員法第50條之1規定：「上級護理人員公會理事、監事之當選，不限於下級護理人員公會選派參加之會員代表。下級護理人員公會選派參加上級護理人員公會之會員代表，不限於該下級護理人員公會之理事、監事。」

㈢會員大會及章程

護理人員公會必須每年召開會員（會員代表）大會一次，必要時，得召開臨時大會。護理人員公會會員人數超過三百人時，得依章程之規定，就會員分布狀況劃定區域，按其會員人數比率選定代表，召開會員代表大會，行使會員大會之職權（同法第51條）。

護理人員公會應訂立章程，造具會員名冊及選任職員簡歷名冊，送請所在地人民團體主管機關立案，並分送中央及所在地主管機關備查（同法第52條）。而各級護理人員公會章程應載明之事項，同法第53條明定有11款，略為： 1.名稱、區域及會所所在地。 2.宗旨、組織、任務或事業。 3.會員之入會及出會。 4.會員應納之會費及繳納期限。 5.會員代表之產生及任期。 6.理事、監事名額、權限、任期及其選任、解任。 7.會員應遵守之公約。 8.章程之修改等。

㈣公會及會員遵守法令、章程之義務

護理人員公會應遵守法令或章程規定，違反時人民團體主管機關得為下列之處分： 1.警告。 2.撤銷其決議。 3.撤免其理事、監事。 4.限期整理（同法第54條第1項）。另，護理人員法第54條之1明定：「直轄

市、縣（市）護理人員公會對護理人員公會全國聯合會之章程及決議，有遵守義務。」護理人員公會之會員有違反法令或章程之行為者，公會得依章程、理事會、監事會或會員（會員代表）大會之決議處分（同法第 55 條）。

依助產人員法第 6 章第 44 條至第 58 條之規定，助產人員公會除各級公會之理、監事名額與護理人員公會相較，稍有減少外，舉凡對「公會之種類」、「區域與數目限制」、「各級公會之發起」、「主管機關」、「理、監事任期與連任限制」、「會員大會之召開」、「章程表冊之立案報備」、「章程應列載事項」、「違反法令章程之會員大會決議之撤銷」，以及「公會會員違反法令章程公會得決議處分」等規定，均有與護理人員公會類似之規定。

第二節　護理、助產機構

壹、護理機構

為減少醫療資源浪費，因應連續性醫療照護之需求，並發揮護理人員之執業功能，依護理人員法第 14 條規定，得設置護理機構，中央主管機關於 1993 年 8 月 27 日據以訂定發布「護理機構設置標準」，2008 年 9 月 23 日名稱修正為「護理機構分類設置標準」及修正刪除部分條文；最近一次於 2022 年 9 月 6 日修正。

護理機構的功能，介於醫療機構與普通家庭之間，利用護理機構所提供的專業護理人員與醫療照護設施，可以節約國家社會支出龐大的醫療資源，並促進其充分利用與合理分配之外，更可減輕病患家屬對病患

長期照護之身心負擔，就社會需要而言，護理機構的功能必將趨於重要。

為責令護理機構服務人員善盡職責，護理機構分類設置標準第 7 條規定：「護理機構之負責資深護理人員，應督導其機構所屬護理人員及其他人員，善盡業務上必要之注意。」

一、護理機構的種類

依護理機構分類設置標準第 2 條規定，護理機構分以下二類：

㈠居家護理所

係指「至受照顧者居（住）所提供護理及健康照護服務，並得於所內提供照護之服務、諮詢、指導、訓練或其他相關服務之機構。」（第 2 條第 1 項第 1 款）；於「居家護理所」內提供服務者，以護理人員為限（第 2 條第 3 項）。

㈡護理之家

係指「提供受照顧者入住，並全時予以護理健康照護服務之下列機構：1.一般護理之家。2.精神護理之家。3.產後護理之家。」（第 2 條第 1 項第 2 款）。

至於「護理及健康照護服務」之範圍，則包括「個案之護理需求評估、健康促進、疾病預防與照護、長期失能、失智、安寧及其他全人照護」（第 2 條第 2 項）。護理機構對於其所服務之對象如有醫療需求時，應轉介醫師診療；並得依其照護需求，轉介相關的醫事人員提供服務（第 5 條）。護理機構就前條醫師診療及相關醫事人員依法執行業務之紀錄，應連同護理紀錄妥善保存（第 6 條）。

二、護理機構名稱使用之限制

護理人員法第 18 條規定：「護理機構名稱之使用或變更，應以主管機關核准者為限（第 1 項）。非護理機構不得使用護理機構或類似護理機

構之名稱（第 2 項）。」依護理人員法施行細則第 7 條第 1 項補充規定：「本法第十八條所定護理機構名稱之使用或變更，應依下列規定辦理：一、護理機構，依護理機構分類設置標準所定之分類，標明其名稱。二、財團法人護理機構，冠以『財團法人』字樣。三、依本法第十七條第三款由其他法人依有關法律規定附設者，冠以其法人名稱，並加註『附設』字樣。四、其他經中央主管機關核准使用之名稱。」本辦法 2021 年 10 月 12 日修正施行前，主管機關已核准護理機構冠以醫療機構附設之名稱者，得繼續使用原名稱（同條第 2 項）。

護理人員法第 18 條之 2，明定護理機構不得使用下列名稱：「一、在同一直轄市或縣（市）區域內，他人已登記使用之護理機構名稱。二、在同一直轄市或縣（市）區域內，與被廢止開業執照未滿一年或受停業處分之護理機構相同或類似之名稱。三、易使人誤認其與政府機關、公益團體有關或有妨害公共秩序或善良風俗之名稱。」

三、護理機構之設置或擴充，應先經申請主管機關許可

護理機構之設置或擴充，應先經主管機關許可，其申請程序應依中央主管機關之規定。而且護理機構之分類及設置標準，亦由中央主管機關定之（護理人員法第 16 條）。

有關護理機構之設置或擴充，應檢具之文件，依中央主管機關於 2012 年 12 月 19 日訂定發布、2021 年 10 月 12 日全文修正之「護理機構設置或擴充許可辦法」第 5 條規定：「依第二條第一項申請設置或擴充之護理機構為護理之家者，申請人應填具申請書，並檢具下列文件、資料：一、設置或擴充計畫書及計畫摘要。二、財團法人護理之家，其董事會同意設置或擴充之會議紀錄。三、其他法人依有關法律附設之護理之家，其董事會或社員總會同意設置或擴充之會議紀錄，及該法人主管機關同

意函。」

四、護理機構分類設置標準

　　為配合護理人員法 2020 年 1 月 15 日修正已刪除第 15 條（護理機構之服務對象）之規定，護理機構分類設置標準於 2020 年 7 月 22 日全文修正發布，將護理機構分類從原先的「居家護理機構」、「護理之家」、「產後護理機構」三類，修正調整為二類：「居家護理所」及「護理之家」。

　　護理機構分類設置標準第 3 條明定「居家護理所設置基準」（如附表一）及「護理之家設置基準」（如附表二），護理機構分類設置標準並於 2022 年 9 月 6 日修正發布第 3 條條文之附表二。

附表一　居家護理所設置基準

	居家護理所	備註
一、人員	(一)護理人員至少一人（包括負責人） (二)護理人員外，得視業務需要置專任或特約醫事人員、社會工作人員、照顧服務員或其他人員 (三)應指定人員管理護理紀錄及相關資料	居家護理所得視其服務對象之照護需要，配置或特約相關醫事人員，並應向所在地衛生主管機關申請登記事項變更，於開業執照上登載該醫事人員實際執行法定業務之項目
二、設施、設備	(一)應有護理紀錄放置設施 (二)應有醫材儲藏設施	
三、其他	居家護理所如有提供「身體照顧、日常生活照顧及家事服務」之服務者，應依下列規定辦理： (一)依長期照顧服務機構設立標準之居家式長照機構規定申請設立 (二)前款長期照顧服務機構得與居家護理所同址	

附表二　護理之家設置基準

設置項目	區分設置基準	一般護理之家	精神護理之家	產後護理之家	備註
一、人員	(一)護理人員	1.每十五床應有一人；未滿十五床者，以十五床計。 2.設有日間照護者，按登記提供服務量，每登記提供三十人之服務量，應增置一人；未滿三十人者，以三十人計。 3.負責資深護理人員，應具本法施行細則第九條所定之資格與條件。 4.二十四小時均應有護理人員上班。 5.收住呼吸器依賴個案達四床以上者，其人員應符合下列規定： (1)每十床應有一人，不足十床以十床計。 (2)至少有一位護理人員具備呼吸照護臨床經驗二年。 (3)收住呼吸器依賴個案以二十四床為計算單位，每超過二十四床應再增加一人。	1.每二十床應有一人；未滿二十床者，以二十床計。 2.設有日間照護者，按登記提供服務量，每登記提供三十人之服務量，應增置一人；未滿三十人者，以三十人計。 3.負責資深護理人員，應具本法施行細則第九條所定之資格與條件。 4.二十四小時均應有護理人員上班。	1.每十五床（含嬰兒床）應有一人；未滿十五床者，以十五床計。 2.負責資深護理人員，應具本法施行細則第九條所定之資格與條件。 3.二十四小時均應有護理人員上班。	一、一般護理之家收住呼吸器依賴個案人數，不得逾機構許可床數二分之一。 二、精神護理之家服務對象：精神病症狀穩定且呈現慢性化，需生活照顧之精神病患，且應符合本標準第五條之規定。 三、任何時段護理人員及照顧服務員之總數與住民人數比例： (一)一般護理之家不得低於一比十五，且須視各班別之工作內容增加適當人力。 (二)精神護理之家不得低於一比二十，且須視各班別之工作內容增加適當人力；夜間照顧人力並得計入輔助人員，如駐衛警、保全人員、行政人員等。 四、護理人員最低設置總人數，一般護理之家應能同時符合1.及4.，產後護理之家應能同時符合1.及3.。

（註：礙於篇幅，本附表下略）

五、護理機構負責人之資格與代理

　　護理人員法第 19 條規定:「護理機構應設置負責資深護理人員一人，對其機構護理業務，負督導責任，其資格條件由中央主管機關定之（第 1 項）。私立護理機構由前項資深護理人員設置者，以其申請人為負責人（第 2 項）。」

　　護理人員法施行細則第 9 條補充規定:「本法第十九條第一項所定護理機構負責資深護理人員之資格條件，應具備從事臨床護理工作年資七年以上，或以護理師資格登記執業從事臨床護理工作年資四年以上。」

　　由於護理機構之負責資深護理人員，應督導其機構所屬護理人員及其他人員，善盡業務上必要之注意，其重要性不容忽視，故護理人員法第 19 條之 1 明定：「護理機構負責護理人員因故不能執行業務，應指定合於負責人資格者代理之。代理期間超過一個月者，應報請原發開業執照機關備查。前項代理期間，最長不得逾一年。」

六、護理機構開業登記申請

　　護理人員法第 17 條規定:「護理機構之開業，應依左列規定，向所在地直轄市或縣（市）主管機關申請核准登記，發給開業執照：一、公立護理機構：由其代表人為申請人。二、財團法人護理機構：由該法人為申請人。三、私立護理機構：由個人設置者，以資深護理人員為申請人；由其他法人依有關法律規定附設者，以該法人為申請人。」

　　護理人員法施行細則第 6 條復規定:「本法第十七條所定護理機構核准登記事項如下：一、名稱、地址及開業執照字號。二、申請人之姓名、國民身分證統一編號、出生年月日、住址；申請人為法人者，其名稱、事務所所在地及其代表人姓名。三、負責資深護理人員之姓名、國民身分證統一編號、出生年月日、證書字號及住址。四、依本法第十六條規

定申請審核許可之床數、總樓地板面積、日期及字號。五、依本法第二十條規定訂定契約醫院之名稱、地址及開業執照字號。六、業務項目。七、其他中央主管機關指定之事項。」

七、應與鄰近評鑑合格醫院訂定轉介契約／契約變動報備

護理機構之設置，護理人員法及其施行細則並未規定應有醫師常駐於護理機構中，但護理機構所收容的病人主要為：1.罹患慢性病需長期護理之病人；2.出院後需繼續護理之病人；3.產後需護理之產婦及嬰幼兒。此三類病人隨時均有出現病情惡化或突然疾病發作之虞，因此，必須與鄰近醫院訂定轉介之契約，以便需要時，可立即將病人轉送或電話請求醫療救援，藉以維護護理機構中病人之生命安全。護理人員法第 20 條爰規定：「護理機構應與鄰近醫院訂定轉介關係之契約（第 1 項）。前項醫院以經主管機關依法評鑑合格者為限（第 2 項）。第一項契約終止、解除或內容有變更時，應另訂新約，並於契約終止、解除或內容變更之日起十五日內，檢具新約，向原發開業執照機關報備（第 3 項）。」

有關醫療轉介契約，依護理人員法施行細則第 12 條補充規定護理人員法第 20 條第 1 項「所稱之契約」，其內容應包括：急救、急診、轉診及定期出診等事項。

八、歇業、停業及變更登記之報備

護理人員法第 22 條規定：「護理機構停業、歇業或其登記事項變更時，應於事實發生之日起三十日內，報請原發開業執照機關備查（第 1 項）。」「護理機構遷移者或復業者，準用關於設立之規定（第 2 項）。」護理人員法施行細則第 11 條至第 13 條規定護理機構停業、歇業或其他登記事項變更等應遵循程序。第 11 條規定：「護理機構停業、歇業或其登記事項變更，依本法第二十二條第一項規定報請備查時，應填具申請

書，並檢附開業執照及有關文件、資料，送由原發給開業執照機關依下列規定辦理：一、停業：於其開業執照註明停業日期及理由後發還。二、歇業：註銷其開業登記及開業執照。三、登記事項變更：辦理變更登記（第 1 項）。前項第三款登記事項變更，需換發開業執照時，申請人應依規定繳納開業執照費（第 2 項）。護理機構停業或歇業時，第一項應檢附文件、資料，包括對於其服務對象予以適當轉介之說明（第 3 項）。」

「護理機構停業、歇業或受停業、撤銷、廢止開業執照處分者，其所屬護理人員，應依本法第十一條第一項、第三項規定辦理停業、歇業或變更執業處所。」（護理人員法施行細則第 12 條）「護理機構歇業或受撤銷、廢止開業執照處分者，應將其招牌拆除。」（第 13 條）

九、護理機構之收費標準

為避免護理機構收費過高，護理人員法第 21 條規定：「護理機構之收費標準，由直轄市、縣（市）主管機關核定之。但公立護理機構之收費標準，由該管主管機關分別核定（第 1 項）。護理機構不得違反收費標準，超額收費（第 2 項）。」違反收費標準之處理，護理人員法與助產人員法規定未盡相同。前者，除應依護理人員法第 36 條第 1 項規定，處新臺幣 1 萬 5 千元以上 15 萬元以下罰鍰外，另依同條第 2 項規定，並應限期退還超額收費。

護理機構有「超收費用經查屬實，而未依限將超收部分退還」時，依護理人員法第 29 條第 3 款之規定，處新臺幣 2 萬元以上 10 萬元以下罰鍰；其情節重大者，並得廢止護理機構之開業執照。護理機構受廢止開業執照處分，仍繼續開業者，得由中央主管機關吊扣其負責護理人員證書 2 年（護理人員法第 31 條）。

十、報告與接受檢查及資料蒐集

依護理人員法第 23 條規定：「護理機構應依法令規定或依主管機關之通知，提出報告，並接受主管機關對其人員配置、設備、收費、作業、衛生、安全、紀錄等之檢查及資料蒐集。」所謂「提出報告」，係指依傳染病防治法、人類免疫缺乏病毒傳染防治及感染者權益保障條例，以及其他依法令應提出報告而言。主管機關依護理人員法第 23 條規定執行檢查及資料蒐集時，其檢查及資料蒐集人員，應出示有關執行職務之證明文件或顯示足資辨別之標誌（護理人員法施行細則第 14 條）。

十一、評鑑與督導考核

為使護理機構合法運作，以維護民眾權益，中央主管機關有必要視需要辦理護理機構評鑑，直轄市或縣（市）主管機關亦須對於轄區內護理機構辦理業務督導考核。護理人員法第 23 條之 1 規定：「中央主管機關應辦理護理機構評鑑。直轄市、縣（市）主管機關對轄區內護理機構業務，應定期實施督導考核（第 1 項）。護理機構對前項評鑑及督導考核，不得規避、妨礙或拒絕（第 2 項）。第一項之評鑑、督導考核，必要時，得委託相關機構或團體辦理（第 3 項）。」同法第 23 條之 2 規定：「中央主管機關辦理護理機構評鑑，應將各機構評鑑之結果、有效期間及類別等事項公告之（第 1 項）。護理機構於評鑑合格有效期間內，違反本法或依本法所發布之命令，經主管機關令其限期改善，屆期未改善或其違反情節重大者，中央主管機關得調降其評鑑合格類別或廢止其評鑑合格資格（第 2 項）。護理機構評鑑之標準，包括對象、項目、評等、方式等，與評鑑結果之撤銷、廢止及其他應遵行事項之辦法，由中央主管機關定之（第 3 項）。」以利遵循。護理人員法施行細則第 15 條補充規定：「直轄市或縣（市）主管機關依本法第二十三條之一規定辦理護理機

構業務督導考核，應訂定計畫實施，每年至少辦理一次。」

十二、護理機構廣告之限制

護理人員法第 18 條之 1：「護理機構廣告，其內容以左列事項為限：一、護理機構之名稱、開業執照字號、地址、電話及交通路線。二、負責護理人員之姓名、性別、學歷、經歷、護理人員證書及執業執照字號。三、業務項目及執業時間。四、開業、歇業、停業、復業、遷移及其年、月、日。五、其他經中央主管機關公告容許事項（第 1 項）。非護理機構，不得為護理業務之廣告（第 2 項）。」

貳、助產機構

一、助產機構負責人之資格及代理

助產人員法第 13 條規定：「助產人員申請設立助產機構執行業務，須在中央主管機關指定之醫療機構、助產機構執行助產業務二年以上，始得為之（第 2 項）。助產機構之設置標準，由中央主管機關定之（第 3 項）。」有關助產機構應有之「基本設備」、「常備藥物」、「急救藥物」、「環境設備」等，中央主管機關於 2005 年訂定助產機構設置標準，予以詳細規定。

助產人員申請設立助產機構，應向所在地直轄市或縣（市）衛生主管機關申請核准登記，發給開業執照（助產人員法第 14 條）。助產人員法第 15 條規定：「助產機構應以其申請設立之助產人員為負責人，對其業務負督導責任（第 1 項）。助產機構負責人因故不能執行業務，應指定助產人員代理。代理期間超過一個月者，應報請原發開業執照機關備查（第 2 項）。前項代理期間，最長不得逾一年（第 3 項）。」違反本條第 2 項之規定者，依同法第 35 條第 1 項規定，處新臺幣 6,000 元以上 3 萬元以下罰

鍰，並限期令其改善，屆期未改善者，處 1 個月以上 1 年以下之停業處分。

二、停業、歇業、復業及變更登記之報備

　　助產機構停業、歇業或登記事項變更時，應於事實發生之日起 30 日內，報請原發開業執照機關備查（助產人員法第 18 條第 1 項）；助產機構遷移或復業者，準用關於設立之規定（同條第 4 項）。

三、助產機構之收費標準

　　為避免助產機構收費過高及收費之爭議，助產人員法第 19 條規定：「助產機構收取費用，應開給收費明細表及收據（第 1 項）。助產機構不得違反收費標準，超額或擅立收費項目收費（第 2 項）。前項收費標準，由直轄市、縣（市）主管機關核定之（第 3 項）。」違反本條第 2 項之規定者，主管機關除依本法第 34 條第 1 項處新臺幣 1 萬元以上 5 萬元以下罰鍰外，並應限期令其將超收部分退還；屆期如仍未退還者，按次連續處罰（助產人員法第 34 條第 2 項），此與護理人員法規定不同，並無因而直接廢止開業執照之規定。

四、報告及受檢查之義務

　　助產機構應依法令規定或依主管機關之通知，提出報告，並接受主管機關對其人員配置、設備、收費、作業、衛生、安全、紀錄等之檢查及資料蒐集（助產人員法第 24 條）。

五、助產機構名稱使用之限制

　　助產人員法第 16 條規定：「助產機構名稱之使用或變更，應經所在地直轄市、縣（市）主管機關核准（第 1 項）。非助產機構不得使用助產機構或類似之名稱 （第 2 項）。」 第 17 條復規定，在同一直轄市或縣（市）區域內，不得使用他人已登記使用之助產機構名稱（第 1 款）；或與被廢止開業執照未滿 1 年或受停業處分之助產機構相同或類似之名稱

（第 2 款）；或易使人誤認其與政府機構、公益團體有關或有妨害公共秩序或善良風俗之名稱（第 3 款）。

六、助產機構廣告之限制

助產機構之廣告內容，助產人員法第 22 條第 1 項明定以下列事項為限：助產機構之名稱、開業執照字號、地址、電話及交通路線（第 1 款）；助產師或助產士之姓名及其證書字號（第 2 款）；其他經中央主管機關公告容許登載或宣播之事項（第 3 款）。同條第 2 項並規定：「非助產機構，不得為助產照護業務廣告。」

七、不當行為之禁止

依助產人員法第 23 條規定：「助產機構不得以不正當方法，招攬業務（第 1 項）。助產人員及其助產機構之人員，不得利用業務上之機會，獲取不正當利益（第 2 項）。」

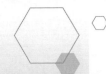

第四章
醫師、護理、助產人員與醫療機構的法律關係

公立醫療機構與醫護人員的法律關係
私立醫療機構與醫護人員的法律關係

●學習目標●

1. 分辨醫護人員進用管道之不同
2. 認識公職醫護人員與國家之權利義務關係
3. 瞭解特別權力關係意涵
4. 區別私立醫療機構與醫護人員私法上契約之類型

　　醫護人員與醫療機構的法律關係，約可區分為如下數大類：一、公立醫療機構與醫護人員的法律關係：㈠公法上的權利、義務關係；㈡一般僱傭關係。二、私立醫療機構與醫護人員的法律關係。

第一節 公立醫療機構與醫護人員的法律關係

壹、公法上的權利、義務關係

一、公法上的權利、義務關係之意涵

國家派令具有公務人員身分之醫護人員至公立醫療機構服務，予以任用，即為公務人員，與國家發生公法上的權利、義務與責任，享有公務人員應有的俸給權、退休金權、撫卹金權、參加考績權、參加保險權、職務上使用公物公款權、職權保障權等，盡皆有之；相對的，亦負有一定的義務：如執行職務、服從命令、嚴守命令、保持品格、不為一定行為及忠誠等，如違反義務，則有責任。公務人員的法律責任，包括：行政（懲戒）責任、刑事責任、民事責任及國家賠償責任。

二、專勤服務

公立醫療機構是國家所設置之行政性公務營建機構，公立醫療機構所屬之醫護人員，絕大多數為依法參加考試，取得任用資格而分發至各單位服公職者，著重於倫理性的忠誠服務，與私法上以提供勞務為目的的僱傭契約關係，有所不同。故為貫徹醫療機構醫師專勤服務，中央主管機關訂有醫療機構醫師專勤服務辦法，衛生福利部於 2014 年 1 月 15 日修正發布名稱為「衛生福利部及直轄市政府衛生局所屬醫療機構醫師專勤服務辦法」，全文共 9 條，並溯自 2013 年 7 月 23 日施行。

本辦法第 2 條規定:「衛生福利部及直轄市政府衛生局所屬醫療機構醫師應依下列規定，專勤從事醫療服務、教學及研究或醫療行政工作:

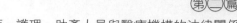
一、遵守醫療機構之有關規定，並按時服勤、值班或待班及接受基於任務須要之各種派遣。二、不得在住宅或其他場所應門診或設置病床等醫療設備及以任何標誌，招徠病人。三、不得利用配偶、親友開業之場所或設備從事醫療業務。」

若係「擔任主治醫師職務以上者，除依前條規定外，並應遵守下列規定。但首長、副首長不在此限：一、需應門診者，每週擔任一般門診或特別門診二次以上。二、每日至病房巡迴診療住院病患一次以上。三、每週報告或參加各項學術討論會、病歷討論或教學活動二次以上。四、每年應提出論文或專題報告一篇以上。五、應邀對外作學術演講，應先報經首長核准。六、兼任本醫療機構外之工作，應依有關法令規定辦理，並須事前報經首長核准。」（同辦法第 3 條）而「住院總醫師、住院醫師除依第二條之規定外，應接受上級醫師指導，從事臨床服務並參加各種學術活動及研究工作。」（同辦法第 4 條）

此外，本辦法第 5 條規定，醫療機構之首長、副首長及科主任對所屬醫師之醫療服務及教學、研究等工作，應隨時注意督導考核，並應督促所屬醫師遵守專勤服務之規定，加強查察（第 6 條）。醫師專勤服務績效優良者，得以下列方式酌予獎勵： 1.列為獎勵金評分依據。 2.列為平時考核及年終考績之依據。 3.派赴國內、外進修。 4.其他適當獎勵或表揚（第 7 條）。

三、醫事人員之懲戒

醫事人員從事醫療行為或輔助的醫療行為，不僅涉及病患個人之權益，更影響國民健康之公共利益，須具備專門之醫學知識與技能，因此，須經由專門職業及技術人員考試，以取得專門職業人員執業資格。醫事人員為專門職業人員，應依各該醫事專門職業法規規定，執行業務；醫

療法第 57 條規定，醫療機構應督導所屬醫事人員遵守各該醫事專業法規之責。

專門職業人員如違背其職業上應遵守之義務，而須受懲戒者，基於職業團體自治原則及各種專門職業之特性，掌理懲戒事項之組織，多由法律授權主管機關訂定相關規定；有關懲戒處分之構成要件，並應符合法律明確性，必須使其能預見何種作為或不作為構成義務之違反及所應受之懲戒為何。

司法院釋字第 432 號解釋指出：「法律明確性之要求，非僅指法律文義具體詳盡之體例而言，立法者於立法定制時，仍得衡酌法律所規範生活事實之複雜性及適用於個案之妥當性，從立法上適當運用不確定法律概念❶或概括條款而為相應之規定。有關專門職業人員行為準則及懲戒之立法使用抽象概念者，苟其意義非難以理解，且為受規範者所得預見，並可經由司法審查加以確認，即不謂與前揭原則相違。」

依醫師法所定之醫師懲戒事由、懲戒方式，以及醫師懲戒委員會、醫師懲戒覆審委員會之設置、組織、會議等程序及其他相關事項之遵循，請參閱本書第三篇第二章第四節違反醫事護理法規之罰則貳、醫師法之罰則三、處罰態樣㈠移付懲戒。

四、醫事人員人事條例之規範

㈠立法背景

醫事人員人事條例係於 1999 年 7 月 15 日制定公布，制定的原因，在解決「醫師荒」及「護士荒」的人力調配困境。按公立醫療機構醫事

---

❶ 不確定法律概念，參陳慈陽，〈行政裁量及不確定法律概念——以兩者概念內容之差異與區分必要性問題為研究對象〉，收錄於臺灣行政法學會主編，《行政法爭議問題研究（上）》，五南，2000 年 12 月，頁 449-472。

人員之進用，早期得以「學經歷進用」，惟 1991 年 11 月 1 日制定新的「技術人員任用條例」**⑫**，明定初任各官等技術人員，必須考試及格始得任用，致 1992–1993 年大量的醫事人力投入高普考試，衍生醫院發生「醫師荒」及「護士荒」嚴重的人力調配問題。雖 1993 年 8 月 4 日制定公布施行「專門職業及技術人員轉任公務人員條例」，放寬醫事人員任用資格，亦無法有效解決根本的人力需求問題，以及配合業務之特性及需要。為解決公立醫療機構「萬年科主任」、「萬年住院醫師」的弊病，1999 年 7 月 15 日制定公布「醫事人員人事條例」，並由考試院會同行政院以命令訂自 2000 年 1 月 16 日施行。只要取得醫事人員執業證照者，即有在公立醫療機構服務的資格，提高公立醫療機構的用人彈性，嗣於 2006 年 5 月 17 日修正公布全文 20 條。

(二)醫事人員人事條例特性**⑬**

　　醫事人員人事條例制定公布，具有以下幾點特性：1.建立醫事專業證書制度；2.依照醫事專業區分級別，區分為師三級及士三級；3.授權醫療機構公開甄選用人，以公開競爭方式取才；4.訂定醫事人員俸給表，廢除官職等；5.住院醫師採聘用制，靈活用人，解決「萬年住院醫師」問題；6.首長採任期制，避免「萬年主任」問題，以活絡用人。

　　本條例對於醫事人員的任用、俸給、考績問題進行具體的規範，包括公立醫療機構、教學醫院、衛生所中醫事人員的職稱，針對醫師、檢驗師等，依據醫師法工作者進行單獨規範，由於醫師法中並未因公、私立醫療機構的不同，而有不同的規定，因此，凡領有專門職業考試的醫事

---

⑫　技術人員任用條例於 2002 年 1 月 29 日公布廢止。

⑬　廖又生，〈醫事人力資源羅致機制解析〉，《醫事行政法──人力資源管理導向》，元照，2009 年 8 月，頁 93–94。

人員執業證照，即有公立醫療機構服務的資格，不需再經公務人員考試。

公立醫療機構採取對專業尊重的管理方式，不再援用行政機關官職等規定，而如教師分為教授、副教授等層級，將醫師分為「顧問醫師級」、「主治醫師級」、「專科醫師級」、「住院醫師級」等層級；同時為維持醫師的專業特性，醫師亦仿教師之模式，擔任行政職務乃採兼任方式，如主治醫師兼科主任，不擔任科主任時，仍是主治醫師身分，澈底解決公立醫療機構嚴重的人事問題。

㈢規定重點

醫事人員人事條例適用之範圍，以公立醫療機構、政府機關及公立學校組織法規所定，並經考試院會同行政院認定由醫事人員擔任之職務為限（條例第 2 條）。考試院及行政院於 2022 年 5 月 31 日發布修正「各機關適用醫事人員人事條例職務一覽表」令。

「前條各類醫事人員依各該醫事法規規定分為師級及士（生）級，師級人員並再分為師㈠級、師㈡級與師㈢級，以師㈠級為最高級。」（條例第 3 條第 1 項）。所謂的師㈠級，即相當於一般公務人員簡任第 10 職等至第 11 職等；師㈡級與師㈢級，則分別相當於薦任第 8 職等至第 9 職等及薦任第 6 職等至第 7 職等。

為鼓勵醫事人員奉獻投入、升遷有序，醫事人員人事條例第 4 條規定醫事職務師㈢級之任用資格，需具有下列情形之一者：1.經公務人員考試醫事相關類科考試及格並取得中央衛生主管機關核發之醫事專門職業證書者。2.經專門職業及技術人員考試醫事相關類科考試及格並取得中央衛生主管機關核發之醫事專門職業證書者。由於師級人員已分三級，各級之專業知能及俸級起迄點均有不同，故各級人員之任用亦須有不同條件，俾任使有據。又醫事人員已無官等職等，僅在俸級上有所區別，

爰醫事人員人事條例第 7 條第 1 項、第 2 項分別明定醫事職務師㈡及師㈠級醫事人員之任用資格，須已達各級最低俸級，並具備相關之學歷、經歷及專業訓練者；或領有中央主管機關核發之師級醫事專門職業證書後，實際從事 4 年以上（師二級）或 12 年以上（師一級）相關專業工作，並符合前面所述之學歷、經歷及專業訓練規定者。

　　公立醫療機構之醫事人員執行業務之行為，性質上並非公權力之行使，但向來均適用與行政機關相同之人事制度，致使其人事運用及營運發生困難，為因應其實際之需要及專業特性，爰明定得以領有醫事專門職業證書作為任用資格之依據。醫事人員人事條例第 9 條第 1 項明定：「公立醫療機構住院醫師依聘用人員進用之法律規定聘用之。」依本條例任用之醫事人員，同條例第 14 條第 1 項規定：「醫事人員得兼任公立醫療機構首長、副首長或醫事單位主管、副主管。」第 15 條則明文限制轉調：「依本條例任用之醫事人員，除經公務人員考試及格或具有其他法律所定任用資格者外，不得轉調其他非由醫事人員擔任之職務。」

　　由於醫事人員人事條例於 2006 年 5 月 17 日修正之後，迄今並未再修正，因此，2008 年 7 月 2 日制定公布之語言治療師法，以及 2009 年 1 月 23 日制定公布之牙體技術師法、聽力師法，以及其後新制定之醫事人員，並未涵括在內，應有未宜。

貳、一般僱傭關係

一、聘用依據

　　公立醫療機構基於業務上的需要，得依據「聘用人員聘用條例」（本條例共 10 條，自 1972 年 2 月 3 日修正後，業逾 50 年未曾檢討修正；第 1 條依據公務人員任用法第 21 條訂定之法源，早已修正條次。）　之規

定，以訂立契約方式定期聘用專業或技術人員，從事醫護工作。此類醫護人員仍係廣義的公務員，即刑法上所稱之「依法令從事於公務之人員」，但因並不具備公務員任用資格，自是無公務人員俸給法、退休法及撫卹法等之適用。但若於約聘期間病故或因公死亡，得依聘用人員聘用條例第 6 條規定，酌給撫慰金。

　　公立醫療機構之聘用人員之職稱、員額、期限及報酬，應由聘用機關詳列預算，並列冊送銓敘部登記備查；解聘時亦同（聘用人員聘用條例第 3 條）。至於聘用契約則應記載如下事項：一、約聘期間。二、約聘報酬。三、業務內容及預定完成期限。四、受聘人違背義務時應負之責任（同條例第 4 條）。

　　聘用人員若遭公立醫療機構解聘，應如何尋求救濟？實務上認為：「聘用人員，係私法上契約關係，解聘並非行政處分，而為終止契約之性質，學校教員之解聘，是否正當，係屬私權爭執，應訴由普通法院裁判，不涉行政爭訟之範圍，原告對學校之解聘有所爭執，純屬私法上契約，當事人間就聘用關係之終止問題，祇能循民事訴訟程序謀求解決，不得依行政爭訟請求救濟。」❶❹

二、獎勵金發放依據

　　公立醫療院所將盈餘作為醫師獎勵金，依行政院所訂「公立醫療機構人員獎勵金發給要點」為發放依據，本要點經多次修正，最近一次修正第 4 點行政院於 2021 年 7 月 20 日核定，衛生福利部以 2021 年 7 月 23 日轉行文，並溯及自 2020 年 2 月 27 日生效。

三、獎勵金發給對象

　　依公立醫療機構人員獎勵金發給要點第 3 點規定:「獎勵金發給對象

❶❹　行政法院 62 年裁字第 233 號判例。

以各公立醫療機構年度預算所列員額及年度進行中經核准增加員額之現職人員為限。但各公立醫療機構臨時、額外人員，得由各公立醫療機構自行衡酌納入。」

四、獎勵金之來源

有關醫師獎勵金之來源，本要點第 4 點第 1 項明定：「本要點所需獎勵金，由各公立醫療機構在其醫療藥品循環基金或醫療作業基金內有關科目項下支應，其提撥總額不得超過年度事業收支（不含事業外收支）總淨餘數百分之八十。但有下列情形之一者，得酌予放寬至不超過年度事業收支（不含事業外收支）總淨餘數百分之九十五：㈠位於偏遠地區之公立醫療機構。㈡經中央主管機關指定為傳染病隔離醫院或應變醫院。㈢經地方主管機關指定為傳染病防治醫療網應變醫院。㈣採購國內製造之防疫物資及戰備醫材致事業支出較去年同期明顯增加。㈤其他經主管機關指定從事特殊醫療衛生業務。」

第二節　私立醫療機構與醫護人員的法律關係

私立醫療機構之組織形態，醫療法修正後主要可區分為「醫療財團法人」、「醫療社團法人」及「獨資經營醫院」等類，其與醫事人員之法律關係，與公立醫療機構不同，不具公法上權利義務之關係，而純係屬私法上契約性質，惟其契約之種類如何？分述如下：

㈠醫事人員是醫療機構的投資人或合夥人，同時又受聘在醫療機構擔任醫療工作，按月領取薪津並負擔醫療機構經營之盈虧責任者，則這類醫事人員與醫療機構之關係，是合夥契約或隱名合夥契約與僱傭契約

或委任契約的混合形態。

㈡醫事人員並非醫療機構之投資人或合夥人，僅受聘在醫療機構擔任醫療工作者，其與醫療機構間之關係，視雙方契約內容，分別為僱傭、承攬或委任契約。

㈢醫護人員為醫療法人之捐助人或董事，另又受聘於該醫療機構擔任醫療工作，則該醫事人員與財團法人醫療機構間，是聘僱關係與法人董事或捐助人關係。

㈣一般開業醫師之間常有之代診情事，所謂代診，即開業醫師因故必須離開其診所一段時日，乃僱傭醫師代診，雙方言明，代診醫師每日或每月必須維持某種病人門診數量，同時不發生醫療糾紛為條件，作為計酬標準或計酬前提，以維持其醫院（診所）之業務，此種代診契約，則屬承攬契約性質。總之，契約之性質既係定奪於雙方當事人間意思表示之一致，則無法強求盡皆一致，固不待言；理應審究個別私立醫療機構與其醫護人員之契約內容，再行定論。

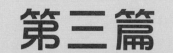

第三篇

醫療、護理、助產業務與義務及醫預法

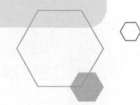

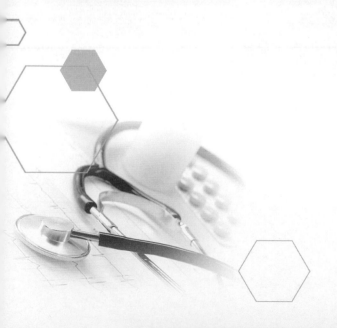

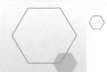

第一章

醫療、護理、助產業務

醫療業務

醫師醫療業務之界限

護理、助產業務

醫療、護理過失

學習目標

1. 瞭解業務的概念及正當業務行為阻卻違法
2. 認識醫療業務之意義與特性
3. 明瞭醫師的業務範圍及推拿是否列入醫療管理
4. 熟悉護理人員業務範圍及預防接種之特別規定
5. 辨明醫療、護理業務上之過失意義與要件

第一節　醫療業務

壹、業務之概念

一、須有持續性及固定性

「業務」，係指「凡以反覆實行同種類之行為為目的之社會活動」而

言❶，故業務須有持續性及固定性，若僅係偶一為之，即不能認為是業務。

二、以事實上執行業務為準，不限合法業務

法律上所謂「業務」的概念，不以合法業務為限，非法業務亦包括在內，實務係採「以事實上執行業務為準，不以曾經官署許可之業務為限」的「事實業務說」❷。即其業務，只須為法令所許可或並不違背公序良俗而為習慣所許可者，但不以經主管官署核准者為限；也不以本職為限❸。

貳、醫療業務與醫療行為

一、醫療業務不以收取報酬為要件

醫師執行醫療業務，從醫療行為的主體性觀察，醫療業務即醫師業務。依中央主管機關之函釋，「醫療業務」係指：「以醫療行為為職業者而言，不問是主要業務或附屬業務（輔助主要業務不可或缺之附隨行為），凡職業上予以機會，為非特定多數人之醫療行為均屬之，但不以收取報酬為要件，法令另有規定者從其規定。」❹

二、醫療業務以醫療行為為主

㈠醫療行為定義

「醫療行為」乃醫療關係之核心，現行衛生法規，並未於條文中定義「醫療行為」，中央主管機關基於醫政管理之需，以行政解釋將「醫療

---

❶ 最高法院 29 年上字第 3364 號判例。

❷ 最高法院 24 年 7 月民刑庭總會決議。

❸ 最高法院 74 年臺上字第 6262 號判決。

❹ 行政院衛生署 65 年 4 月 6 日衛署醫字第 107880 號函。

行為」定義為：「凡以治療、矯正或預防人體疾病、傷害、殘缺或保健為目的，所為的診察、診斷及治療，或基於診察、診斷結果，以治療為目的，所為的處方、用藥、施術或處置等行為的全部或一部的總稱為醫療行為。」❺ 然因爭議過多而取締工作難以貫徹，又針對一些案例另為特別解釋，加以排除❻。

(二)醫療行為定義未能與時俱進

惟醫學科技發展急速，僅以具有診療目的之「醫療行為」，作為醫師治療、診斷等相關行為之概念，無法配合醫學的進展。例如：為器官移植手術摘取之器官，可能取自健康之捐贈者；輸血之需要而自健康者身上抽取血液；以美容為目的之整型行為；非治療性之墮胎行為等，不但不具診療目的，甚至具有破壞目的。故前述函釋定義之醫療行為，乃屬「治療目的性之醫療行為」，即狹義之醫療行為，不足以涵括全部醫療行為概念。

(三)行政命令解釋醫療行為之妥當性

醫療行為之定義，涉及醫師及其他醫事人員執業範圍之界限，關係病人及其家屬與醫師或醫療機構之間權利義務之事項，透過行政命令加以解釋，並非妥適❼。民眾之行為是否涉及密醫行為，不僅是行政管理上之取締問題而已，更是觸犯刑責與否之認定關鍵，故醫療行為之定義，顯為「重要之事項，應以法律定之」，自應於醫師法或醫療法中予以修正增訂，以符法制❽。

---

❺　行政院衛生署81年1月6日衛署醫字第1001162號函、81年7月31日衛署醫字第8153463號函及81年8月22日衛署醫字第8159081號函。

❻　賴進祥，《醫療關係之危險責任》，國立編譯館，2004年9月，頁2。

❼　賴進祥，《醫療關係之危險責任》，國立編譯館，2004年9月，頁3。

三、醫療行為之特性

醫療行為之目的，在於使病人康復、痛苦消失或減輕，或預防疾病之發生。醫療行為具有諸多特性：1. 不具公平性：醫學專業知識、醫療品質掌握或醫療方式的決定，醫療提供者具優勢且主控。2. 不可恢復性：醫療行為發生，甚難回復舊況。3. 不具比較性：基於個人生理、心理上的差異，以及不同的醫療提供者之條件和背景，難比較同一行為之優劣❾。加上醫療的專門性與醫療的密室性，如發生醫事紛爭，病患舉證極為困難，易形成雙方各執一詞，造成紛爭之盲點❿。

第二節　醫師醫療業務之界線

壹、西醫、中醫各司其職

從事醫療業務之主體為醫師，醫師之類別依醫師法第 1 條、第 3 條、第 4 條及醫師法施行細則第 2 條之規定，分為醫師（即西醫師）、中醫師和牙醫師 3 種，此 3 種醫師的醫療業務範圍，並不一致。分述其醫療業務範圍如下：

一、西醫師

西醫師之醫療業務範圍，是以西洋醫學或現代醫學的理論知識與經

❽ 吳秀玲，《醫護健保與長照法規》，三民，2022 年 10 月，第 2 版，頁 52。

❾ 戴志展，〈醫療行為與醫療糾紛〉，《臺灣醫界》，1999 年 1 月，第 42 卷第 1 期，頁 57。

❿ 米田泰邦，《医事紛爭と医療裁判——その病理と法理》，成文堂，1993 年 12 月 1 日，第 2 版 1 刷，頁 133。

驗為基礎，使用西醫醫療器械，開處西藥方劑為人治病❶。中央主管機關函釋：「使用中藥處方，仍須具中醫師資格者始得為之❷。」「中藥之使用，非屬醫師專業範疇，故醫師不得使用中藥成藥、單味中藥或濃縮中藥製劑（俗稱科學中藥）❸。反之，中醫師用藥物均屬西藥或注射針劑，應依（舊）醫師法第二十五條之規定（醫師業務上違法或不正當行為）處理❹。」

「按『施行麻醉』係屬應由醫師（不包括中醫師、牙醫師）親自執行之醫療行為，依現行醫療法令，尚無硬性規定須具麻醉科專科醫師資格者，始得為之❺。」「牙醫師經過麻醉專業訓練，可從事牙科領域及口腔外科之全身及局部麻醉工作，否則須接受醫師資格之麻醉專業醫師之指導下始可行之❻。」

二、中醫師

中醫師之醫療業務範圍是以中國傳統醫學為基礎（包括陰陽五行之平衡、生剋諸原則，以致中和為旨歸，配合經路生理學說），以望、聞、問、切為診斷方法（辨症論治），使用中藥為病人治療❼。中央主管機關函釋如下：

1.「中醫師應業務需要，得使用沿襲我國針灸原理所研創之電療儀器❽。有關使用向量干擾波、低週波治療儀、牽引機等設備對病人施行

---

❶ 行政法院 61 年判字第 419 號判例。

❷ 行政院衛生署 72 年 11 月 3 日衛署醫字第 452387 號函。

❸ 行政院衛生署 80 年 7 月 11 日衛署醫字第 929792 號函。

❹ 行政院衛生署 67 年 6 月 3 日衛署醫字第 142975 號函。

❺ 行政院衛生署 82 年 10 月 6 日衛署醫字第 8261703 號函。

❻ 行政院衛生署 68 年 12 月 31 日衛署醫字第 261332 號函。

❼ 行政院衛生署 65 年 12 月 13 日衛署醫字第 13163 號函。

復健或物理治療，非屬中醫專業範圍，中醫醫院應不得為之⓳。」

2.「按中醫師使用西醫器材之範圍，查本（衛生）署前已准許經『中醫現代醫學進修班』結業者使用血壓計、聽診器及體溫計，並同意中國醫藥學院中醫系畢業之中醫師經行政院原子能委員會受訓合格者操作 X 光機在案，有關建議全面開放中醫使用醫療儀器一節，因涉及西醫醫療儀器之使用知能問題，未便採納⓴。」

3.「隱形眼鏡之驗光裝配，中醫師應不得為之㉑。」

4.「中醫師之執業範圍僅限於中醫醫療範圍，不可為患者打西藥針劑及麻醉劑，違者應依醫師法第二十五條規定，處以行政罰㉒。中醫醫院不得交付西藥或針劑等，如有中藥摻加西藥情事，視同業務上不正當行為，其負責醫師應依醫師法第二十五條規定處罰㉓。」

5.「中醫把脈行為，屬診斷行為，亦為醫師法第二十條規定之醫療業務行為。但未具中醫師資格人員，在中醫師親自指導下，替人把脈，依同條但書規定，不屬擅自執行醫療業務㉔。」

三、牙醫師

牙醫師之醫療業務範圍，指根據牙科醫學的理論基礎，對人體牙齒、口腔部分或牙病引起之疾病為治療。舉中央主管機關函釋如下：

1.牙醫師執行醫療業務範圍，應以牙齒、口腔部分或牙病引起之疾

⓲ 行政院衛生署 75 年 8 月 7 日衛署醫字第 611070 號函。

⓳ 行政院衛生署 80 年 1 月 22 日衛署醫字第 921130 號函。

⓴ 行政院衛生署 75 年 8 月 30 日衛署醫字第 614871 號函。

㉑ 行政院衛生署 77 年 7 月 21 日衛署醫字第 737994 號函。

㉒ 行政院衛生署 67 年 6 月 26 日衛署醫字第 195305 號函。

㉓ 行政院衛生署 77 年 8 月 29 日衛署醫字第 739823 號函。

㉔ 行政院衛生署 65 年 12 月 13 日衛署醫字第 131621 號函。

病治療為限，如有逾越範圍，以違反醫師法第 28 條論處❷❺。

2.洗牙應屬醫師法第 28 條第 1 項所稱之醫療行為❷❻。

3.未受麻醉專業訓練牙醫師執行拔牙，可自行施行局部及傳導麻醉❷❼。

4.牙醫師擬申領放射線治療設備操作執照，本署原則同意，惟治療之範圍應限於牙齒、口腔部分或牙病引起之疾病，請依規定向行政院原子能委員會提出申請❷❽。

貳、業務上之正當行為阻卻違法

刑法第 22 條規定：「業務上之正當行為，不罰。」從事某種業務者，就其業務上所為之行為，例如：醫師為急性腹膜炎病人緊急開刀的行為，並未逾越社會公認該業務工作、目的之適當範圍，故足以阻卻其在病人身上剖開腹部行為的「違法性」。

一、業務上正當行為不具違法性不罰

「業務」定義範圍，關係醫師、護理人員日常工作是否可能涉訟，例如：優生保健專科醫師依優生保健法第 10 條規定，為他人從事斷絕生殖機能之結紮手術，雖符合刑法第 278 條第 1 項「重傷罪」之構成要件該當行為，但因係醫師執行醫療業務之正當行為，故不具違法性。

從事業務之人的業務行為，必須屬於正當者，始可謂業務上之正當行為。如「非業務上行為」或「業務上之不正當行為」，自不得依刑法第 22 條規定，阻卻違法。

※例 1：開業醫師對於疾病已痊癒的病人，為貪圖收取醫療費用，

❷❺　行政院衛生署 64 年 4 月 24 日衛署醫字第 269349 號函。

❷❻　行政院衛生署 81 年 8 月 22 日衛署醫字第 815081 號函。

❷❼　行政院衛生署 68 年 6 月 26 日衛署醫字第 235116 號函。

❷❽　行政院衛生署 72 年 11 月 17 日衛署醫字第 451552 號函。

而囑病人應繼續回診治療，即所謂「過剩治療」，乃業務上不當的醫療行為。※例2：未取得優生保健專科醫師資格，擅自為婦女實施人工流產手術；或牙醫師為病患從事結紮手術；或醫師為病患施行「安樂死」之行為等，皆屬之。

二、「變性手術」是否為業務上正當行為

有關變性手術是否業務上正當行為，可以阻卻違法？依據臺北榮民總醫院在 1995 年的統計，前 6 年當中該院共做過 70 例的「女變男」手術，20 例的「男變女」手術。雖然手術後有些病人出現尿道皮膚瘻管、尿道狹窄、手臂肌腱暴露和恥骨神經麻痺等副作用，但似乎這些生理上的痛苦，對於變性者而言，大概都能忍受。然兵役問題、朋友關係的重建，才是較大的問題❷❾。台日的變性人數：日本依據 2004 年實施的「性別認同障礙特別法」改變戶籍性別的人數，到 2019 年的 15 年間，共計 9,625 人。而台灣內政部總計，自 1998 到 2016 年，18 年間共有 666 人完成性別變更登記❸⓿。

按醫師為男性變性慾者移除陰莖、睪丸，或為女性變性慾者切除卵巢、子宮、性別重置平胸手術切除乳腺組織或陰莖成形術❸❶等，皆可能涉及刑法第 10 條第 4 項第 5 款所稱「毀敗或嚴重減損生殖之機能」之「重傷」，以及刑法第 282 條第 1 項規定：「受他人囑託或得其承諾而傷害之，因而致死者，處六月以上五年以下有期徒刑；致重傷者，處三年以下有期徒刑。」另，役男變性傷害身體，如係基於避免徵兵處理之意

---

❷❾ 《聯合報》，1995 年 3 月 23 日，第 5 版。

❸⓿ 〈乾坤再造！看見台日的變性人口〉，中央廣播電台，2021 年 1 月 12 日。

❸❶ 施秉庚，〈平胸手術〉、〈陰莖成形術〉，《中國醫訊》，第 203 期，2021 年 10 月，頁 27–30。

圖，變更「體位」，依妨害兵役治罪條例第 3 條第 4 款之規定，處 5 年以下有期徒刑。

　　整型外科醫師為變性慾者實施變性整型手術，究竟變性行為是否為醫療行為？變性手術是否可認為係醫療業務上之正當行為？獲有病人的同意，可否主張刑法第 22 條：「業務上正當行為，不罰。」而阻卻違法？宜明確釐清。

　　國外有多國制定變性法律，例如：1972 年瑞典首先立法，規範變性手術之要件與性別變更行政程序；德國於 1980 年通過「變性法」(Transsexuellengesetz, TSG) 立法程序，1981 年 1 月 1 日實施，落實德國基本法所保障的性別自主決定❸❷。日本 2003 年 7 月通過「性別認同障礙特別法」❸❸；英國國會於 2004 年制定「性別確認法」(General Recognition Act)，2005 年 4 月 4 日施行，允許身處英格蘭、威爾斯、蘇格蘭與北愛爾蘭的變性者，有權依法更動所登記之性別❸❹；中國 2009 年通過變性手術技術管理規範等❸❺。我國全民健康保險法第 51 條第 3 款規定之項目包括：藥癮治療、美容外科手術、人工協助生殖技術，以及變性手術等，不列入保險給付。

---

❸❷　王珍玲，《各國跨性別登記制度》，逢甲大學，內政部委託研究報告，2013 年 9 月，頁 3。

❸❸　王珍玲，《各國跨性別登記制度》，逢甲大學，內政部委託研究報告，2013 年 9 月，頁 52。

❸❹　王珍玲，《各國跨性別登記制度》，逢甲大學，內政部委託研究報告，2013 年 9 月，頁 30。

❸❺　蔡秀男，〈臺灣嚴重歧視變性人〉，《蘋果日報》，2010 年 6 月 7 日。

三、「中醫以西醫製劑或成藥為人治療」是否為業務上正當行為

1996 年 5 月 24 日司法院大法官會議釋字第 404 號解釋指出：「中醫師之醫療行為應依中國傳統之醫術為之，若中醫師以『限醫師指示使用』之西藥製劑或西藥成藥處方，為人治病，顯非以中國傳統醫術為醫療方法，有違醫師專業分類之原則及病人對中醫師之信賴。」

醫護活動本意在救人，縱有傷亡結果發生，畢竟非屬有意使其發生，只能探究醫護人員在診療過程中有無過失，而追究其過失責任，要無故意之可言。故本書僅就醫護刑事責任中的過失責任加以探討，醫護活動中縱偶有故意犯罪之發生，此故意犯類型則不在本書研討之列。

參、刑事責任

一、刑法 2019 年刪除業務過失致死、致傷罪

醫療及護理行為帶有一定程度的危險性，對於病人治療或護理，然結果有時反而導致病人身體傷害或死亡，「業務過失」（醫療護理過失犯）可說是醫療糾紛之典型。原過失傷害依行為人是否從事業務而有不同法定刑，係考慮業務行為之危險性及發生實害頻率，高於一般過失行為，且其後果亦較嚴重；且從事業務之人對於一定危險之認識能力，較一般人為強，其避免發生一定危險之期待可能性亦較常人為高，故其違反注意義務之可責性自亦較重，因此，刑法對於業務過失致死（傷）罪之刑責規定，高於普通過失致死（傷）罪。

修正前刑法第 276 條第 2 項規定：「從事業務之人，因業務上之過失犯前項之罪（即過失致人於死）者，處以五年以下有期徒刑或拘役，得併科三千元以下罰金。」原刑法第 284 條第 2 項規定：「從事業務之人，

因業務上之過失傷害人者，處以一年以下有期徒刑、拘役或 1 千元以下罰金；致重傷害者，處三年以下有期徒刑、拘役或二千元以下罰金。」惟考量從事業務之人因過失行為而造成之法益損害未必較一般人為大，且對其課以較高之注意義務，有違平等原則，刑法於 2019 年 5 月 29 日修正公布，刪除刑法第 276 條第 2 項業務過失致死罪及第 284 條第 2 項業務過失傷害罪，並提高普通過失致死（傷）罪之刑度，由法官得依具體個案違反注意義務之情節，量處適當之刑。

二、故意、過失為刑事責任條件

「責任條件」乃行為人決定受社會非難之意思時的心理狀態，為刑事責任的抽象要件；「責任條件」又稱為「責任意思」或「意思條件」，為行為人惡性的表現，反社會性的表徵，故行為人如具有刑事責任能力（在我國為滿 18 歲以上，未滿 80 歲，而精神狀態健全之人），而其行為必須出於故意或過失，始能認定行為人的意思狀態具有反社會性，為社會評價所非難，而予以處罰。刑法第 12 條規定：「行為非出於故意或過失者，不罰。過失行為之處罰，以有特別規定者，為限。」由此可知，故意與過失均為「責任條件」。

故意的惡性遠較過失為大，故以故意為一般犯罪的責任條件，刑法的處罰，亦以故意為原則，過失行為的處罰則為例外，且以條文有明文列舉者為限，亦即過失為特定犯罪的責任條件，至於非出於故意或過失的行為，不加以處罰。刑法第 13 條規定：「行為人對於構成犯罪之事實，明知並有意使其發生者，為故意。行為人對於構成犯罪之事實，預見其發生而其發生並不違背其本意者，以故意論。」

肆、民俗療法之管理

一、推拿原先不列入醫療管理

民俗療法原非不列入醫療管理，惟中央主管機關鑑於地方衛生主管機關人力受限，管理取締不易，嗣為兼顧現況，遂於 1993 年 11 月 19 日公告 ❸ 不列入醫療管理之行為及相關事項如下：「公告事項：一、不列入醫療管理之行為如左：㈠未涉及接骨或交付內服藥品，而以傳統之推拿方法，或使用民間習用之外敷膏藥、外敷生草藥與藥洗，對運動跌打損傷所為之處置行為。㈡未使用儀器，未交付或使用藥品，或未有侵入性，而以傳統習用方式，對人體疾病所為之處置行為。如藉按摩、指壓、刮痧、腳底按摩、收驚、神符、香灰、拔罐、氣功與內功之功術等方式，對人體疾病所為之處置行為。二、前項不列入醫療管理之行為，除標示其項目外，依（修正前）醫療法第五十九條規定，不得為醫療廣告。」

有關前述公告不列入醫療管理之事項，所稱不列入醫療管理，即可由業者自行執行，並無其他資格之限制，亦不須加入任何團體，業者均可自行執行 ❸。至於扎針、放血之行為，核屬侵入性之處置，已逾越前開公告事項之範圍，應依違反醫師法第 28 條規定辦理 ❸。

上開中央主管機關 1993 年公告之「用傳統習用之指壓、按摩、腳底按摩等方式，對人體疾病所為之處置」不列入醫療管理之行為，其中「按摩」乙詞，因易與身心障礙者保護法所稱之「按摩」混淆，業於 1997 年刪除在案 ❸。

---

❸ 行政院衛生署 82 年 11 月 19 日衛署醫字第 82075656 號公告。
❸ 行政院衛生署 82 年 12 月 30 日衛署醫字第 82082498 號公告。
❸ 行政院衛生署 89 年 2 月 16 日衛署醫字第 89005152 號公告。

　　所謂「接骨」包括「骨折」與「脫臼」之整復，公告不列入醫療管理之行為及其相關事項第 1 項「未涉及接骨或交付內服藥品，而以傳統之推拿方法，或使用民間習用之外敷膏藥、外敷生草藥與藥洗，對運動跌打損傷所為之處置行為」，此處所稱「接骨」，係指不涉及「骨折」之整復。至於「將脫臼之骨頭接回」，則屬傳統推拿方法❹。

二、推拿現已列入醫療管理

　　由於原先推拿可先由醫師示範，再由助理接手，一直存有爭議，而且民眾一再檢舉，認為無證照的推拿人員從事推拿工作，違反相關規定，加上部分被保險人接受中醫傷科推拿之後，造成被保險人脊椎受傷，產生嚴重的醫療糾紛。監察院函請前行政院衛生署明確解釋，2008 年 8 月衛生署才「確認推拿是醫療行為，應由醫療專業人員從事」，並列入醫療法規，未規範的為民俗療法。

　　又依照全民健康保險法規定，醫療行為才能請求健保給付，應由具有證照人員執行醫療行為。中醫傷科使用健保資源年逾新臺幣 23 億元，成長率偏高，從健保財務、依法行政或專業判斷層面，以及監察院關切此問題，函請前中央健康保險局依法執行，加上與中醫界長期溝通協調且已給予 1 年以上的輔導期，中央主管機關爰於 2010 年 3 月 15 日 ❹訂定「推拿等民俗調理之管理規定事項」，並於同日另以公告 ❹，停止適用 1993 年 11 月 19 日衛署醫字第 82075656 號公告。「推拿等民俗調理之管理規定事項」嗣於 2012 年 5 月 29 日 ❹作修正。

---

❸　行政院衛生署 86 年 9 月 9 日衛署醫字第 86048995 號函。

❹　行政院衛生署 90 年 3 月 22 日衛署醫字第 0900014516 號函。

❹　行政院衛生署 99 年 3 月 15 日衛署醫字第 0990200636 號令。

❹　行政院衛生署 99 年 3 月 15 日衛署醫字第 0990200635 號公告。

三、民俗調理業管理規範

為促進民俗調理人員發揮自治自律精神，提升服務品質，保護消費者權益，中央主管機關於 2014 年 11 月 28 日訂定「民俗調理人員工作倫理守則範本」，提示人員應提升從業知能、確保優質服務，收費應公正合理、保守秘密，提供服務言詞合理不得損害消費者人格尊嚴。嗣於 2015 年 5 月 12 日❹公告訂定「民俗調理業管理規範」共 15 點，自 2015 年 6 月 1 日生效，規定重點：

1.民俗調理事項：係以紓解筋骨、消除疲勞為目的，單純運用手技對人施以傳統整復推拿、按摩、腳底按摩、指壓、刮痧、拔罐，或使用民間習用之青草泥、膏、液狀外敷料所為之非醫療行為（第 2 點）。

2.營業場所設置：如與醫療機構同一地址，應有實體區隔，且獨立門戶及市招；並不得陳列藥品、醫療器材（第 3、4 點）。

3.揭示事項：應將服務內容、收費情形及倫理守則，揭示於明顯處所（第 5 點）。

4.營業登記：辦理公司、商業登記，並得使用「傳統整復推拿」、「按摩」或「腳底按摩」作為市招名稱（第 6 點）。

5.刊登廣告：(1)①指壓、刮痧、拔罐。②紓解筋骨、消除疲勞、促進血液循環、經絡調理、民俗調理。③民俗調理相關技術士檢定合格或民間團體依法辦理之教育訓練或能力鑑定證明。(2)傳統整復推拿業：傳統整復推拿、民俗推拿、頭頸肩背放鬆、頭部、頸部、背部、上肢、腹、腰部及下肢調理。(3)按摩業：按摩、頭頸肩背放鬆、頭部、頸部、背部、上肢、腹、腰部及下肢調理（按摩）、經絡按摩。(4)腳底按摩業：腳底按

---

❹　行政院衛生署 101 年 5 月 29 日衛署醫字第 10102066720 號令。

❹　衛生福利部 104 年 5 月 12 日衛部中字第 1041860595 號公告。

摩、沐足、潤足、下肢調理（按摩）、腳底經絡按摩。(5)其他經主管機關核可之內容（第 9 點）。

　　6.禁止行為：民俗調理人員不得為易讓人誤認具有醫療效能之建議或宣傳、不得在醫療機構招攬客人，並不得對消費者從事下列行為：(1)醫療行為。(2)以口語或其他方式提供醫療或藥物諮詢建議。(3)自行調製藥品。(4)販賣藥品、醫療器材（第 10–12 點）。

第三節　護理、助產業務

壹、護理人員業務範圍

　　護理人員的業務，依護理人員法第 24 條之規定：「護理人員之業務如下：一、健康問題之護理評估。二、預防保健之護理措施。三、護理指導及諮詢。四、醫療輔助行為（第 1 項）。前項第四款醫療輔助行為應在醫師之指示下行之（第 2 項）。專科護理師及依第 7 條之 1 接受專科護理師訓練期間之護理師，除得執行第 1 項業務外，並得於醫師監督下執行醫療業務（第 3 項）。前項所定於醫師監督下得執行醫療業務之辦法，由中央主管機關定之（第 4 項）。」本條第 3 項、第 4 項條文規定，係於 2014 年 8 月 20 日增訂，乃有鑑於專科護理師執業範圍，並無明確的法規依據，僅依衛生福利部之行政函釋，便宜行事，致現行臨床實務上，有許多的情況，是在醫師指示下執行醫療業務，未能明文化使得專科護理師日常之執業，常遊走於密醫罪的法律邊緣。為避免觸法，爰增訂專科護理師在醫師指示下可執行的醫療業務之法源依據；衛生福利部依據護理人員法第 24 條第 4 項之授權，於 2015 年 10 月 19 日以衛部照字第

1041561723 號令訂定發布 「專科護理師於醫師監督下執行醫療業務辦法」，並自 2016 年 1 月 1 日施行。

護理人員法第 24 條第 2 項所定，護理人員執行醫療輔助行為，應在醫師之指示下行之，所謂「指示」，得由醫師視情況自行斟酌指示方式或醫囑為之，惟該指示行為所產生之責任，應由指示醫師負責❹。護理人員法第 24 條第 1 項第 4 款所謂之 「醫療輔助行為」，依函釋係指❻ ：「一、醫療工作之診斷、處方、手術、病歷記載、施行麻醉等醫療行為，應由醫師親自執行，其餘醫療工作得在醫師親自指導下，由輔助人員為之，但該行為所產生之責任應由指導醫師負責。二、所謂醫師之輔助人員，係指在醫師指導下協助醫師為醫療行為之人員。三、『醫師在場時，執行應由醫師親自執行之醫療行為，均屬擅自執行醫療業務』。其含義是：醫院診所輔助人員雖於醫師在場指導下，執行應由醫師親自執行之醫療行為，屬擅自執行醫療業務。」中央主管機關於 1993 年 6 月 29 日以衛署醫字第 8246034 號公告 12 項醫療輔助行為，並於 1993 年 9 月 3 日以衛署醫字第 8255075 號函重申，醫療輔助行為未依護理人員法第 24 條第 2 項規定，在醫師之指示下行之，即不符醫師法第 28 條第 1 項但書第 2 款（舊法）之條件，自屬違反醫師法第 28 條第 1 項本文之規定（密醫）。 醫療輔助行為中央主管機關在 2001 年 3 月 12 日以衛署醫字第 0900017655 號函公告修正，前面已為介紹，不再贅述。

「為病患拆線」是否為醫療輔助行為？護理人員可否在醫師指示下為之？是否觸犯醫師法第 28 條密醫罪責，曾有爭議。2001 年間，臺灣板橋地方法院檢察署檢察官依中央主管機關函復：「拆除縫線係屬手術連

❹ 行政院衛生署 80 年 7 月 16 日衛署醫字第 942103 號函。

❻ 行政院衛生署 65 年 6 月 14 日衛署醫字第 116054 號函。

續過程之一環，應由醫師親自執行。」[47]認為「拆線」非醫療輔助行為，由護理人員在醫師之指示下為之，違反醫師法而提起公訴；有認為該函釋，有違憲法比例原則及平等原則之虞[48]。中央主管機關嗣於民國90年10月補充函釋：「簡易傷口之拆線，如經醫師診察，判斷傷口癒合情形良好，則可指示護理人員為之。」[49]按專科護理師於醫師監督下執行醫療業務辦法第3條第2項規定：「前項二款醫療業務之項目，規定如附表。」而依附表「一、涉及侵入人體之醫療業務範圍及項目：㈠傷口處置」，包括：「1.鼻部、口腔傷口填塞止血。 2.表淺傷口清創。 3.未及於肌肉及肌腱之表層傷口縫合。 4.拆線。」故專科護理師於醫師監督下執行「拆線」行為，目前並無違反規定。

貳、病歷保管義務

護理人員法第25條規定：「護理人員執行業務時，應製作紀錄（第1項）。前項紀錄應由該護理人員執業之機構依醫療法第七十條辦理（第2項）。」本條第2項係於2013年12月21日修正公布，原規定：「前項紀錄應由該護理人員執業之機構保存十年。」惟醫療法第70條於2004年修正公布時，已將民眾就醫病歷的保存期限從10年改為原則7年，爰予配合修正。

---

[47]　行政院衛生署89年12月18日衛署醫字第0890031326號函。

[48]　林萍章，〈論護理人員在醫師指示下不可為病患拆線之合法性〉，《醫事法學》，2001年6月，第9卷第2期，頁35–39。

[49]　行政院衛生署90年10月16日衛署醫字第0900043784號函。

參、預防接種業務排除醫師法限制

　　醫師法第 28 條限制醫療機構護理人員必須在醫師之指示下為醫療輔助行為，惟因偏遠地區衛生所並無醫師編制，無法執行傳染病預防接種事宜，造成防疫工作推展之困境。中央主管機關爰以行政函釋，允許公衛護士不須在醫師之指示下，為預防接種工作，然行政命令顯係牴觸「依法行政原則」之下的「法律優位子原則」。

　　2002 年間，南投縣竹山鎮發生未滿兩歲幼兒因施打三合一傳染病疫苗後意外死亡案件，涉案公衛護士及南投縣衛生局局長，被認定涉有違反醫師法第 28 條之密醫行為遭起訴，2006 年 3 月二人獲判無罪，但該事件打擊基層護理人員之士氣甚鉅❺⓿。

　　為使傳染病防治工作有效推展，排除基層護理人員施行預防接種工作非密醫行為，傳染病防治法修正公布第 4 條增訂：「預防接種業務得由護理人員執行之，不受醫師法第二十八條規定之限制。」嗣於 2007 年 7 月 18 日修正移列為第 28 條第 1 項：「主管機關規定之各項預防接種業務及因應疫情防治實施之特定疫苗接種措施，得由受過訓練且經認可之護理人員施行之，不受醫師法第二十八條規定之限制。」本條項後段復於 2018 年 6 月 13 日修正為：「……不受醫師法第二十八條、藥事法第三十七條及藥師法第二十四條規定之限制。」

肆、排除心理師法限制

　　心理師法第 42 條第 1 項本文規定：「未取得臨床心理師或諮商心理師資格，擅自執行臨床心理師或諮商心理師業務者，處二年以下有期徒

❺⓿　《中國時報》，2006 年 5 月 4 日，第 A8 版。

刑，得併科新臺幣三萬元以上十五萬元以下罰金。但醫師或在中央主管機關認可之醫院、機構於醫師、臨床心理師、諮商心理師指導下實習之下列人員，不在此限：一、大學以上醫事或心理相關系、科之學生。二、大學或獨立學院臨床心理、諮商心理所、系、組或相關心理研究所主修臨床心理或諮商心理之學生或自取得碩士以上學位日起三年內之畢業生。」同條第 2 項規定：「護理人員、職能治療師、職能治療生、社會工作師或其他專門職業及技術人員等依其專門職業法律規定執行業務，涉及執行本法所定業務時，不視為違反前項規定。」

伍、助產人員業務範圍

助產人員的業務，依助產人員法第 25 條規定：「助產人員業務如下：一、接生。二、產前檢查及保健指導。三、產後檢查及保健指導。四、嬰兒保健指導。五、生育指導。六、其他經中央主管機關認定之項目（第 1 項）。助產人員執行相關業務，應製作紀錄（第 2 項）。前項紀錄，由該助產人員之執業機構保存，並至少保存十年（第 3 項）。」參酌上述護理人員法病歷保管義務之修正，凸顯助產人員法第 25 條第 3 項病歷保管期限未配合醫療法而作修正，應有未宜。

又助產人員於執行正常分娩之接生時，得依需要施行灌腸、導尿、會陰縫合及給予產後子宮收縮劑等必要事項（助產人員法第 27 條）；並且助產人員不得無故拒絕或遲延接生（助產人員法第 29 條）。

助產人員之業務，依法包括「接生」，但「接生」並非護理人員法第 24 條第 1 項第 4 款之應在醫師指示下行之的「醫療輔助行為」。故「在合格醫院之護士，如具助產士（人員）資格，不待婦產科醫師之到場可為產婦作自然生產之接生，否則即屬擅自執行醫療業務。惟有醫師法第

28 條但書所指之『臨時施行急救者』，不在此限。」 ❺

醫療、護理過失

壹、過失致死或致傷害

一、刑法刪除業務過失致死罪及業務過失傷害罪

　　醫護刑事責任以過失責任為主軸，刑法處罰醫療過失。刑法原規定過失致死或過失傷害依行為人是否從事業務而有不同法定刑，然考量從事業務之人因過失行為而造成之法益損害未必較一般人為大，且對其課以較高之注意義務，有違平等原則，刑法於 2019 年 5 月 29 日修正公布，刪除刑法第 276 條第 2 項業務過失致死罪及第 284 條第 2 項業務過失傷害罪，並提高普通過失致死（傷）罪之刑度，由法官得依具體個案違反注意義務之情節，量處適當之刑。

　　醫療、護理人員因業務上的過失致有刑責，刑法過失致死及過失傷害條文規定如下：

　　1.過失致死罪：刑法第 276 條：「因過失致人於死者，處五年以下有期徒刑、拘役或五十萬元以下罰金。」

　　2.過失傷害罪：刑法第 284 條：「因過失傷害人者，處一年以下有期徒刑、拘役或十萬元以下罰金；致重傷者，處三年以下有期徒刑、拘役或三十萬元以下罰金。」

---

❺　行政院衛生署 71 年 2 月 2 日衛署醫字第 365266 號函。

二、概念定義

㈠以上、以下、以內

上述條文所稱「以下」，依刑法第 10 條第 1 項規定：「稱以上、以下、以內者，俱連本數或本刑計算。」

㈡重　傷

所謂「重傷」，刑法第 10 條第 4 項之立法定義為：「一、毀敗或嚴重減損一目或二目之視能。二、毀敗或嚴重減損一耳或二耳之聽能。三、毀敗或嚴重減損語能、味能或嗅能。四、毀敗或嚴重減損一肢以上之機能。五、毀敗或嚴重減損生殖之機能。六、其他於身體或健康，有重大不治或難治之傷害。」從立法用語使用視能、聽能、語能、味能或機能，可以得知，立法者不以身軀的「組織」評價重傷，而係以身體的「功能」作為判別基礎❷。

㈢毀　敗

法律條文中所稱之毀敗，指完全喪失效能且不能恢復者而言，若僅係減衰機能或一時喪失機能尚不能謂為重傷❸，且重傷並不以五官四肢及生殖機能之毀敗為限，其他對於生理機能造成之傷害，苟係重大且為不治或難治，亦包括之，如整形醫師作臉部整形手術時，造成嚴重毀容使人面目全非，無可回復，即可以重傷論；然如牙醫師誤拔病人牙齒，雖屬無可回復，但生理機能之損害究非重大，仍不足以言重傷。

---

❷　林東茂，《刑法綜覽》，學林文化，2002 年 10 月，頁 224。

❸　最高法院 28 年上字第 1098 號判例。

貳、過失的意義

一、過失之種類

㈠「無認識過失」、「有認識過失」

過失因認識之有無，可區分為「無認識過失」與「有認識過失」❺，無認識過失亦稱「懈怠過失」，即行為人對於犯罪事實的發生，事先並無預見，但負有注意義務，且具有注意能力，因為根本未注意或注意不足，致在毫無認識下，而成立的過失行為（刑法第 14 條第 1 項）。有認識的過失又稱「疏虞過失」，係指行為人對於構成犯罪的事實，雖預見其能發生而確信不會發生，亦即對犯罪事實的發生本有預見，由於自信不致發生而疏於防虞，終致發生者而言（刑法第 14 條第 2 項）。前者，如不知手槍已上膛，於把玩時，因不注意致觸動扳機扣發子彈而傷及他人；後者，如知道子彈已上膛，於把玩時雖知有走火之虞，但自信技術高明，不致有走火情事，結果因不慎而走火傷及他人。醫療過失，有可能是無認識的過失，如醫師誤診而為錯誤的開刀；亦有可能是有認識的過失，如醫師自信其醫術高明，或低估病情的嚴重性，而確信其醫療行為不致使接受其醫療的病患發生傷亡的結果，然最終仍發生傷亡。

㈡「積極過失」、「消極過失」

過失又可區分為「積極過失」與「消極過失」，因積極的行為而發生一定的結果，其出於過失者，稱為積極過失，如外科醫生開刀治療，因過失而造成病患死亡是。因消極的行為而不防止其結果發生，出於過失者，稱為消極過失，如外科醫生對於急病須立即開刀者，卻遲誤未開刀而致病患死亡，即為消極過失。

❺ 張麗卿，《刑法總則理論與運用》，自版，1999 年 6 月，頁 110–111。

故意、過失的概念，因為民法、刑法在本質上的差異，故而對於故意、過失的評價，亦不相同。刑法就社會倫理之非難必要性而言，以處罰故意為原則，而以處罰過失為例外，刑法第 12 條規定：「行為非出於故意或過失者，不罰。」（第 1 項）「過失行為之處罰，以有特別規定者，為限。」（第 2 項）民法因為重視行為結果所造成的民事責任，在原則上認為故意與過失同其價值，不論由於故意，抑或由於過失而侵害他人權利，均令其負擔損害賠償責任。例如：民法第 184 條第 1 項前段規定：「因故意或過失，不法侵害他人之權利者，負損害賠償責任。」民法第 220 條第 1 項：「債務人就其故意或過失之行為，應負責任。」

(三)醫事人員之注意義務與注意程度

醫師、護理人員在為醫療行為或護理行為時，民事上所應盡之注意義務如何？此則視醫療契約之性質而定。倘視醫療契約為委任契約，則依民法第 535 條規定：「受任人處理委任事務，應依委任人之指示，並與處理自己事務為同一之注意。其受有報酬者，應以善良管理人之注意為之。」通常情形，醫療契約多為有償契約，自應盡善良管理人之注意，即應就抽象輕過失負責。我國實務上，對於醫師應盡之善良管理人之注意，認為係「交易上一般觀念，認為有相當知識經驗及誠意之人應盡之注意」❺。

醫護人員應具備基本的醫學知識，危險是否有預見可能，應以一般醫護人員的專業知識為判斷標準，而不能以醫護人員自己主觀的醫護知識及經驗為判斷標準。惟專科醫師係從事更專門性的診療，故就該科範圍內的醫學水準，自應較一般全科醫師為高，其注意義務的具體標準，自不能依全科醫師的注意標準定之，應以平均同科醫師所擁有的醫學知

---

❺　最高法院 42 年臺上字第 865 號判例。

識、技能為基準。換言之，全科醫師如已盡醫師的平均注意程度，即屬已履行客觀的注意義務，專科醫師則不然，雖已盡一般醫師的平均注意程度，仍不能不認為客觀注意義務的違背。

醫護活動對人身均可能帶有危險，因此，注意義務的範圍應及於醫護行為的全部，應執行的醫護行為而不執行時，亦為注意義務的違反。醫護活動中危險發生機率愈高的情況，應注意的程度也愈大，如何判斷應以科學的合理性為基礎。醫療過失中常見的態樣，許多源於醫護人員的缺乏新知，即醫護人員對於醫學新知欠缺認識，因此，醫護人員應時時吸取醫學新知或醫護技術，使醫護活動能達於當時的一般醫療水準❺❻（臨床水準），否則，縱使危險發生的可能性極低，仍有發生的可能，如醫護人員處於能夠知悉的狀態卻未知悉（新知或新技術）以致產生危險結果，其過失責任仍難避免。

二、過失之要件

刑法第 14 條所規定的過失情形有二，一為：「行為人雖非故意，但按其情節應注意，並能注意，而不注意者，為過失（第 1 項）。」二為：「行為人對於構成犯罪之事實，雖預見其能發生而確信其不發生者，以過失論（第 2 項）。」以此論之，過失的要件有四：

㈠過失的發生，須行為人有注意之義務

所謂注意的義務，即條文中之「應注意」，此為行為人對其行為可能發生構成要件之事實，應避免此事實發生之義務。如醫護人員實施盤尼西林注射時，應注意是否有過敏體質之反應，因此，病患是否有過敏體

---

❺❻　朱柏松，〈適用消保法論斷醫師之責任〉，《消費者保護法論》，翰蘆圖書出版，1998 年 12 月，頁 229-302。有關醫學水準與醫療水準之分辨，參唄孝一，《医事法学への步み》，岩波書店，1994 年 9 月 8 日，第 9 刷，頁 89-95。

質存在，醫護人員應有注意之義務。

(二)過失須行為人對其注意醫護義務，有注意的能力

此為條文中所謂的「能注意」，乃行為人有履行其注意義務的能力，如非其能力所能注意，則不生過失責任問題。如某種特效藥品對於特異體質有不良反應，但此項特異體質在現時醫學上，尚無法事前檢查獲知，而此病人非用此特效藥治療不可，經醫師用藥後，發生不良反應而死亡，則不能令此醫師負過失責任，因此種反應，非其能力所能注意。

(三)過失須行為人未盡注意義務

即條文中所謂的「不注意」，乃行為人未盡其應注意的義務，如行為人已盡其注意義務之能事，而仍不免發生結果者，則不能令其負過失責任。如醫師為病人實施盤尼西林注射前，已做過皮膚試驗而無不良反應，於正式實施注射時仍發生過敏的結果，自無過失責任之可言。

(四)過失須行為人無違法性的認識

過失原則上須無構成犯罪事實的認識，縱有犯罪構成事實的認識，亦無違法性的認識，即確信此事實不致發生。如醫護人員對病人實施注射，原本極為平常，確信不致有失誤，不料竟因失手，造成病人傷害，則為過失傷害；如為非醫護人員為求嘗試（好奇），明知無此把握，可能致人於死，卻仍決意為之，於注射時導致病人傷亡，則不能謂此為違背該非醫護人員之本意，即應負故意傷害或故意殺人的罪責。

參、常見的醫療護理過失

就醫護上的過失，常見的判斷基準如下：

一、醫療方面

包括：1.診斷內容的錯誤；2.一般檢查或檢驗的過失；3.手術前檢

查或檢驗的錯失；4.不必要的手術、手術時機不當、部位或方法不對；5.手術後異物遺留體內；6.手術後的觀察或處置不當及手術後診療、檢驗的錯失；7.用藥過量、藥劑誤用等；8.輸血過失；9.院內感染。茲附案例如下：【案例一】對於病患「頻脈」，醫師未給予電擊，其執行醫療業務，已明顯違反醫療常規，為有過失。【案例二】醫師對於病患未作必要之檢查，忽略可能致命的問題，致誤可適當治療之時機，乃不符醫療常規。【案例三】轉診義務為醫師醫療給付之主要義務，醫療過失，係指醫療人員違反客觀上必要之注意義務。

【案例一】

「蔡○○於 92 年 12 月 11 日 18 時 34 分因胸悶不適，至北港醫院掛號急診，經林○○診斷疑為心肌梗塞，同日 21 時 35 分轉入普通病房觀察，至同日 23 時 3 分病情惡化，經急救後，於同日 23 時 20 分許，心跳次數仍高達每分鐘 176 次，乃轉入加護病房，並於同日 23 時 50 分許出現心搏次數高達每分鐘 202 次之過速現象（即『頻脈』），上訴人在加護病房負責救治過程中，並未施以電擊，蔡○○旋於翌 (12) 日上午 2 時 22 分因急性心肌梗塞併心因性休克死亡。第一次鑑定結果，認為本案之處理有疏失之處。⋯⋯二次鑑定結果，認為病患急救時對心室頻脈之處理，未給予電擊不符合醫療常規。⋯⋯第三次鑑定結果，認為未施以電擊，病人幾乎無法存活，若當時施以電擊，病人尚有存活之可能，這也是醫療之常規將電擊列為必要治療的原因。若施以電擊，病人仍有存活之可能，此為依據高級心臟救命術 (ACLS) 之處置原則，此已行之多年，為確立之醫療常規。

上訴人在加護病房對蔡○○救治時，既已發生心室『頻脈』現象，而三次鑑定均認在醫療處置上，應施以電擊，始符合醫療常規，此乃上

訴人應注意，並能注意之事項。第三次鑑定且說明『若施以電擊，病人仍有存活之可能』、『其預估死亡率為百分之五』、『但不施以電擊，死亡率大於百分之九十』。而上訴人於救治過程，沒有對蔡〇〇之『頻脈』為適切之電擊處理，讓『頻脈』現象持續進行，導致死亡，其執行業務，已明顯違反醫療常規，為有過失。且其不作為過失，與蔡〇〇之死亡結果，有相當因果關係。」❺❼

【案例二】

「本件經送醫審會鑑定之結果，該會第一次即認被害人有糖尿病及高血脂病史，罹患急性冠心症之風險相對增加，其受上訴人診治後，仍持續有胸痛症狀，上訴人竟未再對之抽血檢測心肌酵素及心電圖檢查，以致未能診斷出被害人之急性心肌梗塞症狀，自不符醫療常規等情；嗣原審據上訴人之聲請，第二次再送鑑定結果，醫審會仍認依聖馬爾定醫院之心肌酵素值顯示，推估被害人之急性心肌梗塞可能發生在前 3 至 12 小時。嘉義醫院醫師忽略此一可能致命之問題，以致耽誤可以適當治療之時機。至於後續發現急性心肌梗塞，肇因於嘉義醫院醫師之誤診在先，且無適當醫療介入，故無論是發生在轉送聖馬爾定醫院途中或到該院後才突然發生，已延誤黃金搶救時期等情。原審因以醫審會兩次鑑定結果，採為上訴人不利論據之一，難謂有判決不備理由、理由矛盾或應於審判期日調查之證據而未予調查之可言。」❺❽

---

❺❼　2011 年 2 月 17 日最高法院刑事判決 100 年度臺上字第 681 號業務過失致人於死案件。

❺❽　2012 年 6 月 14 日最高法院刑事判決 101 年度臺上字第 2957 號業務過失致人於死案件。

【案例三】

　　「揆諸前開規定意旨，可認轉診義務亦為醫師醫療給付中之主要義務。醫療過失，係指醫療人員違反客觀上必要之注意義務而言，原則上固以醫療當時臨床醫療實踐之醫療水準判斷是否違反注意義務。然若醫師限於設備及專長，未能確定病因或提供病患較完備之醫療服務，即應為轉診，其應轉診而未轉診，使病患未及接受較妥適完整之治療，並因而致病患發生死亡之結果者，能否謂其已盡注意義務而無任何疏懈怠忽之責，非無研求之餘地。林〇〇於被告診治期間，既已出現水腫現象，業如前述，衡酌被告診所所在地為臺北市，屬醫療資源豐富之區域，則被告當時有無續行追蹤該病患之腎功能檢驗，或為轉診之建議，攸關其於本件醫療過程中有無過失責任之判斷，殊有深入查明探究之必要。原判決未詳予剖析勾稽、根究明白，亦有調查職責未盡之違誤。」❺❾

二、護理方面

　　包括：1.醫療輔助行為的過失；2.看護上的過失；3.超越護理業務範圍的不當行為；4.輸血或採血上的過失；5.注射或預防接種上的過失等。茲附案例如下：【案例一】護士將麻醉用藥注射劑放入嬰兒房冰箱，創造高度危險之環境，即負有避免危害發生之絕對義務，包括即時取走該藥品或豎立確實之警示標語。所犯業務過失致死及業務過失傷害二罪，應從一重論處。【案例二】護士應注意能注意竟疏未注意，誤取並輸給與病患血型不同之血漿，輸血與病患死亡，不無因果關係。

【案例一】

　　「被告丑〇〇係樹〇醫護專科管理學校畢業，受有護理之專業教育，

---

❺❾　2008 年 9 月 25 日最高法院刑事判決 97 年度臺上字第 4739 號業務過失致人於死案件。

並經我國專門職業及技術人員高等暨普通考試及格。自受僱於北○醫院嬰兒室後，復自 91 年 7 月 30 日起至 10 月 3 日止，多次接受新進人員訓練，內容包括要確實熟悉嬰兒室常用之針劑、藥物用途及使用方法，要確實熟悉預防注射疫苗種類保存方法、疫苗注射時間、預約時間、注射方式及衛教內容，熟練兒科預防注射護理技術等節，均為其自承在卷，並有北○醫院訓練進度表一件附卷可稽。是被告丑○○對於嬰兒室照護之專業知識、技能及常規，自不能諉為不知。又為新生兒實施疫苗注射前，需⑴確認正確的病人、⑵確認正確的藥物，指從藥櫃內取出藥物時、衡量藥量時、把剩餘之藥放回藥櫃時均需確認藥物標籤，至少讀藥瓶標籤三次、⑶正確的劑量、⑷正確的給藥時間以及⑸正確的給藥方法（俗稱為『三讀五對』原則），此為護理人員之標準技術，亦有國立臺北護理學院 92 年 4 月 28 日北護護字第 0920001470 號函一紙附卷可按，被告丑○○對此自應知之甚詳，並據以為執業準繩。

被告乙○○自 91 年 5 月 2 日將亞庫凱林注射劑放入嬰兒房冰箱時起，即創造此一高度危險之環境，被告乙○○對之即負有避免危害發生之絕對義務，包括即時取走藥品以解除此危險狀態，或豎立確實之警示標語，並維持該警示繼續有效存在等行為；而非期待他人之介入以解除此危害狀態，例如醫院之管理階層檢查冰箱發現，或希冀其他醫護人員不會誤取該藥物。換言之，被告乙○○自 91 年 5 月 2 日擅自放置藥品後，在危險狀態解除前，均負有注意義務，不因在 7 個月內未曾發生憾事，即謂因果關係因被告丑○○之行為而中斷。

亞庫凱林注射劑係麻醉用藥，適用於全身麻醉或緊急插管急救使用，並非一般嬰兒房護士所熟悉之藥物，業如前述。而以經驗法則判斷，將亞庫凱林注射劑置放於嬰兒房護士業務專用，供暫時存放 B 型肝炎疫

苗、母奶之冰箱內，又未豎立明顯有效之警示標語，在通常情形下，可能導致施打疫苗之嬰兒房護士，在預期嬰兒房冰箱內皆應為 B 型肝炎疫苗或其他嬰兒用藥之情形下，誤取藥劑；又注射 1CC 肌肉鬆弛劑於新生兒身上之行為，依據經驗法則作客觀判斷，可認定在通常情況下均足以造成嬰兒死亡或傷害之結果，故被告乙○○、丑○○二人之業務過失行為相互結合，與被害人羅○○之死亡及嚴○○等人之傷害結果間，均具有相當因果關係，至為灼然。

　　被告丑○○、乙○○受僱於臺北縣土城市北○醫院，分別擔任嬰兒房護士、麻醉護士，分別為從事護理、麻醉業務之人，其二人於執行業務中違反注意義務，致被害人羅○○死亡，致被害人嚴○○、謝○○、陳○○、林○○、劉○○受傷，核被告丑○○、乙○○所為，均係犯刑法第 276 條第 2 項之業務過失致死罪及同法第 284 條第 2 項之業務過失傷害罪。被告丑○○與被告乙○○所犯業務過失致死及業務過失傷害二罪間，係一行為觸犯數罪名，屬想像競合犯，應依刑法第 55 條之規定從一重論以業務過失致死罪。」❻⓿

【案例二】

　　「鍾○○係○○醫學院附設○○紀念醫院護士，郭○○因罹患肝硬化，於民國○○年○月○日進住該院治療，20 餘日之後，有好轉跡象，不但能自行按餐進食、看報、閱書，且能批閱公文，距至同年同月之 29 日 3 時 40 分，該院為郭○○輸血，更換第 2 包血漿時，值班護士應注意且能注意郭○○之血型為 B 型，竟疏未注意，誤將冰箱內之 A 型血漿 250 CC，一包持出輸給 B 型之郭○○，至 5 時 40 分左右，郭○○之妻

---

❻⓿　2003 年 5 月 22 日臺灣板橋地方法院刑事判決 92 年度曯訴字第 1 號過失致死案件。

郭林〇〇發現輸錯血,病人顯示胸疼,呼吸困難,右手呈現青紫色現象,該護士發現將之拔除,立即通知值班醫師顏簡〇〇,前來急救,雖暫控制惡化,但郭〇〇於同年次月 3 日陷入昏迷,呼吸困難,翌日上午 6 時,因重症黃疸病而昏迷死亡等情。係以被害人郭〇〇被輸錯 A 型血漿後,雖經急救,但在加護病房延至同年次月 4 日死亡,業經郭林〇〇指訴明確,並有病歷表一冊在卷可稽,而中華民國醫療糾紛鑑定委員會鑑定結果,亦認該護士作不適合輸血之事實,雖認定郭〇〇之死亡與輸錯血無明顯之因果關係,但亦未明確指出未造成不良影響及有縮短生命加速死亡情事,亦即輸血與死亡,仍不無因果關係,而該護士對於右揭時地,將 A 型血漿誤輸給 B 型郭〇〇之事實,亦不諱言,為其所憑之證據及其認定之理由,而以該護士否認其輸血漿錯誤與被害人死亡有因果關係各節,及證人顏簡〇〇、辛〇〇迴護之證言,最高法院認為,均無可採,於理由內,詳予指駁。因認第一審依刑法第 276 條第 2 項,⋯⋯戡亂時期罰金罰鍰裁判費執行費公證費提高標準條例第一條,論該護士從事業務之人因業務上之過失致人於死處有期徒刑 5 月,為無不合,予以維持,駁回其在第二審之上訴,經核於法尚無違誤。⋯⋯惟查其並無前科,且有正當職業,此次錯誤受此教訓,應無再犯之虞。所處短期自由刑,認為以暫不執行為適當,併予宣告緩刑三年,以啟自新。」❻❶

---

❻❶ 最高法院 72 年度臺上字第 1592 號刑事判決。有關醫療、護理過失所引致之糾紛實例,參蔡墩銘編,《醫療糾紛裁判選集 (刑事篇)》,景泰文化,1994 年 5 月;《最高法院民刑事裁判專輯 (民國 50 年至 72 年有關醫療糾紛之裁判)》,最高法院法律叢書編輯委員會印行。

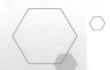

第二章
醫師、護理、助產人員之義務

醫師、護理、助產人員與病人間的法律關係

病人之權利義務

醫師與護理、助產人員的義務

違反醫事護理法規之罰則

◆學習目標◆

1. 瞭解醫師與病人基本的法律關係與健康權概念
2. 認識病人的權利與義務、保護病人的隱私
3. 告知義務的履行與病人同意的關係
4. 探悉醫師業務上的義務、認識電子病歷與醫藥分業
5. 認識醫師業務上違法或不正當行為之懲處
6. 明瞭護理人員業務上之義務

第一節 醫師、護理、助產人員與病人間的法律關係

醫師與病人可能發生下列之一的法律關係：一、契約關係。二、無因管理。三、侵權行為。

一、契約關係

　　就契約關係而言，病人雖有可能與醫師間發生直接的法律關係，但通常大多直接與醫院發生法律關係。有關醫療契約❶的性質，實務認為係委任契約之一種❷；所謂「委任」，係指當事人約定，一方委託他方處理事務，他方允為處理之契約（民法第 528 條）。依法律之條文以觀，委任並不以給付報酬為必要。病人委任醫療機構處理醫療事務，醫療機構允為處理，是高級勞務的提供，通說認為醫療契約是委任契約❸。有償的委任契約，醫師或醫療機構負有善良管理人之注意義務，以保障病人之權益。

二、無因管理

　　若醫療機構與醫師為同一之當事人，即醫師為自行開業之醫師，則醫師與其開設之診所實為同一法律主體，則病人與醫師或醫療機構所發生的法律關係並無區別。若醫師並未受病人委任或任何法律上之義務，而為病人實施醫療行為，並且以有利於病人之方法為之者，可能成立民法第 172 條之無因管理。在無因管理的法律關係下，依民法第 175 條，醫師若為免除病人之生命、身體或財產上急迫危險而為事務管理者，對於因其管理所生之損害，除有惡意或重大過失者外，不負賠償責任。

三、侵權行為

　　侵權行為方面，如醫療契約係由病人與醫師直接訂立，基於彼此間

---

❶　醫療契約的屬性，學者看法不一，有委任契約說、僱傭契約說、承攬契約說、準委任契約說、混合契約說及無名契約說，參曾育裕，《醫護法規》，五南，2013 年 1 月，增訂 6 版，頁 106–110。

❷　最高法院 70 年臺上字第 1049 號判決。

❸　王澤鑑，《民法案例研究第一冊》，自版，1982 年，頁 211。

的信賴關係，負有「醫療債務」的醫師自應盡善良管理人之注意義務，如有違此義務，對於病人應負契約不履行的損害賠償義務。醫師於執行醫療行為時，因故意或過失，不法侵害病人之權利，發生損害時，除發生前述債務不履行之損害賠償責任（契約責任）之外，如符合民法第184條以下侵權行為之要件時，亦應負侵權行為之損害賠償責任（侵權責任），並與債務不履行之契約責任發生競合關係。

若醫療契約係由病人與醫療機構訂立，而由醫療機構聘僱醫師為病人治病，則醫師僅於構成侵權行為時，始負侵權責任；但病人則可另依民法第224條規定：「債務人（醫療機構）之代理人或使用人（醫師），關於債之履行有故意或過失時，債務人應與自己之故意或過失負同一責任。但當事人另有訂定者，不在此限。」據此向醫療機構請求侵權行為及契約不履行之損害賠償。

醫師、護理人員發生醫療過失，若醫療機構與其醫師、護理人員之間的法律關係為「僱傭關係」，則醫療機構對病人為損害賠償後，可轉而依民法第188條規定，向醫師、護理人員行使求償權。

四、醫療契約之成立

醫療契約原則上以醫師的醫療義務與病人之報酬給付義務為內容，常由病人向醫療機構掛號（要約），經其受理掛號（承諾）而成立。至於掛號之行為形式，法律上並無規定，以口頭、書面或電腦語音為之，均無不可。

除非助產人員依法接生或居家護理機構等應病人要求，經醫師評估病情後收案管理，護理人員與病人直接成立契約關係，否則，通常僅可能由醫療機構與病人發生契約關係，如前述依民法第224條，醫師、護理人員有所疏失，醫院與醫師、護理人員負同一責任。護理人員執行護

理業務，若係完全遵照醫師之指示而為，該指示有誤且護理人員無從判斷是否正確，則僅該醫師負損害賠償之責；但若該護理人員得判斷指示之正確與否，明知有誤仍加以執行，或指示無誤，純係護理人員執行錯誤，則應由護理人員負損害賠償之責。

第二節　病人之權利義務

　　早期傳統的醫療關係，民眾的醫學知識不夠普及，網路資訊取得不易，醫師基於專業的權威性，有如具有威信的家長，醫療關係歸納為「父權模式」的互動關係，醫師無須與病人溝通，依據自身的醫療專業知識，片面決定病人應接受何種檢查或治療❹。時至今日，病人自主決定權的提升，病人有知的權利，醫師的專斷醫療，限縮在緊急情況下，始具適法性。病人於醫療的過程中，受醫療行政法令規範的保護，享有一定的權利，相對地，亦負有一定的義務。

壹、病人的權利

一、健康權

　　健康乃人類基本之慾望、理想及目標，為一切事業之基礎。因此，攸關人體健康之醫療工作，其品質安全與否，成效之良窳，誠為病人及其親友所關切。全民健康為 2000 年世界性衛生目標，所謂「健康」，並非僅係沒有疾病之基本要求，而係應要求達到「身體、精神及環境之平

---

❹　張麗卿，〈醫療常規與專斷醫療的刑法容許性〉，《臺北醫法論壇（ⅩⅢ）實務判決與實證研究》，臺北榮民總醫院醫療糾紛案例學術研討會，2015 年 5 月 23 日，頁 20。

衡愉快」❺，且是作為每個人所應享有之基本權利，似得稱為「健康權」
之保障。

　　關於健康權，學者舉其有 6 個特色，其中之一，即：健康權係基本
的生命權之下位觀念❻；健康生活的權利，係屬於憲法之基本人權。憲
法第 157 條規定：「國家為增進民族健康，應普遍推行衛生保健事業及公
醫制度。」憲法增修條文第 10 條第 5 項則進一步規定：「國家應推行全
民健康保險，並促進現代和傳統醫藥之研究發展。」此皆為憲法所明列
之「基本國策」。健康權應自「國家應保障人民的健康，使其得維持合乎
人性尊嚴的起碼生活❼」而實現。關於病人的權利，相對的即是醫療機
構、醫師或護理人員的義務。

　　健康安全對任何人而言，均較任何事物可貴；「健康之於人，猶如陽
光之於大地」。歐洲自 19 世紀社會改革者呼籲政府，應重視一般民眾的健
康問題，主張應視其為一項社會問題來處理。因為解決民眾的健康問題，
應屬國家的一項行政責任，尤其社會對個人的健康，具有維護與保障的義
務。這種先進思想，對德國首創健康保險頗具影響❽。依李震山之見解，
從憲法增修條文第 10 條第 5、7、8、9、12 項中，應不難推出所謂的「健
康權」；司法院大法官亦於其解釋中提及：維護國民健康（釋字第 414 號
解釋）、維護國民身心健康（釋字第 476 號解釋），以及維護民族健康（釋

---

❺　崔玖，〈論醫療服務網及其動力——轉診制度〉，收錄於立法院圖書館編，
　　《立法報章資料專輯》，1989 年 12 月，第 38 輯，頁 164–173。

❻　唄孝一，《医事法学への步み》，岩波書店，1994 年 9 月 8 日，第 9 刷，頁
　　65–68。

❼　溫錦堂，〈醫療權之法律觀〉，《醫事法學》，1987 年 1–6 月，第 2 卷第 1–3
　　期合刊，頁 148–150。

❽　吳凱勳，《健康保險概論》，中國社會保險學會，1978 年 3 月，序頁 4–5。

字第 472 號解釋）等，故國家應有保障人民身體健康權之義務❾。

　　司法院大法官會議 2019 年 11 月 29 日針對警察、消防等「輪班公務員」超勤工作問題，做出釋字第 785 號解釋，認為有部分違反憲法所賦予人民的「健康權」，並規範政府相關機關 3 年內修正服勤時間及休假制度。

　　按公務員服務法第 11 條第 2 項規定：「公務員每週應有 2 日之休息，作為例假。業務性質特殊之機關，得以輪休或其他彈性方式行之。」及公務人員週休二日實施辦法第 4 條第 1 項規定：「交通運輸、警察、消防、海岸巡防、醫療、關務等機關（構），為全年無休服務民眾，應實施輪班、輪休制度。」但前開法規並未就業務性質特殊機關實施輪班、輪休制度，設定任何關於其所屬公務人員服勤時數之合理上限、服勤與休假之頻率、服勤日中連續休息最低時數等攸關公務人員服公職權及健康權保護要求之框架性規範，大法官因而認定「不符憲法服公職權及健康權之保護要求。」

　　林明昕教授認為，一個人的生命與健康，為個人生存與自由最主要的基礎。健康權的主觀面向功能，主要是課與國家消極不侵犯個人健康的義務，而人民取得權利的地位，必要時，可以透過訴訟方式，請求法院的保護。因此，健康權是一種真正的權利，而非單純的客觀法規範而已。健康權的客觀面向，主要在於課予國家積極地以行為、金錢、組織、程序及制度等方式，排除國家以外第三人，甚至於自然災害等對於個人健康之侵害，並進而照顧、保護個人健康之完整性❿。

---

❾　李震山，〈論憲法未列舉之自由權利之保障——司法院大法官相關解釋之評析〉，第 3 屆憲法解釋之理論與實務學術研討會，2001 年 3 月 24 日，頁17。

二、關於病情及衛教知識等被告知權

㈠手術原因、風險及侵入性檢查應被告知

醫療法第 63 條第 1 項規定：「醫療機構實施手術，應向病人或其法定代理人、配偶、親屬或關係人說明手術原因、手術成功率或可能發生之併發症及危險，並經其同意，簽具手術同意書及麻醉同意書，始得為之。但情況緊急者，不在此限。」以便病人自行決定是否接受手術。關於本條病人之決定，其行使方式，應簽具同意書，本條第 2 項：「前項同意書之簽具，病人為未成年人或無法親自簽具者，得由其法定代理人、配偶、親屬或關係人簽具。」又醫療機構對於侵入性檢查或治療，例如：胃鏡檢查、放射治療等，應有告知並獲取同意之義務，以保障病人權益。醫療法第 64 條規定：「醫療機構實施中央主管機關規定之侵入性檢查或治療，應向病人或其法定代理人、配偶、親屬或關係人說明，並經其同意，簽具同意書後，始得為之。但情況緊急者，不在此限。前項同意書之簽具，病人為未成年人或無法親自簽具者，得由其法定代理人、配偶、親屬或關係人簽具。」以資周延。

㈡病情、治療與開藥等應被告知

醫療法第 81 條規定：「醫療機構診治病人時，應向病人或其法定代理人、配偶、親屬或關係人告知其病情、治療方針、處置、用藥、預後情形及可能之不良反應。」為加強病人知的權利，醫師法第 14 條規定：「醫師對於診治之病人交付藥劑時，應於容器或包裝上載明病人姓名、性別、藥名、劑量、數量、用法、作用或適應症、警語或副作用、執業醫療機構名稱與地點、調劑者姓名及調劑年、月、日。」俾利病人正確服藥，並保

---

❿　林明昕，〈健康權——以「國家之保護義務」為中心〉，《法學論著》，2005
　　年 3 月，第 32 期，頁 31。

障病人知的權益。醫療法第 66 條亦規定:「醫院、診所對於診治之病人交付藥劑時,應於容器或包裝上載明病人姓名、性別、藥名、劑量、數量、用法、作用或適應症、警語或副作用、醫療機構名稱與地點、調劑者姓名及調劑年、月、日。」

⑶病危通知與癌症之告知

醫師、護理人員若與病人成立委任契約,則依民法第 540 條規定:「受任人(醫護人員)應將委任事務進行之狀況,報告委任人(病人),委任關係終止時,應明確報告其顛末。」病人病情惡化以至於瀕臨死亡時,目前各醫療機構均以開發「病危通知書」,書面告知病人或其家屬,比較有問題的是,如病人罹患不治之癌症,應如何告知其病情?原則上,醫師應考量病人可能之反應,選擇適當之時機及方式予以告知,以避免病人出現過激反應。

三、隱私權

隱私權與病患之自己決定權可謂當代最重要的新人權。個人私生活不受任意干涉或洩漏,乃個人尊嚴的維護上所不可或缺之條件。1948 年世界人權宣言第 12 條揭示:「任何人就其私生活、家庭、住所及通信,不受到恣意的干涉,對於這類的干涉或侵害,人們擁有受到法律保護的權利。」

㈠隱私權之保護與發展

因人權與時俱進,尚非一成不變,基於維護個人尊嚴之必要,乃有不同的人權類目出現。日本芦部信喜認為,新人權包含了隱私權、環境權、日照權、拒菸權、健康權、資訊權、接近媒體使用權等[11]。

隱私權之觀念發源於美國, 華倫 (Sammuel D. Warren) 及白蘭迪斯

---

[11]　芦部信喜,《憲法》,岩波書店,1995 年 5 月 25 日,頁 103。

(Louis D. Brandeis) 二人於 1890 年《哈佛法學評論》 (*Harvard Law Review*) 第 4 期合著論述 The Right to Privacy 之專文，力倡隱私權應受保障，意指「個人不受干擾之權利」(right to be let alone)❷。

在美國隱私權涵括婦女決定是否終止懷孕之權利，如無正當法律程序，不得加以限制。1973 年羅艾 (Roe) 一案，係美國最高法院最早討論限制墮胎之法律是否違憲之案例❸，其判決基礎，乃 1965 年的葛立斯伍 (Griswold v. Connecticut) 一案關於康乃狄克州禁止使用避孕藥之法律違憲與否之爭議案，確立隱私權應予廣泛保護之新觀念❹。惟 2022 年 6 月 24 日美國最高法院推翻《羅訴韋德案》，認定羅案當時將憲法部分法條所保障的隱私權延伸解釋至墮胎領域適用，理據並不充分❺。墮胎目前在美國超過一半的州（26 個州）已經被完全禁止或幾乎完全禁止，而有更多的州正在準備制定相關限制或禁令。

(二)我國醫事法規隱私權相關規定

1.醫療法

醫療法第 72 條規定：「醫療機構及其人員因業務而知悉或持有病人病情或健康資訊，不得無故洩漏。」醫療法第 74 條規定：「醫院、診所診治

---

❷　周悅儀，〈美國保護隱私權法制之研究〉，《法務部法律事務司 82 年度研究發展報告》，1993 年 12 月，頁 5。

❸　See Judith Areen, Limiting Procreation, *Robert veatched Medical Ethics* (2nd ed., 1997), pp. 121–122.

❹　See Judith Areen, Limiting Procreation, *Robert veatched Medical Ethics* (2nd ed., 1997), p. 122.

❺　美國最高法院推翻羅訴韋德案重挫人權，2022 年 6 月 24 日，https://www.hrw.org/zh-hant/news/2022/06/24/us-supreme-court-topples-roe-v-wade-blow-rights。（2022 年 11 月 11 日瀏覽）

病人時，得依需要，並經病人或其法定代理人、配偶、親屬或關係人之同意，商洽病人原診治之醫院、診所，提供病歷複製本或病歷摘要及各種檢查報告資料。原診治之醫院、診所不得拒絕；其所需費用，由病人負擔。」

2.醫師法

醫師法第 23 條規定：「醫師除依前條規定外，對於因業務知悉或持有他人病情或健康資訊，不得無故洩露。」上述所稱「除依前條規定外」，乃指醫師或護理人員等，受有關機關之查詢或委託鑑定時，不得為虛偽之陳述或報告，至於「有關機關」，則指衛生、治安、司法或司法警察機關（醫師法施行細則第 6 條）。

3.護理、助產人員法

2015 年 1 月 14 日護理人員法第 28 條修正規定：「除依前條規定外，護理人員或護理機構及其人員對於因業務而知悉或持有他人秘密，非依法、或經當事人或其法定代理人之書面同意者，不得洩漏。」修正前原條文僅規定「不得無故洩漏」，所謂「無故」，係指「無正當理由」，而「有正當理由」，即可揭露資訊，對於病人之隱私保護，有不周之處，爰修法增訂須有「書面同意」，以杜資訊流通之任意性。另，助產人員法第 31 條規定：「助產人員或助產機構之人員，對於因業務而知悉或持有他人之秘密，不得無故洩漏。」

4.其他醫事法律

有關醫事法規明定保密規定者，尚有：心理師法第 17 條、物理治療師法第 31 條、醫事放射師法第 32 條、醫事檢驗師法第 32 條、職能治療師法第 31 條、藥師法第 14 條、呼吸治療師法第 16 條、緊急醫療救護法第 35 條、傳染病防治法第 10 條、人類免疫缺乏病毒傳染防治及感染者權益保障條例第 12 條第 2 項、第 14 條等。

　　此外，2015 年 2 月 4 日制定公布施行之「油症患者健康照護服務條例」，參酌我國相關反歧視與隱私保障之立法，亦明文保障油症患者免於歧視之權利、隱私權及其他合法權益。油症患者健康照護服務條例第 6 條：「非經油症患者同意，不得對其錄音、錄影或攝影（第 2 項）。媒體報導油症事件或製作相關節目時，應注意油症患者或其遺屬之名譽及隱私（第 3 項）。從事油症患者醫療照護之機關、機構、團體及其人員，應注意執行之態度及方法，維護其隱私與社會生活之經營，不得無故洩漏其資料（第 4 項）。」

　　5.行政規定

　　隱私權係保障個人生活私領域免受他人侵擾之基本人權，病人之醫療過程多涉及個人隱私，因此上述醫療法第 72 條等，對於病人之病情或健康資訊，明文規定「不得無故洩漏」。而刑法第 315 條之 1，更對於無故以錄音、照相、錄影或電磁紀錄竊錄他人非公開之活動、言論、談話或身體隱私部位者，定有刑責。

　　衛生福利部為充分保障病人隱私權，在 2009 年訂定「門診醫療隱私維護規範」，嗣於 2015 年 1 月 30 日公告修正「醫療機構醫療隱私維護規範」，將醫療隱私權維護規範，由「門診」擴大為「全院」適用，增加 4 大修正重點加強病人隱私權之維護，確保就醫民眾的醫療隱私權益，相關措施包含：(1)醫療機構應將各項隱私權保護，訂定具體規定，包括處理申訴程序及檢討改進機制，並應完備各種設施、設備或物品。(2)診療過程中，醫病任一方如需錄音或錄影，均應先徵得對方之同意。(3)進行檢查及處置之場所，應至少有布簾隔開，且視檢查及處置之種類，儘量設置個別房間。(4)診療過程中呼喚病人，應顧慮其權利及尊嚴。

　　病人接受醫療、診治或檢查時，有權要求不相關之人不得在場，只

有經其准許者始可在場，例如：病人至親好友等，但若教學醫院依醫療法第 96 條規定，接受醫學院、校學生臨床見習、實習，而有實習醫師在場，病人不得予以拒絕。

如有其他機關或保險公司函請醫師、醫療機構提供病人之「健康檢查紀錄單影本資料」、「病歷及後續治療計畫」、「X 光片及其他資料」等，原則上均須附有病人之同意文件，始得提供。

四、同意權

㈠醫療法規範之同意

1.實施手術之同意

醫療法第 63 條第 1 項規定：「醫療機構實施手術，應向病人或其法定代理人、配偶、親屬或關係人，說明手術原因、手術成功率或可能發生之併發症及危險，並經其同意，簽具手術同意書及麻醉同意書，始得為之。但情況緊急者，不在此限。」

2.提供他院就診資料之同意

醫療法第 73 條第 1 項規定：「醫院、診所因限於人員、設備及專長能力，無法確定病人之病因或提供完整治療時，應建議病人轉診。但……。」醫療法第 74 條規定，醫院、診所診治病人時，得依需要，並經病人或其法定代理人、配偶、親屬或關係人之同意，商洽病人原診治之醫院、診所，提供病歷複製本或病歷摘要及各種檢查報告資料，原診治之醫院、診所不得拒絕；其所需費用，由病人負擔。規定之意旨，在於便利提供診療之參考，以避免重複檢查增加病人之負擔。

3.人體試驗之同意

醫療法第 79 條規定：「醫療機構施行人體試驗時，應善盡醫療上必要之注意，並應先取得接受試驗者之書面同意；接受試驗者以有意思能

力之成年人為限。但顯有益於特定人口群或特殊疾病罹患者健康權益之試驗，不在此限（第 1 項）。前項但書之接受試驗者為限制行為能力人，應得其本人與法定代理人同意；接受試驗者為無行為能力人，應得其法定代理人同意（第 2 項）。」按醫療法第 79 條第 1 項、第 2 項於 2009 年 5 月 1 日修正前之規定，並未考量與強調應取得受試者自願性的同意，而以無行為能力人、限制行為能力人為受試者，依民法規定，僅需得到其法定代理人之同意。由於限制行為能力人僅是行為能力有欠缺，而非全然缺乏，其自主意願應受到尊重，且依 2008 年赫爾辛基宣言第 22 條規定，無決定能力之人參與人體試驗應得其本人同意。為確保限制行為能力人之自主意願受到保障，如係以限制行為能力人為受試者，本條項修正明定，除應得其法定代理人同意外，亦應得到本人自願的同意，方為適法。

(二)同意之方式

1.事前同意

醫療法第 79 條第 3 項：「第一項書面，醫療機構應至少載明下列事項，並於接受試驗者或法定代理人同意前，以其可理解方式先行告知：一、試驗目的及方法。二、可預期風險及副作用。三、預期試驗效果。四、其他可能之治療方式及說明。五、接受試驗者得隨時撤回同意之權利。六、試驗有關之損害補償或保險機制。七、受試者個人資料之保密。八、受試者生物檢體、個人資料或其衍生物之保存與再利用。」「前項告知及書面同意，醫療機構應給予充分時間考慮，並不得以脅迫或其他不正當方式為之。」（同條第 4 項）

2.書面同意

同意的目的，本在禁止違反病人意思之醫療行為及以同意作為醫療

侵害之阻卻違法事由，因此，只要不是積極表示拒絕，原則上就應推定已有默示同意之表示。同意雖可以明示或默示、口頭或書面方式為之，但目前一般醫療機構為事後舉證方便起見，通常均以事先印就之統一格式同意書（志願書），由病人及其家屬簽名以證明其同意接受醫師之診療行為。

(三)例外不須同意情形

1.緊急情況

醫療法第 63 條第 1 項本文規定，醫療機構實施手術時，原則上應取得病人或其相關家屬之同意。惟如「情況緊急」，非即刻處置無法挽救病人之生命、健康時，縱無法取得病人本人或其家屬之同意，醫師仍得為必要之醫療行為，而阻卻違法。醫療法第 63 條第 1 項即定有但書之例外規定，以利適用。

2.強制治療

傳染病防治法第 44 條規定對於傳染病病人之隔離治療並強制送醫，由於法律規定強制治療，醫師自不必取得病人之同意。其他如刑事訴訟法第 467 條、第 468 條規定，「依前條第一款及第四款（現罹疾病，恐因執行而不能保其生命者）情形停止執行者，檢察官得將受刑人送入醫院或其他適當之處所。」

(四)未取得同意之法律效果

病人的同意可以阻卻違法及民法侵權行為責任，因此，病人的自己決定權，成為醫師診療行為合法性要素之一，醫師若欠缺病人之同意而為診療行為，即屬「專斷治療」，其法律效果如下：

1.刑 法

屬於正當業務行為之醫師治療行為，雖可阻卻違法，但對於病人施

以開刀手術行為，不可謂非破壞病人身體之完整性，倘未得其事先之同意而貿然為之，實不可容許。

2.民 法

未得同意之診療行為，為侵權行為損害賠償之充足要件，其理論基礎，不論基於身體之不可侵性，或基於自由權之保障，或認係一種人格權之侵害，咸認應成立民法侵權行為，應負損害賠償責任，包括財產上之損害與精神上之損害（慰藉金）。

五、就醫受良好照護及保障安全權

㈠照護、急救與轉診義務

全民健康保險法第 70 條規定：「保險醫事服務機構於保險對象發生保險事故時，應依專長及設備提供適當醫療服務或協助其轉診，不得無故拒絕其以保險對象身分就醫。」醫療法第 60 條第 1 項也明定：「醫院、診所遇有危急病人，應先予適當之急救，並即依其人員及設備能力予以救治或採取必要措施，不得無故拖延。」醫院或醫師不可對於需要長期治療之病人，率爾予以中止治療，然而有特別情形時，醫療法第 73 條第 1 項本文有轉診規定：「醫院、診所因限於人員、設備及專長能力，無法確定病人之病因或提供完整治療時，應建議病人轉診。」

醫師法第 21 條明定：「醫師對於危急之病人，應即依其專業能力予以救治或採取必要措施，不得無故拖延。」護理人員法第 26 條亦規定：「護理人員執行業務時，遇有病人危急，應立即聯絡醫師。但必要時，得先行給予緊急救護處理。」助產人員法第 26 條規定：「助產人員執行助產業務時，發現產婦、胎兒或新生兒有危急狀況，應立即聯絡醫師，並予必要之急救處置。」

⑵就醫環境安全保障

醫療機構應保持環境整潔、秩序安寧,不得妨礙公共衛生及安全(醫療法第 24 條第 1 項);第 25 條第 1 項:「醫院除其建築構造、設備應具備防火、避難等必要之設施外,並應建立緊急災害應變措施。」第 56 條第 1 項規定:「醫療機構應依其提供服務之性質,具備適當之醫療場所及安全設施。」

醫療機構應保持秩序安寧之義務,惟由於醫療機構遇有發生醫療糾紛,易遭不當之滋擾或抬棺抗議,影響其他病人就醫安全及醫療業務之遂行,醫療法第 24 條第 2 項及第 3 項舊法規定:「為保障病人就醫安全,任何人不得以強暴、脅迫、恐嚇或其他非法之方法,滋擾醫療機構秩序或妨礙醫療業務之執行。」「違反前項規定者,警察機關應協助排除或制止之。」

2013 年年底,因桃園縣蘆竹鄉王姓女鄉代,任性指揮長庚醫護人員,稍不如意即掌摑護理長,造成醫事人員極大反彈與抗議,並促成醫療法第 24 條於 2014 年 1 月 29 日修正,增訂刑責及警察機關應主動移送偵辦,以維醫療環境與醫護人員執業安全。該次修正後醫療法第 24 條規定:「醫療機構應保持環境整潔、秩序安寧,不得妨礙公共衛生及安全(第 1 項)。為保障病人就醫安全,任何人不得以強暴、脅迫、恐嚇或其他非法之方法,妨礙醫療業務之執行,致生危害醫療安全或其設施(第 2 項)。醫療機構應採必要措施,以確保醫事人員執行醫療業務時之安全(第 3 項)。違反第二項規定者,警察機關應協助排除或制止之;如涉及刑事責任者,應移送該管檢察官偵辦(第 4 項)。」

為保障就醫安全及醫事人員的工作環境,2017 年 5 月 10 日醫療法第 24、106 條再次修正第 24 條第 2 項增列以「公然侮辱」為妨礙醫療業

務執行之方法，並刪除「致生危害醫療安全或其設施」之要件；增訂第 5 項課以中央主管機關，應建立通報機制及定期公告醫療機構受有第 2 項情事之內容及最終結果責任。醫療法第 106 條第 3 項罰則擴大納入「緊急醫療救護人員」為保障對象，並增訂以「恐嚇或其他非法之方法」，作為妨礙執行醫療業或救護業務之處罰要件。

(三)下轉與自動出院

為順利達成繼續治療之目的，以及避免不必要的醫療資源浪費，醫療法第 75 條第 1 項規定：「醫院得應出院病人之要求，為其安排適當之醫療場所及人員，繼續追蹤照顧。」惟對於尚未痊癒之病人，要求自動出院者，為釐清責任，同條第 2 項規定：「醫院對尚未治癒而要求出院之病人，得要求病人或其法定代理人、配偶、親屬或關係人，簽具自動出院書。」

(四)開給證明書與相驗

病人經診治並依醫囑通知可出院時，應即辦理出院或轉院（醫療法第 75 條第 3 項），以健全醫療照護體系。「醫院、診所如無法令規定之理由，對其診治之病人，不得拒絕開給出生證明書、診斷書、死亡證明書或死產證明書。開給各項診斷書時，應力求慎重，尤其是有關死亡之原因。」（醫療法第 76 條第 1 項）

為配合醫師法第 16 條「醫師檢驗屍體或死產兒，如為非病死或可疑為非病死者，應報請檢察機關依法相驗」之義務，醫療法第 76 條第 3 項明定：「醫院、診所對於非病死或可疑為非病死者，應報請檢察機關依法相驗。」

六、合理醫療費用、醫療損害賠償請求權及訴訟權

㈠合理醫療費用

有關醫療機構收取醫療費用之標準，依醫療法第 21 條規定，係「由直轄市、縣（市）主管機關核定之。」

醫療法第 22 條：「醫療機構收取醫療費用，應開給載明收費項目及金額之收據（第 1 項）。醫療機構不得違反收費標準，超額或擅立收費項目收費（第 2 項）。」

1.醫療機構違規收費

醫療機構如超額收費，或擅立收費項目收費，經查屬實者，應分二階段處理：

⑴第一階段：依醫療法第 103 條第 1 項第 1 款之規定，處罰新臺幣 5 萬元以上 25 萬元以下罰鍰，並應將超收部分退還病人。如已退費，則處分程序即予結束。

⑵第二階段：超收醫療費用或擅立收費項目收費經查屬實，而未依限將超收部分退還病人，再處罰新臺幣 5 萬元以上 50 萬元以下罰鍰，並得按其情節就違反規定之診療科別、服務項目或其全部或一部之門診、住院業務，處 1 個月以上 1 年以下停業處分或廢止其開業執照（醫療法第 108 條第 7 款）。

全民健康保險法第 68 條規定：「保險醫事服務機構對本保險所提供之醫療給付，除本法另有規定外，不得自立名目向保險對象收取費用。」全民健康保險醫事服務機構特約及管理辦法第 11 條明定：「保險醫事服務機構提供保險對象醫療服務，應開給符合醫療法施行細則之收據，並於醫療費用收據上列印保險對象當次就醫之保險憑證就醫序號。」醫療機構應注意相關法規，主動開給收據，方符規定。

2.護理機構違規收費

護理人員法第 21 條第 1 項規定：「護理機構之收費標準，由直轄市、縣（市）主管機關核定之。但公立護理機構之收費標準，由該管主管機關分別核定。」 第 2 項規定：「護理機構不得違反收費標準，超額收費。」違反本條項之規定者，行政處分亦應分二階段處理：

(1)第一階段：罰鍰加限期退費。依護理人員法第 36 條規定：「違反第十八條第二項或第二十一條第二項規定者，處新臺幣一萬五千元以上十五萬元以下罰鍰（第 1 項）。違反第二十一條第二項規定者，並應限期退還超額收費（第 2 項）。」如依限退費，則處分程序結束。

(2)第二階段：經主管機關通知限期退費而不遵循時，得為廢止護理機構開業執照之行政處分，以彰公權力。護理人員法第 29 條明定：「護理機構有下列情形之一者，處新臺幣二萬元以上十萬元以下罰鍰；其情節重大者，並得廢止其開業執照：一、……三、超收費用經查屬實，而未依限將超收部分退還。……。」

(二)醫療損害賠償

1.提起訴訟、和（調）解

病人對於不當醫療或品質不佳之醫療，遭致生命、身體健康之損害，醫療機構對於病人所受損害，負有賠償責任。在損害時起 10 年之內，被害人得提起醫療民事訴訟；亦可依民事訴訟法第 403 條以下相關規定，先經法院調解，以免興訟。此外，病人與醫師或醫療機構亦得依民法第 736 條以下相關規定，進行和解。刑事方面，病人對有醫療護理過失之醫師、護理人員自可另依刑事訴訟法第 319 條、第 251 條第 1 項，自訴或經檢察官向法院提起公訴。惟 2022 年 6 月 22 日新法「醫療事故預防及爭議處理法」制定公布（尚未施行），醫療爭議不論民刑事訴訟，均

應先經調解。

2.賠償方法

醫療損害賠償之方法，以回復原狀為原則，金錢賠償為例外，故依民法第 213 條第 1 項規定：「負損害賠償責任者，除法律另有規定或契約另有訂定外，應回復他方損害發生前之原狀。」「第一項情形，債權人得請求支付回復原狀所必要之費用，以代回復原狀。」（同條第 3 項）但病人死亡者無回復原狀之可能，依民法第 215 條規定：「不能回復原狀或回復顯有重大困難者，應以金錢賠償其損害。」得依本條及民法第 194 條：「不法侵害他人致死者，被害人之父、母、子、女及配偶，雖非財產上之損害，亦得請求賠償相當之金額」之規定，請求賠償相當之金額。

3.賠償範圍

關於損害賠償之範圍如何？依高等法院民事判決認為，醫師對於病患未盡必要之理學檢查，僅給予止痛劑、骨骼肌鬆劑、鎮靜劑等，難認已盡醫師應注意義務，病患死亡即與醫師醫療行為之疏失有相當因果關係。醫師及醫院應連帶負損害賠償責任，除喪葬費用外，尚包括慰藉金及扶養費，裁判要旨如下：

【案例：醫師治療過程未依醫療水準盡善良管理人注意義務，應負損害賠償責任】❖

「上訴人主張：朱○○為上訴人丙○○之夫、上訴人乙○○、甲○○之父，於 86 年 7 月 4 日上午因左胸痛、肩膀痛及上腹部痛，至長○醫院神經科就醫，丁○○係長○醫院之受僱醫師，本應注意到朱○○左胸部疼痛，血壓下降，係有心臟疾病，而無不能注意情事，竟未注意，疏

❖ 2004 年 11 月 23 日臺灣高等法院民事判決 89 年度上字第 404 號損害賠償案件。

未給予心臟聽診檢查，更未囑其接受心電圖等檢查及住院作進一步之觀察治療，而只開立對心臟毫無用處之止痛藥，致使朱〇〇於同年月6日在家中因心臟疾病死亡。

按醫師執行業務時，應製作病歷，記載病人病名、診斷及治療情形；病歷內容應清晰、詳實、完整；醫院、診所診治病人時，得依需要，並經病人或其配偶、親屬之同意，商洽病人原診治之醫院、診所，提供病歷摘要及各種檢查報告；病歷摘要應載明主訴、檢查結果、診斷、治療經過、注意事項、出院後醫囑或建議事項，醫師法第12條；醫療法第48條第2項前段（現為第67條第1項）、第51條（現為第74條）；醫療法施行細則第48條（現為第52條第1項）分別定有明文。

病歷內容應比病歷摘要詳實、完整，則醫師製作之病歷尤應詳實載明病人主訴、檢查結果、醫師診斷及治療情形。醫師對病患治療時，是否已盡善良管理人注意義務為病患治療，常須藉助病歷記載而為判讀，因而有提出記載完整病歷義務。醫師未能提出病歷或所提出病歷記載不完整，其情形與無正當理由不從提出文書之命相同，法院得審酌情形認他造關於該文書之主張或依該文書應證之事實為真實。

查丁〇〇醫師並未於門診記錄單記載病人主訴、檢查病患情形，僅記載診斷結果及使用藥物，自應詳細記載病患主訴情形並為檢查，以判斷是否與7個月以前病史相關，丁〇〇醫師未為記載，顯然違反應於病歷詳實載明病人主訴及就病人主訴檢查結果義務。一般病患無醫學專業知識或常識，無從明確分辨病名或疼痛位置，有賴醫療專業人士之醫師詳細檢查後對症治療，病患將自己身體不適狀況儘其可能向醫師說明，醫師即應詳為檢查，並為合於當時醫療水準之治療，始得謂已盡為醫師之善良管理人注意義務。

丁〇〇醫師不但未於門診記錄單明確記載朱〇〇主訴情形，甚且對朱〇〇主訴情形無片語隻字記載，違反前述應於病歷詳實記載義務。朱〇〇就診時，所測量血壓值偏低，且主訴有胸痛等症狀，丁〇〇醫師未進一步對朱〇〇為理學檢查或將朱〇〇轉診至急診或有血行動力學監測單位，施以心電圖檢查為進一步評估，僅給予止痛劑、骨骼肌鬆劑、鎮靜劑及消化劑服用，難認已盡醫師應注意義務，朱〇〇因未受心電圖檢查等理學檢查，而未能發現已經存在之心肌炎症狀並受治療，終因心肌炎於同年 7 月 6 日死亡，其死亡與丁〇〇醫師醫療行為疏失間有相當因果關係。

長〇醫院為丁〇〇醫師僱用人，上訴人得依侵權行為法則請求被上訴人連帶賠償損害，而所受損害包括支出殯喪費、精神慰撫金、扶養費。上訴人依民法第 184 條第 1 項、第 188 條第 1 項前段，請求被上訴人連帶賠償上開損害，並計算法定遲延利息，即無不合，應予准許。」

貳、病人的義務

一、繳交費用

醫師與病人間的權利義務密切關連；醫師的權利，每每是病人的義務，但是醫護法規中絕少直接提及病人之義務。醫師法第 20 條規定：「醫師收取醫療費用，應由醫療機構依醫療法規規定收取。」亦即醫師於診療之後，有收取醫療費用之權利，但應由醫療機構依規定向病人收取；從反面觀之，病人因而負有依規定交付醫療費用之義務。

全民健康保險之投保人應負繳納自行負擔費用之義務，為全民健康保險法第 63 條以下所明定，繳納費用之義務，為病人義務中最明顯而直接者。按我國雖已施行全民健康保險多年且醫院診所加入健保特約率約

達 92.5%，仍有少數醫療機構未加入健保特約，民眾就醫須全部自費。

二、遵守醫囑

　　病人及其家屬與醫師的合作，是治療取得成果的最重要基礎，病人理應有「合作義務」。例如：病人應遵守醫師指示（醫囑），在接受治療期間按時服藥或禁食某類食品。

三、接受強制隔離治療

㈠法律規定

　　病患的自主權乃屬病人的基本權利，自主權包含：同意醫療及拒絕醫療權，但仍存有例外情形，如對於精神病患或法定傳染病患之強制治療。病人所罹患者為嚴重精神病或法定傳染病，因對於他人可能構成危害或傳染疾病於他人，為防止危害或蔓延，精神衛生法第 38 條、傳染病防治法第 44 條遂規定，罹有前述疾病者，有依法接受治療或隔離治療之義務，亦強制一定之人員接受檢查，如與感染人類免疫缺乏病毒者發生危險性行為、共用針器等者，及其他經中央主管機關認為有檢查必要者（人類免疫缺乏病毒傳染防治及感染者權益保障條例第 15 條第 1 項第 2 款、第 5 款）。依中央主管機關公告修正之「有接受人類免疫缺乏病毒檢查必要者之範圍」❶❼，有接受人類免疫缺乏病毒檢查必要者之範圍如下：1.意圖營利與人為性交或猥褻之行為者及相對人。 2.毒品施打、吸食或販賣者。 3.查獲三人以上（含三人）有吸食毒品之藥物濫用性派對參加者。 4.矯正機關收容人。 5.性病患者。 6.役男。 7.義務役預備軍官及預備士官、常備兵。 8.嬰兒其生母查無孕期人類免疫缺乏病毒檢查報告或診治醫師認為有檢查必要者。

---

❼　衛生福利部 104 年 2 月 25 日部授疾字第 1040300224 號公告。

㈡正當程序

強制治療因屬對於人身自由之限制，除應以法律予以明定之外，並應符合「正當程序」。SARS 疫情在臺灣流傳期間，許多防疫措施倉促擬定實施，許多限制、拘束人民自由或權利之行政行為，並未完全遵循相關之法律規定❸，有違人權保障之旨趣。

1.釋字第 690 號解釋

2012 年 9 月 30 日司法院大法官釋字第 690 號解釋認為：「民國九十一年一月三十日修正公布之傳染病防治法第三十七條第一項規定之『必要處置』，應包含『強制隔離』之部分，對人身自由之限制，『尚不違反法律明確性原則，亦未牴觸憲法第 23 條之比例原則，與憲法第 8 條依正當法律程序之意旨尚無違背。』」肯認強制治療之合憲性。

2.限期作成隔離通知書並送達

為符法律保留原則，傳染病防治法於 2004 年 1 月 20 日大幅增修，明定施行隔離治療之正當程序，2007 年 7 月 18 日再作文字修正，第 44 條第 2 項規定：「主管機關對傳染病病人施行隔離治療時，應於強制隔離治療之次日起三日內作成隔離通知書，送達本人或其家屬，並副知隔離治療機構。」

---

❸ 對於相關法規之未臻妥適，甚有違憲之疑慮，學者多人為文評析。林明鏘，〈論 SARS 所生之行政法上法律關係──以醫療院所為中心〉，《台灣本土法學》，2003 年 8 月，第 49 期，頁 99–113；李建良，〈92 年 6 月 7 日「SARS 相關法律」座談會發言〉，《台灣本土法學》，同期，頁 58；陳愛娥，〈疾病控制的憲法問題──以我國政府在 SARS 事件中的應變措施作為反省基礎〉，《月旦法學雜誌》，2004 年 2 月，第 105 期，頁 42。

四、據實陳述病史／就醫紀錄／接觸史／旅遊史

SARS 期間，由於病人隱瞞病史、就醫情形，致使疫情失控，爆發多起嚴重院內感染事件。傳染病防治法修正第 31 條明定：「醫療機構人員於病人就診時，應詢問其病史、就醫紀錄、接觸史、旅遊史及其他與傳染病有關之事項；病人或其家屬，應據實陳述。」違反者，依同法第 69 條第 1 項第 1 款之規定，處新臺幣 1 萬元以上 15 萬元以下罰鍰，必要時，並得限期令其改善，屆期未改善者，按次處罰之。

第三節　醫師與護理、助產人員的義務

壹、醫師的義務

一、親自診察原則與例外

㈠醫師非親自診察，不得施行治療、開給方劑或交付診斷書

醫師法第 11 條規定：「醫師非親自診察，不得施行治療、開給方劑或交付診斷書。但於山地、離島、偏僻地區或有特殊、急迫情形，為應醫療需要，得由直轄市、縣（市）主管機關指定之醫師，以通訊方式詢問病情，為之診察，開給方劑，並囑由衛生醫療機構護理人員、助產人員執行治療（第 1 項）。前項但書所定之通訊診察、治療，其醫療項目、醫師之指定及通訊方式等，由中央主管機關定之（第 2 項）。」

本條立法目的，本著眼於山地、偏僻及離島地區因地理環境及經濟等特殊因素，醫師前往開業者甚少，如無醫師執業，民眾未能獲得醫師照顧，影響生命安全。為使民眾醫療及保健照顧機會均等，並減輕民眾醫療費用，應利用當地或鄰近衛生醫療機構，建立電話醫療系統，由醫

師以通訊方式診察，開具方劑，囑咐護理人員、助產人員執行治療。但是為防止第 1 項但書之濫用，相關細節明定由中央主管機關予以詳明規定❿。

(二)遠距醫療

目前電腦網路、電傳視訊科技，愈益普及，「遠距醫療」(Telemedicine)❷⓿已在行政院有關部門逐步落實和推動❷❶，主要的目的與效益，乃在於爭取時效，掌握治療先機，使病人得以愈早接受治療，提高治癒率。對於醫療資源缺乏地區，最直接的影響，為提升醫療資源的可近性 (accessibility)，對山地、離島、偏僻地區或有急迫情形之醫療需求者，有莫大的助益。

中央主管機關依醫師法第 11 條第 2 項之授權，1995 年 10 月 2 日公告「山地離島地區通訊醫療之實施地點及實施方式」，2006 年 11 月 15

---

❿ 醫師法第 11 條第 1 項前段規定醫師親自診察原則，屬於保護他人之法律，但例外之規定是否過於嚴格致無法掌握病人病情的瞬息萬變，宜由衛生主管機關以函釋作目的性限縮解釋。黃清濱，〈醫療行為與醫師親自診察原則〉，《醫事法學》，中華民國醫事法律學會，2013 年 12 月，第 20 卷第 2 期，頁 1-26。

⓿ 所謂遠距醫療，是藉由無時空限制之通訊設備與技術，在不同地點，傳遞病患醫療臨床資料與醫師的專家意見，以克服時間及空間障礙，達成遠端會診之目的。李厚懿、張永生合著，〈電腦網際網路在臨床醫學之運用〉，《臺灣醫界》，1998 年 2 月，第 41 卷第 2 期，頁 70；張禹斌，〈NII 遠距醫療會診先導系統之推展現況〉，《衛生報導》，1997 年 3 月，第 7 卷第 3 期，頁 11-12。

❶ 有關遠距醫療之功能與發展，參蘇嘉宏、吳秀玲合著，〈醫事護理法令相關的新生議題列舉〉，《輔英通識教育年刊》，輔英技術學院，2002 年 7 月，創刊號，頁 198-201。

日修正為「山地、離島及偏僻地區通訊醫療規定」，指定衛生所、衛生室、公立醫療機構、「全民健康保險山地離島地區醫療給付效益提升計畫」之醫師，於 16 個縣市 53 個鄉鎮中，得以通訊方式進行診療。

㈢通訊診察治療辦法

因應臺灣高齡化社會的來臨，在宅醫療需求也快速增加，加上資通訊技術進步與物聯網時代來臨，遠距醫療已是多數國家之發展趨勢。為改善國內山地、離島、偏僻地區民眾及長期照顧服務機構病人之醫療可近性，衛福部於 2018 年 5 月 11 日發布「通訊診察治療辦法」，放寬遠距醫療之照護對象與模式，新增約 40 個偏僻地區及遠距醫療適用對象，包括急性疾病剛出院、長照機構、全民健保家醫群或居家照護計畫成員、國際病患，為我國醫療發展的重要里程碑。

1.放寬遠距醫療適用對象

通訊診察治療辦法第 2 條第 2 款第 1–5 目明定 5 種合乎特殊條件之病人，亦得進行通訊診療，不限於山地、離島、偏僻地區：⑴急性住院病人，依既定之出院準備服務計畫，於出院後 3 個月內之追蹤治療。⑵機構住宿式服務類之長期照顧服務機構與醫療機構訂有醫療服務契約，領有該醫療機構醫師開立效期內慢性病連續處方箋之長期照顧服務使用者，因病情需要該醫療機構醫師診療。⑶衛生機關有關家庭醫師整合性照護法令規定之病人，因病情需要家庭醫師診療。⑷衛生機關認可之遠距照護，或居家照護相關法令規定之收案對象，於執行之醫療團隊醫師診療後 3 個月內之追蹤治療。⑸擬接受或已接受本國醫療機構治療之非本國籍，且未參加全民健康保險之境外病人。

2.初診／用藥限制

醫療機構欲執行上開特殊情形通訊診療，應擬具通訊診療實施計畫

（通訊診察治療辦法第 5 條），通訊診察治療辦法除「偏鄉、急迫情形及國際患者」外，初診病人不能接受通訊診療；且除偏鄉或有急迫情形，醫師不得開給方劑，用藥限制方面，亟需突破。

3.行政函釋放寬通訊診察治療辦法適用範圍

2019 年 12 月中國爆發「新型冠狀病毒」引發的肺炎 (COVID-19)，導致全世界大流行，衛福部 2020 年 2 月 10 日、19 日（衛部醫字第 1091660661 號及第 1091661115 號）函釋，將有急迫就醫需求的居家檢疫隔離民眾，納入遠距診療對象；公布「全民健康保險特約醫事服務機構提供因 COVID-19（武漢肺炎）疫情接受居家隔離或檢疫之保險對象視訊診療作業須知」，相關費用由健保各部門總額預算支應。

4.有關醫師親自診察義務之遵守，仍應注意特殊情況

⑴醫師經親自診斷後開給方劑予特定病患服用，無論是否具有療效，均應再次對病患施以診斷後，始可再開給方劑，方符合醫師法第 11 條之規定。但對特殊疾病之病人，如長期或慢性病患等，規定依其專業知識之判斷，確信可以掌握病情再開給相同方劑者，應不在此限。惟其醫療後果仍應由該醫師負責❷。

⑵若醫療機構經醫師處方提供糖尿病患注射藥品，由其攜回自行在家注射醫療，以免患者頻頻往返於醫療機構接受注射之不便，尚不違反醫事法令，應屬可行❸。

⑶全民健康保險實施後，對於其所規定的慢性病，例如：癌症、糖尿病、心臟病、高血壓、哮喘、消化性潰瘍、青光眼、慢性貧血及肺結核等，醫師得開給慢性病連續處方箋，供原特約醫療機構或特約藥局分

---

❷　行政院衛生署 71 年 12 月 7 日衛署醫字第 410269 號函。
❸　行政院衛生署 77 年 7 月 4 日衛署醫字第 735224 號函。

次調劑，免再經醫師診察。

㈣醫師非親自檢驗屍體，不得交付死亡或死產證明文件；如無法令依據，不得拒絕交付診斷書、死亡證明書或死產證明書

醫師法第 11 條之 1 規定：「醫師非親自檢驗屍體，不得交付死亡證明書或死產證明書。」醫療法第 76 條及醫療法施行細則第 53 條亦有相關規定。

1.醫師對近期內曾施以診斷之病死者及因重病無康復可能而於出院後死亡者，依法仍應親自檢驗屍體後，始得開具死亡證明書

依醫師法第 11 條之 1 規定，醫師非親自檢驗屍體，不得交付死亡證明書。因此，醫院、診所對於近期內曾施以診斷之病死者及因重病無康復可能而於出院後死亡者，於法仍應由醫師親自檢驗屍體後，始得開具死亡證明書[24]。

若病人出院事隔相當時日，則究竟由何者開具死亡證明書？實務上，認為：「按病人於出院後死亡，無法取得死亡證明書者，依（修正前）醫療法施行細則第四十九條第三項規定，由所在地衛生所檢驗屍體，掣給死亡證明書。又依同條第四項規定，衛生所依上述該項規定檢驗屍體，得商洽原診治之醫院、診所，提供病歷摘要或診斷書參考，原診治之醫院、診所不得拒絕。」[25]

2.自動出院病患於救護車上死亡，其死亡證明書掣給義務之歸屬，須視車上有無醫師而定

自動出院病患由醫院診所返家途中，於救護車上死亡（車上無醫師），原診治院所醫師基於便民，得派醫師檢驗屍體後掣給死亡證明書；

---

[24]　行政院衛生署 75 年 11 月 22 日衛署醫字第 629155 號函。

[25]　行政院衛生署 78 年 10 月 5 日衛署醫字第 831310 號函。

或掣給出院病歷摘要或診斷書，俾為衛生所醫師或其他醫師出具死亡證明書之參考。至救護車上若有醫師隨行時，該醫師應負掣給死亡證明書之義務❷。

　　3.死亡原因未及究明而且並非「非病死或可疑為非病死者」，負責醫師診視推斷死因開具死亡證明，在程序上於法並無不合

　　依刑事訴訟法第 218 條規定：「遇有非病死或可疑為非病死者，該管檢察官應速相驗（第 1 項）。……檢察官如發現有犯罪嫌疑時，應繼續為必要之勘驗及調查（第 3 項）。」急診室患者經醫師診視，未查出病因即告死亡，如非合於上述非病死或可疑為非病死者，負責診視醫師據以開具死亡證明，在程序上於法並無不合，死亡原因有非臨床診斷所可究明者，故患者家屬於病患死亡之後，拒絕解剖屍體，負責診視醫師依據其病歷按照國際死亡診斷書填寫規則推斷其死亡原因，開具死亡證明，尚無不妥❷。

二、製作並保存病歷

㈠病歷之製作

　　醫師法第 12 條規定：「醫師執行業務時，應製作病歷，並簽名或蓋章及加註執行年、月、日（第 1 項）。前項病歷，除應於首頁載明病人姓名、出生年、月、日、性別及住址等基本資料外，其內容至少應載明下列事項：一、就診日期。二、主訴。三、檢查項目及結果。四、診斷或病名。五、治療、處置或用藥等情形。六、其他應記載事項（第 2 項）。病歷由醫師執業之醫療機構依醫療法規定保存（第 3 項）。」

　　我國醫界大多數以英文撰寫病歷，由於病歷之內容攸關醫療糾紛訴

---

❷　行政院衛生署 76 年 9 月 15 日衛署醫字第 687994 號函。

❷　行政院衛生署 72 年 1 月 17 日衛署醫字第 405832 號函。

訟結果，關係病人權益至鉅，以英文撰寫病歷之習慣，雖未必有背於公序良俗，但成為病人難以解讀之「密碼」、「暗語」，在醫療糾紛訴訟上，醫病雙方立足點難期公平，因而有推動「病歷中文化」之議㉘。

(二)病歷之範圍、增刪原則及電子病歷

1.病歷之範圍

由於醫療科技進步，醫療作業日趨精細複雜，醫療作業紀錄應有明定規範以利診療參考之必要，醫療法第 67 條規定：「醫療機構，應建立清晰、詳實、完整之病歷（第 1 項）。前項病歷，應包括下列各款之資料：一、醫師依醫師法執行業務所製作之病歷。二、各項檢查、檢驗報告資料。三、其他各類醫事人員執行業務所製作之紀錄（第 2 項）。醫院對於病歷，應製作各項索引及統計分析，以利研究及查考（第 3 項）。」

2.病歷之增刪原則

為加強對病歷管理，強化醫事人員行為責任，醫療法第 68 條規定：「醫療機構應督導其所屬醫事人員於執行業務時，親自記載病歷或製作紀錄，並簽名或蓋章及加註執行年、月、日（第 1 項）。前項病歷或紀錄如有增刪，應於增刪處簽名或蓋章及註明年、月、日；刪改部分，應以畫線去除，不得塗燬（第 2 項）。醫囑應於病歷載明或以書面為之。但情況急迫時，得先以口頭方式為之，並於二十四小時內完成書面紀錄（第 3 項）。」

3.電子病歷

「電子病歷」，係指病人在接受醫療行為時，醫事人員為病人所作的

㉘　英文病歷病患看不懂，有醫療糾紛時，常居於弱勢，為推動病歷中文化，確保病人知的權利，立委提案修正醫師法第 12 條，明定醫師應用中文寫病歷。〈立委提案用中文寫病歷〉，《聯合報》，2009 年 5 月 15 日，第 A6 版。

紀錄，將之儲存於電磁紀錄，或是其他類似媒體上，藉由電腦、綜合文字、聲音、圖像、影像等形式，據實呈現病人所接受之醫療行為的紀錄資料❷❾。

為因應醫療資訊電子化趨勢，醫療法第 69 條規定：「醫療機構以電子文件方式製作與貯存之病歷，得免另以書面方式製作；其資格條件與製作方式、內容及其他應遵行事項之辦法，由中央主管機關定之。」

2005 年 11 月 24 日中央主管機關訂定發布醫療機構電子病歷製作及管理辦法，2022 年 7 月 18 日最新修正。該辦法第 11 條第 1 項明定：「……。三、電子病歷依本法第六十八條第一項所為之簽名或蓋章，應以電子簽章方式為之。四、病歷製作後，應於二十四小時內完成電子簽章。……。」

4. 電子病歷上雲端

2010 年 4 月起，中央主管機關推動總預算達 60 億元為期 3 年的「醫院電子病歷及互通補助計畫」，輔導醫院實施「無紙本、無片化」電子病歷，以及病歷互通，避免不必要的重複檢查與浪費健保資源❸❶。2011 年 8 月再發布「全國電子病歷及影像資訊網計畫」，推動 126 家醫院辦理，2012 年正式上路，推廣至全國 500 多家醫院及 2 萬多家診所，全面透過雲端分享電子病歷，將醫療影像及報告、血液檢驗、門診用藥紀錄，以及出院病歷摘要等資料，儲存在雲端。取得民眾健保卡與醫事人員卡的「雙卡」認證後，醫院即可調閱雲端病歷，估計節省新臺幣 500 億元的

---

❷❾ 梁奕忠，〈電子病歷與醫療倫理〉，門諾醫院黃勝雄等合著，《天使的眼睛──臺灣第一本基督徒醫療倫理的告白》，2000 年 5 月，頁 166–167。

❸❶ 〈電子病歷互通　患者少受罪〉，《中國時報》，2010 年 2 月 21 日，第 A1 版。

醫療支出 ❸。

(三)病歷之保存年限、銷燬及複製

　　醫療法第 70 條規定：「醫療機構之病歷，應指定適當場所及人員保管，並至少保存七年。但未成年者之病歷，至少應保存至其成年後七年；人體試驗之病歷，應永久保存（第 1 項）。醫療機構因故未能繼續開業，其病歷應交由承接者依規定保存；無承接者時，病人或其代理人得要求醫療機構交付病歷；其餘病歷至少應繼續保存六個月以上，始得銷燬（第 2 項）。醫療機構具有正當理由無法保存病歷時，由地方主管機關保存（第 3 項）。醫療機構對於逾保存期限得銷燬之病歷，其銷燬方式應確保病歷內容無洩漏之虞（第 4 項）。」

　　為尊重病人對病情資訊了解之權利，醫療法新增病人得申請病歷複製本，第 71 條規定：「醫療機構應依其診治之病人要求，提供病歷複製本，必要時提供中文病歷摘要，不得無故拖延或拒絕；其所需費用，由病人負擔。」

　　※例 1：如有診病之事實，僅單純未填寫處方箋及記載病歷，應屬違反醫師法第 12 條及第 13 條之規定。

　　※例 2：醫師如預填、記載隔日病歷之行為，依中央主管機關函釋❷，重申 1991 年 5 月 13 日函說明二❸：如有預填記載隔日之病歷，顯係為不實之記載，應屬業務上不正當行為，得依醫師法第二十五條規

---

❸　〈電子病歷 11 月上雲端　醫師調閱須病患同意〉，《自由時報》，2011 年 8 月 10 日，第 A7-1 版；〈電子病歷分享　百家醫院 11 月上路〉，《中國時報》，2011 年 8 月 7 日，第 A6 版。

❷　行政院衛生署 98 年 4 月 29 日衛署醫字第 0980068582 號函。

❸　行政院衛生署 80 年 5 月 13 日衛署醫字第 941622 號函。

定論處。

三、處方、藥劑容器應記載規定事項

㈠處方之規範

醫師法第 13 條規定：「醫師處方時，應於處方箋載明下列事項，並簽名或蓋章：一、醫師姓名。二、病人姓名、年齡、藥名、劑量、數量、用法及處方年、月、日。」

㈡藥劑容器之規定

醫師法第 14 條規定：「醫師對於診治之病人交付藥劑時，應於容器或包裝上載明病人姓名、性別、藥名、劑量、數量、用法、作用或適應症、警語或副作用、執業醫療機構名稱與地點、調劑者姓名及調劑年、月、日。」違反者，依醫師法第 29 條規定處罰。

全民健康保險醫療辦法 2018 年 4 月 27 日全文修正發布，第 17 條規定：「保險對象完成診療程序後，保險醫事服務機構應依本法規定，向保險對象收取其應自行負擔之費用，並依法規規定開給收據；有交付藥劑時，應依法規規定為藥品之容器或包裝標示，其無法標示者，應開給藥品明細表。」

四、法定傳染病之處理與報告及配合事項

㈠報請相驗

醫師法第 15 條規定：「醫師診治病人或檢驗屍體，發現罹患傳染病或疑似罹患傳染病時，應依傳染病防治法規定辦理。」另就關於報告義務之規定，因有無他殺嫌疑之認定，事屬檢察機關權責，故醫師檢驗屍體或死產兒，僅於非病死或可疑為非病死時，基於社會公益，使其負報請相驗之義務，醫師法第 16 條規定：「醫師檢驗屍體或死產兒，如為非病死或可疑為非病死者，應報請檢察機關依法相驗。」

(二)採取管控必要措施與報告當地主管機關

傳染病防治法第 39 條第 1 項規定：「醫師診治病人或醫師、法醫師檢驗、解剖屍體，發現傳染病或疑似傳染病時，應立即採行必要之感染管制措施，並報告當地主管機關。」醫師如需對外說明相關個案病情時，應先向當地主管機關報告並獲證實，始得為之（同法第 39 條第 3 項）。

(三)應提供相關資料

醫事機構、醫師、法醫師及相關機關（構）應依主管機關之要求，提供傳染病病人或疑似疫苗接種後產生不良反應個案之就醫紀錄、病歷、相關檢驗結果、治療情形及解剖鑑定報告等資料，不得拒絕、規避或妨礙。中央主管機關為控制流行疫情，得公布因傳染病或疫苗接種死亡之資料，不受偵查不公開之限制（同法第 39 條第 4 項）。

(四)更正資訊

利用傳播媒體發表傳染病流行疫情或中央流行疫情指揮中心成立期間防治措施之相關訊息，有錯誤、不實，致嚴重影響整體防疫利益或有影響之虞，經主管機關通知其更正者，應立即更正（傳染病防治法第 9 條）。

五、不得為業務廣告

醫療法第 84 條規定：「非醫療機構，不得為醫療廣告。」而醫師法第 8 條之 2 規定，醫師應於衛生主管機關核准登記之醫療機構執業為原則，故有關其業務廣告，自宜以醫療機構名義為之。因此，醫療廣告管理，應以醫療機構為對象。

六、正當使用毒劇藥品

管制藥品，限供醫學及科學上之需用，依管制藥品管理條例第 5 條第 1 項及第 6 條第 1 項之規定：「管制藥品之使用，除醫師、牙醫師……外，不得為之。」「醫師、牙醫師……非為正當醫療之目的，不得使用管

制藥品。」醫師法第 19 條規定：「醫師除正當治療目的外，不得使用管制藥品及毒劇藥品。」違者，應依醫師法第 29 條但書：「但醫師違反第十九條規定使用管制藥品者，依管制藥品管理條例（第 37 條、第 39 條第 1 項）之規定處罰。」予以處分。

七、應依規定收取醫療費用

醫師法第 20 條規定：「醫師收取醫療費用，應由醫療機構依醫療法規規定收取。」醫療法第 21 條、第 22 條第 2 項亦規定，醫療機構不得違反直轄市、縣（市）衛生主管機關核定之收費標準，超額或擅立收費項目收費；並應開給載明收費項目及金額之收據。全民健康保險法相關法規全民健康保險醫事服務機構特約及管理辦法第 11 條規定，保險醫事服務機構提供保險對象醫療服務，應開給符合醫療法施行細則規定之收據。

醫療法第 22 條第 2 項規定：「醫療機構不得違反收費標準，超額或擅立收費項目收費。」所謂「擅立收費項目收費」一語，依醫療法施行細則第 11 條第 3 項補充規定，係指收取未經醫療法第 21 條規定核定之費用。

八、不得延遲醫療

對於危急病人，醫師應本其專業能力予以救治，方符其專業倫理規範，醫師法第 21 條規定為：「醫師對於危急之病人，應即依其專業能力予以救治或採取必要措施，不得無故拖延。」

九、應據實陳述或報告及守密

醫師法第 22 條規定：「醫師受有關機關詢問或委託鑑定時，不得為虛偽之陳述或報告。」所稱「有關機關」，依醫師法施行細則第 6 條規定，「係指衛生、司法或司法警察等機關。」醫師如受委託鑑定時，醫師即處於鑑定證人之地位，自應據實提供鑑定報告，否則，即違反醫師法第 22 條之規定，應依醫師法第 29 條規定，處以新臺幣 2 萬元以上 10 萬

元以下之罰鍰。亦可能觸犯刑法第 168 條之偽證罪，應移送司法機關依法處理。醫師法第 23 條規定：「醫師除依前條規定外，對於因業務知悉或持有他人病情或健康資訊，不得無故洩露。」醫師如侵犯病人隱私權，任意在病人不知情情況下，將病情資料提供第三者，乃違反醫師之守密義務。

此外，醫師因業務知悉傳染病病人或疑似感染傳染病之病人之姓名、病歷及病史等有關資料，對於該資料，亦不得洩漏（傳染病防治法第 10 條），以確保病人之隱私。

十、天災事變應遵從指揮

醫師法第 24 條規定：「醫師對於天災、事變及法定傳染病之預防事項，有遵從主管機關指揮之義務。」因有關醫師人力之調配、指揮，涉及醫療專業及協調能力，宜由醫師法主管機關統一辦理。

貳、護理、助產人員的義務

一、加入公會／執業登記／繼續教育證照更新／執業處所限制／停歇業

護理人員應向執業所在地直轄市、縣（市）主管機關申請執業執照，領有執業執照，始得執業（護理人員法第 8 條第 1 項）；並應每 6 年接受一定時數繼續教育，始得辦理執照更新。但有特殊理由，未能於執業執照有效期限屆至前申請更新，經檢具書面理由及證明文件，向原發執業執照機關申請延期更新並經核准者，得於有效期限屆至之日起 6 個月內，補行申請（同條第 2 項）。護理人員非加入所在地護理人員公會，不得執業（護理人員法第 10 條第 1 項）。護理人員法施行細則於 2022 年 10 月 12 日全文修正，第 5 條增訂「護理人員執業時，應配戴身分識別證明或

顯示足以識別其身分之標誌。」護理人員停業或歇業時，自事實發生之日起 30 日內，報請原發執業執照機關備查（同法第 11 條第 1 項）。而且護理人員執業，應在所在地衛生主管機關核准登記之醫療機構、護理機構或其他經中央衛生主管機關認可之機構為之（同法第 12 條），並遵守只能於一處執業之限制（同法第 13 條）等等，護理人員皆應依法遵守。上述相關規定，助產人員法也有相類規範，但證照更新期限尚未修正增訂例外規定。

二、製作並保存護理、助產紀錄

護理人員法第 25 條規定：「護理人員執行業務時，應製作紀錄（第 1 項）。前項紀錄應由該護理人員執業之機構依醫療法第七十條辦理（第 2 項）。」助產人員法第 25 條第 2 項、第 3 項分別規定：「助產人員執行相關業務，應製作紀錄（第 2 項）。前項紀錄，由該助產人員之執業機構保存，並至少保存十年（第 3 項）。」由於醫療法第 70 條病例之保存期限已重新規範如前述，且護理人員法業已配合修正，助產人員法應參照醫療法規定之保存期限，檢討配合修正。

三、危急病人緊急處理

護理人員法第 26 條規定：「護理人員執行業務時，遇有病人危急，應立即聯絡醫師。但必要時，得先行給予緊急救護處理。」助產人員法第 26 條規定：「助產人員執行助產業務時，發現產婦、胎兒或新生兒有危急狀況，應立即聯絡醫師，並予必要之急救處置。」

四、應據實陳述或報告

護理人員法第 27 條規定：「護理人員受有關機關詢問時，不得為虛偽之陳述或報告。」係參照醫師法第 22 條之規定，明文規定護理人員受有關機關詢問時，不得為虛偽之陳述或報告。助產人員法第 30 條亦明

定：「助產人員接受衛生、司法或司法警察詢問時，不得為虛偽之陳述或報告。」

五、守密義務

護理人員法第 28 條規定：「除依前條規定外，護理人員或護理機構及其人員對於因業務而知悉或持有他人秘密，非依法、或經當事人或其法定代理人之書面同意者，不得洩漏。」明定護理人員、護理機構及其人員之守密義務，以保障病人之權益。助產人員法第 31 條亦訂有保密規定：「助產人員或助產機構之人員，對於因業務而知悉或持有他人之秘密，不得無故洩漏。」以確保病人之隱私權。

六、不得違法或為不正當行為

護理人員法第 35 條規定：「護理人員於業務上有違法或不正當行為者，處一個月以上一年以下之停業處分，其情節重大者，得廢止其執業執照；其涉及刑事責任者，並應移送該管檢察機關依法辦理。」助產人員法第 32 條第 2 項規定：「助產人員於業務上有不正當行為者，處一個月以上一年以下之停業處分；其情節重大者，得廢止其執業執照或開業執照；其涉及刑事責任者，並應移送該管檢察機關依法辦理。」

助產人員如將其證照租借他人使用，依助產人員法第 32 條第 1 項規定，廢止其助產人員證書；其涉及刑事責任者，並應移送該管檢察機關依法辦理。相對的，借牌之人，因係未取得助產人員資格，如擅自執行助產業務，應依助產人員法第 36 條之規定，處 3 年以下有期徒刑，得併科新臺幣 3 萬元以上 15 萬元以下罰金。但醫師或於婦產科醫師、助產人員指導下實習之助產科、系、所之學生或取得畢業證書日起 5 年內之畢業生，不在此限。

第四節　違反醫事護理法規之罰則

醫事護理法規之制定，係為維護國民健康、保障病人權益，基於公益上的理由，國家的安寧及公共秩序之維持，有許多強制或禁止規定，醫事護理人員或醫療機構如違反未予遵守，國家即可加以制裁，使醫事護理法規，產生強制的效力。國家的制裁，可分為：行政罰、行政刑罰。

壹、醫療法之罰則

有關違反醫療法之罰則，可分為：行政罰與行政刑罰，前者，處罰類別可分為：警告、限期改善、罰鍰、停業、廢止開業執照、吊銷負責醫師證書等。

一、處罰機關

醫事護理人員或醫療機構違反醫療法之規定，處罰機關依醫療法第116條規定：「本法所定之罰鍰、停業及廢止開業執照，除本法另有規定外，由直轄市、縣（市）主管機關處罰之。」而本條所謂的「本法另有規定」，乃指由中央主管機關直接處罰之規定，例如：

1. 「醫療機構受廢止開業執照處分，仍繼續開業者」，中央主管機關得吊銷其負責醫師之醫師證書 2 年（醫療法第 111 條）。

2. 「醫療法人違反規定為保證人者」，中央主管機關得處新臺幣 10 萬元以上 50 萬元以下罰鍰，並得限期命其改善（醫療法第 112 條）。

3. 「違反醫療法第 78 條第 1 項或第 2 項規定，未經中央主管機關核准、委託或同意，施行人體試驗者」，由中央主管機關處新臺幣 20 萬元以上 100 萬元以下罰鍰，並令其中止或終止人體試驗；情節重大者，並

得處 1 個月以上 1 年以下停業處分或廢止其開業執照　（醫療法第 105 條）。

二、處罰對象

醫療法所定之罰鍰，於私立醫療機構，處罰其負責醫師；於醫療法人設立之醫療機構，處罰醫療法人。於依第 107 條規定處罰之行為人為負責醫師者，不另為處罰（醫療法第 115 條）。

三、處罰態樣

醫療法主要以醫療機構為規範對象，故其罰則亦多針對醫療機構而定。違反醫療法規定者，依醫療法第 101 條以下罰則規定，約可歸納為以下幾種處罰態樣：

㈠警告處分並限期改善，屆期未改善者，處新臺幣 1 萬元以上 5 萬元以下罰鍰

依醫療法第 101 條規定，醫療機構違反第 17 條第 1 項，其名稱之使用或變更未報經衛生主管機關核准；違反第 19 條第 1 項，負責醫師代理之報備義務；違反第 20 條，未將開業執照等懸掛於明顯處所；違反第 22 條第 1 項，未開給載明收費項目及金額之收據；違反第 23 條第 1 項，其開業情況變更未依限報核；違反第 24 條第 1 項，未保持醫療機構之環境整潔、秩序安寧或妨礙公共衛生及安全者；違反第 56 條第 2 項，全面提供安全針具者，經予警告處分，並限期改善；屆期未改善者，處新臺幣 1 萬元以上 5 萬元以下罰鍰。

㈡處新臺幣 1 萬元以上 5 萬元以下罰鍰，並令限期改善；屆期未改善者，按次連續處罰

醫療法第 102 條第 1 項規定，有下列情形之一者，處新臺幣 1 萬元以上 5 萬元以下罰鍰，並令限期改善；屆期未改善者，按次連續處罰：

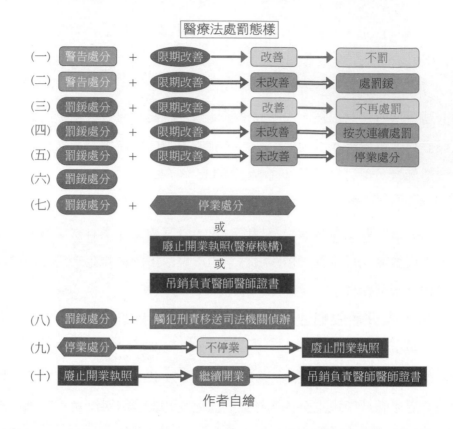

醫療法處罰態樣

(一) 警告處分 + 限期改善 ➞ 改善 ➞ 不罰

(二) 警告處分 + 限期改善 ➞ 未改善 ➞ 處罰鍰

(三) 罰鍰處分 + 限期改善 ➞ 改善 ➞ 不再處罰

(四) 罰鍰處分 + 限期改善 ➞ 未改善 ➞ 按次連續處罰

(五) 罰鍰處分 + 限期改善 ➞ 未改善 ➞ 停業處分

(六) 罰鍰處分

(七) 罰鍰處分 + 停業處分
或
廢止開業執照(醫療機構)
或
吊銷負責醫師醫師證書

(八) 罰鍰處分 + 觸犯刑責移送司法機關偵辦

(九) 停業處分 ➞ 不停業 ➞ 廢止開業執照

(十) 廢止開業執照 ➞ 繼續開業 ➞ 吊銷負責醫師醫師證書

作者自繪

「違反第二十五條第一項、第二十六條、第二十七條第一項、第五十九條、第六十條第一項、第六十五條、第六十六條、第六十七條第一項、第三項、第六十八條、第七十條、第七十一條、第七十三條、第七十四條、第七十六條或第八十條第二項規定（第 1 款）」；或「違反中央主管機關依第十二條第三項規定所定之設置標準（第 2 款）」；或「違反中央主管機關依第十三條規定所定之管理辦法者（第 3 款）」；或「違反中央主管機關依第六十九條規定所定之辦法（第 4 款）。」可處以上述處分。此項係規定醫療機構違反所列各有關行政管理方面之規定，均處以新臺幣 1 萬元以上 5 萬元以下罰鍰，並令限期改善，屆期未改善者，按次連續處罰。

㈢**經依上述規定處以罰鍰，並令限期改善；屆期仍未改善者，得處 1 個月以上 1 年以下停業處分**

依醫療法第 102 條第 2 項規定，有下列情形之一者，即醫療機構違反第 25 條第 1 項，未建立緊急災害應變措施等情形；或違反第 66 條對於診治病人交付藥劑時之載明事項作為義務者（第 1 款）；或違反中央主管機關依第 12 條第 3 項規定所定之設置標準者（第 2 款）；或違反中央主管機關依第 13 條規定所定之管理辦法者（第 3 款）；或違反中央主管機關依第 69 條規定之辦法者（第 4 款）。經依醫療法第 102 條第 1 項處罰鍰，並令限期改善而屆期仍未改善者，得處 1 個月以上 1 年以下停業處分，以加強其效果。

㈣**處新臺幣 5 萬元以上 25 萬元以下罰鍰**

1.醫療法第 103 條第 1 項第 1 款規定，醫療機構違反第 15 條第 1 項，未經核准登記即開業；違反第 17 條第 2 項，非醫療機構使用醫療機構或類似醫療機構名稱；違反第 22 條第 2 項，超額或擅立收費項目收取醫療費用；違反第 23 條第 4 項、第 5 項，遷移時未依設立及開業之規定，或復業時未依開業之規定，申請登記；違反第 57 條第 1 項，醫療機構未盡督導其所屬醫事人員之責；違反第 61 條，以中央主管機關公告禁止之不正當方法招攬病人或利用業務上機會獲取不正當利益；違反第 63 條第 1 項或第 64 條，未予說明或取得同意實施手術或實施侵入性檢查或治療；違反第 72 條，無故洩漏因業務而知悉或持有病人之病情或健康資訊；或登載、散播醫療廣告違反第 85 條、第 86 條規定或擅自變更核准之廣告內容等情節者，處新臺幣 5 萬元以上 25 萬元以下罰鍰。

2.醫療法第 103 條第 1 項第 2 款、第 3 款規定，違反中央主管機關依第 62 條第 2 項為提升醫療服務品質所訂辦法；違反第 93 條第 2 項規

定所定具有危險性醫療儀器之項目及其審查及評估辦法;以及違反醫療機構聘僱或容留未具醫師以外之醫事人員資格者,執行應由特定醫事人員執行之業務,處新臺幣 5 萬元以上 25 萬元以下罰鍰。惟醫療法第 93 條原條文僅分 2 項,2009 年 1 月 7 日修正公布,增訂第 2 項,原第 2 項遞延為第 3 項,但醫療法第 103 條之罰則規定多年來未配合修正,誠有疏失。

　　3.醫療法第 104 條規定,違反第 84 條規定,非醫療機構,不得為醫療廣告,而為醫療廣告者,處新臺幣 5 萬元以上 25 萬元以下罰鍰。

㈤醫療廣告違規,除依上述處罰外,有以下情形者,得處以停業或撤銷開業執照,並吊銷負責醫師之醫師證書

　　醫療法第 103 條第 2 項規定:「醫療廣告違反第八十五條、第八十六條規定或擅自變更核准內容者,除依前項之規定處罰外,其有下列情形之一者,得處一個月以上一年以下停業處分或廢止其開業執照,並由中央主管機關吊銷其負責醫師之醫師證書一年:一、內容虛偽、誇張、歪曲事實或有傷風化。二、以非法墮胎為宣傳。三、一年內已受處罰三次。」

㈥教學醫院或非教學醫院未經主管機關核准、委託或同意,施行人體試驗,處新臺幣 20 萬元以上 100 萬元以下罰鍰,並令其中止或終止人體試驗;情節重大者,並得處 1 個月以上 1 年以下停業或廢止其開業執照

　　人體試驗具相當危險性,為保障被試驗人生命之安全及身體健康,醫療法第 105 條原區分教學醫院或非教學醫院違反相關規定,訂有不同罰則。惟未經中央主管機關核准、委託或同意,即逕自施行人體試驗,不應因施行之機構是否為教學醫院而有不同額度之罰鍰,醫療法爰於

2012 年 12 月 12 日修正，調整為一致。此外，未依法定程序核准之人體試驗一旦查證屬實，除應處以罰鍰外，更應立即令其中止或終止，以保護受試者權益。

醫療法第 105 條規定：「違反第七十八條第一項或第二項規定，未經中央主管機關核准、委託或同意，施行人體試驗者，由中央主管機關處新臺幣二十萬元以上一百萬元以下罰鍰，並令其中止或終止人體試驗；情節重大者，並得處一個月以上一年以下停業處分或廢止其開業執照（第 1 項）。違反第七十八條第三項或中央主管機關依第七十九條之一授權所定辦法有關審查作業基準者，由中央主管機關處新臺幣十萬元以上五十萬元以下罰鍰，並得令其中止該項人體試驗或第七十八條第三項所定之審查（第 2 項）。違反第七十九條、第七十九條之二、第八十條第一項或中央主管機關依第七十九條之一授權所定辦法有關監督管理或查核事項之規定者，由中央主管機關處新臺幣十萬元以上五十萬元以下罰鍰，有安全或損害受試者權益之虞時，另得令其終止人體試驗；情節重大者，並得就其全部或一部之相關業務或違反規定之科別、服務項目，處一個月以上一年以下停業處分（第 3 項）。違反第七十八條第四項規定者，由中央主管機關處新臺幣五萬元以上二十五萬元以下罰鍰，並令其中止該人體試驗；情節重大者，並得令其終止該人體試驗（第 4 項）。」

㈦處新臺幣 3 萬元以上 5 萬元以下罰鍰；其觸犯刑法者，並移送司法機關辦理

為使醫療機構之醫療業務得以順利進行，以及有效維護病人與醫護人員之安全，2017 年 5 月 10 日醫療法第 24 條第 2 項修正公布：「為保障就醫安全，任何人不得以強暴、脅迫、恐嚇、公然侮辱或其他非法之方法，妨礙醫療業務之執行。」違反者，醫療法第 106 條第 1 項規定，

處新臺幣 3 萬元以上 5 萬元以下罰鍰。如觸犯刑事責任者，應移送司法機關辦理。

㈧除醫療機構依法受罰，對其行為人亦處以各該條之罰鍰

醫療法第 107 條第 1 項規定，違反第 61 條第 2 項利用業務上機會獲取不正當利益；違反第 62 條第 2 項中央主管機關為提升醫療服務品質所訂定之辦法；違反第 63 條第 1 項，對病人實施大手術前未經病人或其關係人等之同意；違反第 64 條第 1 項對病人實施侵入性檢查或治療未經病人或關係人等之同意；違反第 68 條病歷之記載相關規定；違反第 72 條，對於知悉或持有病人之病情或健康資訊無故洩漏；或違反第 78 條、第 79 條有關人體試驗之規定；或違反第 93 條第 2 項中央主管機關訂定之辦法，除依第 102 條、第 103 條或第 105 條規定處罰外，對其行為人亦處以各該條之罰鍰；其觸犯刑事法律者，並移送司法機關辦理。醫療法第 107 條第 2 項並規定，前項行為人如為醫事人員，並依各該醫事專門職業法規規定懲處之。

㈨醫療機構業務上違法或不正當行為，處新臺幣 5 萬元以上 50 萬元以下罰鍰，並得按情節分別部門之全部或一部門診或住院業務，處 1 個月以上 1 年以下停業處分或廢止開業執照

依醫療法第 108 條規定，醫療機構有下列情事之一者，處新臺幣 5 萬元以上 50 萬元以下罰鍰，並得按其情節就違反規定之診療科別、服務項目或其全部或一部之門診、住院業務，處 1 個月以上 1 年以下停業處分或廢止其開業執照：「一、屬醫療業務管理之明顯疏失，致造成病患傷亡者。二、明知與事實不符而記載病歷或出具診斷書、出生證明書、死亡證明書或死產證明書。三、執行中央主管機關規定不得執行之醫療行為。四、使用中央主管機關規定禁止使用之藥物。五、容留違反醫師法

第二十八條規定之人員執行醫療業務。六、從事有傷風化或危害人體健康等不正當業務。七、超收醫療費用或擅立收費項目收費經查屬實，而未依限將超收部分退還病人。」

由於醫療科技發達，產前胎兒性別辨識已非難事，但常見用來辨別的方法，「絨毛採檢術」及「羊膜腔穿刺術」係產前遺傳疾病診斷方法之一，卻因社會「重男輕女」習俗觀念，而遭廣泛地濫用。以從事非遺傳疾病診斷之胎兒性別鑑定，不僅可能影響受術婦女之健康，並侵害正常胎兒之生命、身體安全，應予禁止。醫師診所，如有上述情節，依違反醫療法第 108 條第 6 款：醫療機構有「從事有傷風化或危害人體健康等不正當業務」之規定論處。另外，若因使用絨毛採檢術或羊膜腔穿刺術測知該胎兒之性別，而從事不符合優生保健法所規定之人工流產者，並涉嫌觸犯刑法之墮胎罪❸❹。

醫療法第 109 條規定：「醫療機構受停業處分而不停業者，廢止其開業執照。」又，為收處分之實效，醫療法第 110 條規定：「醫療機構受廢止開業執照處分者，其負責醫師於一年內不得在原址或其他處所申請設立醫療機構。」以資警惕。

㈩吊銷醫療機構負責醫師之醫師證書 2 年

醫療法第 111 條規定：「醫療機構受廢止開業執照處分，仍繼續開業者，中央主管機關得吊銷其負責醫師之醫師證書二年。」

㈠對於醫療法人及其董事、監察人之處罰

2004 年 4 月 28 日醫療法之修正，增訂第 3 章「醫療法人」，包括「醫療財團法人」（即修正前財團法人醫療機構），以及新設之「醫療社團法人」。

---

❸❹　行政院衛生署 77 年 10 月 12 日衛署保字第 754446 號函。

「醫療財團法人」之設立，係由財產之捐助及一定程序，且甚具規模，其組織經營及管理方法之良莠，均足以影響整體之醫療保健事業；「醫療社團法人」係社員之結合，由社員籌措資金，改善經營體質，以利永續經營。為督導醫療法人業務之正常運行，醫療法第 34 條規定醫療法人應建立會計制度，以及設置必要之會計帳冊，並依中央主管機關之命令，提出報告或接受檢查其財務、業務狀況。

1. 處新臺幣 10 萬元以上 50 萬元以下罰鍰，並得限期命其改善；逾期未改善者，得連續處罰

醫療法第 112 條第 1 項規定，醫療法人違反第 34 條第 5 項對於中央主管機關之命令或檢查規避、妨礙或拒絕；或違反第 37 條第 1 項不得為保證人之規定，中央主管機關得處以上述之處罰，並得限期命其改善；逾期未改善者得連續處罰之。其所為之保證，並由行為人自負保證責任。

2. 處新臺幣 10 萬元以上 50 萬元以下罰鍰

為確保醫療法人之資產不被掏空或不當運用，醫療法第 37 條第 2 項禁止醫療法人之資金貸與董事、社員或其他個人或非金融機構，或提供擔保，以確保其資產之穩定性。違反者，依醫療法第 112 條第 2 項規定：「除由中央主管機關得處董事長新臺幣十萬元以上五十萬元以下罰鍰外，醫療法人如有因而受損害時，行為人並應負賠償責任。」

3. 處新臺幣 1 萬元以上 10 萬元以下罰鍰，並限期命其補正。逾期未補正，並得連續處罰

依醫療法第 113 條第 1 項規定，醫療法人違反第 34 條第 2 項未於規定期限內向中央主管機關申報經董事會通過及監察人承認之年度財務報告；或違反第 35 條第 1 項不得為公司之無限責任股東或合夥事業合夥人之規定；或者非醫療法人違反第 40 條不得使用醫療法人或類似之名稱之

規定，中央主管機關得處以上述之處分。

　　此外，「醫療法人有應登記之事項而未登記者，中央主管機關得對應申請登記之義務人處新臺幣一萬元以上十萬元以下罰鍰，並限期命其補正。逾期未補正者，並得連續處罰之。」（醫療法第113條第2項）另，依本條項應申請登記之義務人為數人時，應全體負連帶責任（醫療法第113條第3項）。

　　4.處新臺幣5萬元以上20萬元以下罰鍰

　　醫療社團法人原則上為公益性，為避免弊端，醫療法第49條第4項規定，擔任董事、監察人之社員轉讓出資持分於第三人時，應向中央主管機關報備。其轉讓全部持分者，自動解任。依醫療法第114條第1項規定：「董事、監察人違反第四十九條第四項規定未報備者，中央主管機關得處該董事或監察人新臺幣五萬元以上二十萬元以下罰鍰。」

　　5.限期命改善，逾期未改善者，得廢止其許可

　　為避免虛設法人之情形，醫療法第114條第2項規定：「醫療法人經許可設立後，未依其設立計畫書設立醫療機構，中央主管機關得限期命其改善；逾期未改善者，得廢止其許可。其設立計畫變更者，亦同。」

四、強制執行

　　依醫療法所處之罰鍰，經限期繳納屆期未繳納者，醫療法第117條明定，依法移送強制執行。另有關公法上之金錢給付義務（如稅款、利息、滯納金、罰鍰……等）逾期不履行者，依行政執行法第4條第1項但書規定，應送法務部行政執行署所屬之地方分署執行之。

五、行政刑罰

　　為確保醫療機構就醫環境安全，醫療法第106條於2014年1月29日修正公布，增訂刑責；本條復於2017年5月10日再次修正，擴大保

護對象，規定：「毀損醫療機構或其他相類場所內關於保護生命之設備，致生危險於他人之生命、身體或健康者，處三年以下有期徒刑、拘役或新臺幣三十萬元以下罰金（第 2 項）。對於醫事人員或緊急醫療救護人員以強暴、脅迫、恐嚇或其他非法之方法，妨害其執行醫療或救護業務者，處三年以下有期徒刑，得併科新臺幣三十萬元以下罰金（第 3 項）。犯前項之罪，因而致醫事人員或緊急醫療救護人員於死者，處無期徒刑或七年以上有期徒刑；致重傷者，處三年以上十年以下有期徒刑（第 4 項）。」藉以保障病患及醫事人員的醫療人權。

貳、醫師法之罰則

有關違反醫師法之罰則，可分為：行政罰與行政刑罰，前者，處罰類別可分為：懲戒、罰鍰、停業、限制執業範圍、廢止執業執照、廢止醫師證書等。

一、處罰機關

違反醫師法之規定，處罰機關依醫師法第 29 條之 2 規定：「本法所定之罰鍰、限制執業範圍、停業及廢止執業執照，由直轄市或縣（市）主管機關處罰之；廢止醫師證書，由中央主管機關處罰之。」

二、處罰對象

違反醫師法之規定，處罰對象，有醫師、醫師公會及涉及密醫之醫師以外醫事人員或民眾。醫師公會會成為處罰的對象，乃因醫師法第 9 條第 1 項強制醫師執業，應加入所在地醫師公會。同條第 2 項：「醫師公會不得拒絕具有會員資格者入會。」違反者，醫師法第 27 條明定，應處新臺幣 2 萬元以上 10 萬元以下罰鍰，並令限期改善；屆期未改善者，按次處罰。由於醫師公會乃屬依法設立之社團，而人民團體法之主管機關

為內政部，因此，醫師公會違反法規處分機關，理應為內政部。惟醫師法在體例上，並未如護理人員法第 33 條第 2 項規定：「護理人員公會違反第十條第二項規定者，由人民團體主管機關處新臺幣一萬元以上五萬元以下罰鍰。」應有未宜。

三、處罰態樣

㈠移付懲戒

1.沿　革

醫師法第 29 條（舊法）規定：「違反第十一條至第十七條或第十九條至第二十四條規定之一者，處新臺幣六千元以上三萬元以下罰鍰，並得視情節輕重，移付懲戒。其觸犯刑法者，應移送司法機關依法辦理，必要時並得撤銷其醫師證書（第 1 項）。」「前項醫師懲戒辦法，由中央衛生主管機關定之（第 2 項）。」

中央主管機關於 1975 年 9 月 5 日訂定「醫師懲戒辦法」，並於 2002 年 10 月 9 日修正發布。修正前該辦法第 2 條、第 3 條分別規定懲戒事由及處分方式，因涉及人民權利之限制或剝奪，逕於醫師懲戒辦法予以規範，逾越母法授權之範圍而違背重要事項應以法律規定之法律保留原則。

1995 年 4 月 10 日中央主管機關以衛署醫字第 84022193 號函訂定「醫師違反醫師法規定，應移付懲戒事由」，要求地方衛生主管機關，對於醫師執業如有懲戒事由之行為者，即應認屬「違法情節重大」。當地衛生主管機關依規定予以行政處分後，應即檢齊相關卷證，層轉衛生署移付懲戒。有關「醫師違反醫師法規定，應移付懲戒事由如下：

1.違反規定未經親自診察即開給方劑，交付治療者。

2.未親自診察即開具、交付診斷書者。

3.醫師執行業務，未製作、記載病歷者。

4.醫師執行業務，未依規定親自記載病歷者。

5.醫師執行業務，使用電腦製作病歷，未依法建立實體病歷資料，依規定保存者。

6.使用管制藥品治療病人，未記載於病歷或未依麻醉藥品管理條例規定開具專用處方箋者。

7.醫師執行業務，對於病歷之記載，僅記載處方代號，未記載其藥品、藥量及用法者。

8.醫師診治病人，對於診治病人過程及開列處方等診斷、診察及治療情形，未逐一記載病歷者。

9.精神科施行電痙攣治療之特殊治療方式治療病人，未記載每次之施行日期、劑量、麻醉、病人情況及其他相關情形者。

10.未親自檢驗屍體，即開具、交付死亡證明書或死產證明書。

11.對於非病死或可疑為非病死，未報請檢察機關依法相驗，擅自開具、交付死亡證明書者。

12.非基於治療目的，而交付、使用鴉片、嗎啡等毒劇藥品。

13.無法令規定之理由，拒絕交付診斷書、死亡證明書或死產證明書者。

14.醫療費用未依規定由醫療機構收取，而逕向病人收取者。

15.對於因業務而知悉或持有病人病情等情形，無故予以洩漏者。

16.其他有違反醫師法義務章第十一條至第十七條或第十九條至第二十四條規定情事之一，其情節重大者。」

2.醫師法

⑴懲戒事由

醫師法第 25 條修正前所定「業務上違法或不正當行為」，乃屬不確定之法律概念，醫師法修正條文增訂第 28 條之 4，將可具體認定違規之

事實逐一列舉，以資明確，並規定其罰則，規定為：「醫師有下列情事之一者，處新臺幣十萬元以上五十萬元以下罰鍰，得併處限制執業範圍、停業處分一個月以上一年以下或廢止其執業執照；情節重大者，並得廢止其醫師證書：一、執行中央主管機關規定不得執行之醫療行為。二、使用中央主管機關規定禁止使用之藥物。三、聘僱或容留違反第二十八條規定之人員執行醫療業務。四、將醫師證書、專科醫師證書租借他人使用。五、出具與事實不符之診斷書、出生證明書、死亡證明書或死產證明書。」

醫師法修正條文另將屬於醫學倫理層次之業務上違法或不正當行為之處理，改以懲戒方式為之，並依現行實務運作經驗，分款予以明定，且為避免掛一漏萬，並於第 5 款為概括規定。醫師法第 25 條：「醫師有下列情事之一者，由醫師公會或主管機關移付懲戒：一、業務上重大或重複發生過失行為。二、利用業務機會之犯罪行為，經判刑確定。三、非屬醫療必要之過度用藥或治療行為。四、執行業務違背醫學倫理。五、前四款及第二十八條之四各款以外之業務上不正當行為。」

(2)懲戒方式

有關醫師懲戒之方式，醫師法新增第 25 條之 1，參照修正前醫師懲戒辦法規定，酌訂醫師懲戒處分之方式；並規定對於部分應移付懲戒之情形，得合併性質不相牴觸之各款懲戒方式為一懲戒處分，例如：因專業訓練不足、疏於注意之重大過失致病人重傷或死亡，重複發生之過失行為或違反醫學倫理，於予以警告、限制執業範圍或停業一定期間時，並得同時命接受額外之繼續教育或臨床進修。醫師法第 25 條之 1 規定：「醫師懲戒之方式如下：一、警告。二、命接受額外之一定時數繼續教育或臨床進修。三、限制執業範圍或停業一個月以上一年以下。四、廢

止執業執照。五、廢止醫師證書。前項各款懲戒方式，其性質不相牴觸者，得合併為一懲戒處分。」

⑶懲戒委員會／懲戒程序與覆審

其次，醫師移付懲戒事件之處理機關及重要之處理程序及覆審之提起，與醫師懲戒委員會及覆審委員會委員之遴聘原則暨機關之設置等節，醫師法第 25 條之 2 規定：「醫師移付懲戒事件，由醫師懲戒委員會處理之（第 1 項）。」「醫師懲戒委員會應將移付懲戒事件，通知被付懲戒之醫師，並限其於通知送達之翌日起二十日內提出答辯或於指定期日到會陳述；未依限提出答辯或到會陳述者，醫師懲戒委員會得逕行決議（第 2 項）。」「被懲戒人對於醫師懲戒委員會之決議有不服者，得於決議書送達之翌日起二十日內，向醫師懲戒覆審委員會請求覆審（第 3 項）。」「醫師懲戒委員會、醫師懲戒覆審委員會之委員，應就不具民意代表身分之醫學、法學專家學者及社會人士遴聘之，其中法學專家學者及社會人士之比例不得少於三分之一（第 5 項）。」「醫師懲戒委員會由中央或直轄市、縣（市）主管機關設置，醫師懲戒覆審委員會由中央主管機關設置；其設置、組織、會議、懲戒與覆審處理程序及其他應遵行事項之辦法，由中央主管機關定之（第 6 項）。」

醫師懲戒辦法第 13 條規定：「醫師懲戒委員會議對外不公開，與會人員對於討論內容均應嚴守秘密。醫師懲戒委員會委員對懲戒事件有利害關係者，應行迴避。」以維當事人隱私，並期委員於執行職務時，保持客觀、公正立場，避免因存有利害關係致生偏頗。

⑷懲戒決議之執行機關

醫師法第 25 條之 2 第 4 項之規定，醫師懲戒委員會、醫師懲戒覆審委員會之懲戒決議，應送由該管主管機關執行之。醫師懲戒辦法第 21 條

規定：「醫師懲戒委員會、醫師懲戒覆審委員會之懲戒決議，應送由下列各該主管機關執行之：一、廢止醫師證書，送由中央主管機關執行之。二、其餘之懲戒方式，送由各該直轄市、縣（市）主管機關執行之。」

(二)業務上違法或不正當行為實務見解／釋字第 545 號解釋

1. 實務見解

何謂「業務上不正當行為」？醫師法修正前中央主管機關之函釋及法院實例甚多，略如：

(1)容留未具醫師資格之人為病患施行手術及診斷給藥行為

關於罪刑法定主義，係指犯罪科刑之依據，與行政機關所為之行政處分不相關，且原告係在診所負責人於臺北榮民總醫院進修期間，身為負責診所業務之醫師，容留未具醫師資格人員擅自執行醫療業務，即屬業務上之不正當行為，此項行為並不限於診斷、治療病患，得予停業或撤銷其執業執照之處分，於醫療法、醫師法中既有明文規定，原處分自非無據，尤無曲解法意之情形[35]。

(2)中醫師為病患診斷處方給予西藥

①中醫師為病患診斷處方給予西藥，應視同醫師不正當行為，依違反醫師法第 25 條規定處罰，本署 1978 年 4 月 14 日衛署醫字第 189029 號函釋有案[36]。中醫師以西藥摻入處方調劑，應認屬醫師業務上不正當行為，依醫師法第 25 條規定，得處 1 個月以上 1 年以下停業處分或撤銷其執業執照；請將相關事證資料送當地衛生主管機關處理[37]。

②中醫師依自開處方調劑中藥，交付就診之特定病人服用，應不得

---

[35]　行政法院 78 年度判字第 21 號判決。

[36]　行政院衛生署 80 年 7 月 24 日衛署訴字第 945240 號函。

[37]　行政院衛生署 81 年 3 月 20 日衛署醫字第 8108624 號函。

掺入防腐劑，違者依據醫師法第 25 條業務上不正當行為論處 ❸。

⑶醫師收取農、勞保就診單，卻未填具處方箋及記載病歷

本件原處分機關以再訴願人收取農、勞保門診就診單，卻未填處方箋及記載病歷，認其於業務上有不正當行為，而依首揭法條之規定，予再訴願人停業 1 個月之處分，固非無據。本件再訴願人如有診病之事實，僅單純未填寫處方箋及記載病歷，應屬違反醫師法第 12 條及第 13 條之規定；如未有診病之事實，則屬醫師法第 25 條所定業務上不正當行為 ❸。再訴願人門診收取兩張門診就診單及收治非被保險人使其接受勞保門診之情事，核屬醫師業務上之不正當行為 ❹。

2.釋字第 545 號解釋

解釋意旨：（舊）醫師法第 25 條規定：「醫師於業務上如有違法或不正當行為，得處一個月以上一年以下停業處分或撤銷其執業執照。」係為維護醫師之職業倫理，維持社會秩序，增進公共利益所必要，無違憲法第 23 條規定。

⑴所謂「業務上之違法行為」，係指醫師於醫療業務，依專業知識，客觀上得理解不為法令許可之行為，此既限於執行醫療業務相關之行為而違背法令之規定，並非泛指醫師之一切違法行為，其範圍應屬可得確定。

⑵所謂「業務上之不正當行為」，則指醫療業務行為雖未達違法之程度，但有悖於醫學學理及醫學倫理上之要求而不具正當性應予避免之行

---

❸　行政院衛生署 81 年 11 月 5 日衛署醫字第 8178638 號函。

❸　行政院衛生署 80 年 8 月 24 日衛署訴字第 964604 號函。

❹　行政院衛生署 82 年 3 月 16 日衛署訴字第 8205508 號函。註：訴願法修正公布，民國 89 年 7 月 1 日施行，已刪除再訴願制度。

為。

(3)本號解釋指出，法律就前揭違法或不正當行為，無從鉅細靡遺悉加規定，因以不確定法律概念予以規範，惟其涵義在個案中，並非不能經由適當組成之機構，依其專業知識及社會通念，加以認定及判斷，並且可經由司法機關予以審查確認，即與法律明確性原則並無不合，亦不牴觸憲法保障人民權利之意旨。首揭規定就醫師違背職業上應遵守之行為規範，授權主管機關得於前開法定行政罰範圍內，斟酌醫師醫療業務上違法或不正當行為之於醫療安全、國民健康及全民健康保險對象暨財務制度之危害程度，而為如何懲處之決定，係為維護醫師之職業倫理，維護社會秩序，增進公共利益所必要。

㈢單純處以罰鍰者

醫師法第 27 條規定：「違反第八條第二項、第九條或第十條第一項規定者，處新臺幣二萬元以上十萬元以下罰鍰，並令其限期改善；屆期未改善者，按次處罰（第 1 項）。違反第八條第一項、第八條之二或依第十條第四項準用第八條第一項關於執業之規定者，處新臺幣二萬元以上十萬元以下罰鍰（第 2 項）。」

㈣醫師受停業處分仍執行業務者，廢止其執業執照；受廢止執業執照處分仍執行業務者，得廢止其醫師證書（醫師法第 29 條之 1）

四、行政刑罰（密醫）

醫師法對於未取得合法醫師資格，執行醫療業務者，則規定處以有期徒刑等。2022 年 6 月 22 日修正醫師法增訂第 41 條之 6、第 41 條之 7，第 28 條密醫罪配合修正，增列二款排除規定。第 28 條明定：「未取得合法醫師資格，執行醫療業務者，除有下列情形之一者外，處六個月

以上五年以下有期徒刑，得併科新臺幣三十萬元以上一百五十萬元以下罰金：一、在中央主管機關認可之醫療機構，於醫師指導下實習之醫學院、校學生或畢業生。二、在醫療機構於醫師指示下之護理人員、助產人員或其他醫事人員。三、合於第十一條第一項但書規定。四、臨時施行急救。五、領有中央主管機關核發效期內之短期行醫證，且符合第四十一條之六第二項所定辦法中有關執業登錄、地點及執行醫療業務應遵行之規定。六、外國醫事人員於教學醫院接受臨床醫療訓練或從事短期臨床醫療教學，且符合第四十一條之七第四項所定辦法中有關許可之地點、期間及執行醫療業務應遵行之規定。」

參、護理、助產人員法之罰則

一、處罰機關

護理人員法所定之罰鍰、停業、撤銷或廢止執業執照、開業執照，除本法另有規定外，由直轄市、縣（市）主管機關處罰之；撤銷、廢止或吊扣護理人員證書，由中央主管機關處罰之（護理人員法第 41 條）。助產人員法第 42 條亦定有類似之規定。

二、處罰對象

違反護理、助產人員法之規定，處罰對象，有護理人員、助產人員、護理公會、助產公會，以及涉及密護之人員或民眾。

三、處罰態樣

㈠廢止護理、助產機構之開業執照

護理人員法第 29 條規定：「護理機構有下列情形之一者，處新臺幣二萬元以上十萬元以下罰鍰；其情節重大者，並得廢止其開業執照：一、容留未具護理人員資格者擅自執行護理業務。二、從事有傷風化或危害

人體健康等不正當業務。三、超收費用經查屬實，而未依限將超收部分退還。四、受停業處分而不停業。」

護理人員法第 31 條規定：「護理機構受廢止開業執照處分，仍繼續開業者，得由中央主管機關吊扣其負責護理人員證書二年。」護理人員法第 34 條復規定：「護理機構受廢止開業執照處分者，其負責護理人員於一年內不得申請設置護理機構。」

助產機構如有「容留未具助產人員資格者擅自執行助產業務」或「受停業處分而不停業」之情形，依助產人員法第 38 條規定，廢止其開業執照。助產人員法第 39 條、第 40 條並分別規定：「助產機構受停業處分或廢止開業執照者，應同時對其負責人予以停業處分或廢止其執業執照（第 1 項）。助產機構負責人受停業處分或廢止其執業執照時，應同時對該助產機構予以停業或廢止其開業執照（第 2 項）。」「助產機構受廢止開業執照處分，仍繼續開業者，廢止其負責人之助產人員證書。」

㈡廢止護理、助產人員之執業執照

護理人員法第 30 條規定：「護理人員受停業處分仍執行業務者，廢止其執業執照；受廢止執業執照處分仍執行業務者，廢止其護理人員證書。」護理人員法第 40 條規定：「護理人員受廢止執業執照之處分時，應自事實發生之日起三日內將執照繳銷；其受停業之處分者，應將執照送由主管機關將停業理由及期限記載於該執照背面，仍交由本人收執，期滿後方准復業。」

助產人員法第 37 條規定：「助產人員受停業處分仍執行業務者，廢止其執業執照；受廢止執業執照處分仍執行業務者，廢止其助產人員證書。」

另為加強護理人員之管理，杜絕證照租借之惡習，護理人員法第 30

條之 1 規定：「護理人員將證照租借予不具護理人員資格者使用，廢止其護理人員證書；租借予前述以外之人使用者，處新臺幣二萬元以上十萬元以下罰鍰，得併處一個月以上一年以下之停業處分或廢止其執業執照（第 1 項）。前項情形涉及刑事責任者，並應移送該管檢察機關依法辦理（第 2 項）。」以確保民眾就醫之安全與品質。

三違反護理、助產機構管理規定

護理機構未獲許可而設置或擴充；未請領開業執照而開業；其名稱之使用或變更未獲主管機關核准；護理機構所為廣告內容，違反規定事項；與醫院訂契約終止、解除或內容有變更時，未訂新約或未依限期向原發開業執照機關報備；歇業、停業、復業或登記事項變更時未報備；未依法令或主管機關之通知提出報告或未接受檢查者，護理人員法第 32 條規定：「違反第十六條第一項、第十七條、第十八條第一項、第十八條之一第一項、第二十條第三項、第二十二條或第二十三條規定者，處新臺幣一萬五千元以上十五萬元以下罰鍰，並得限期令其改善；屆期未改善或情節重大者，處一個月以上一年以下之停業處分或廢止其開業執照。」

違反助產人員法第 3 章有關助產機構之設置及管理相關規定者（第 14 條、第 16 條第 2 項、第 18 條第 4 項、第 19 條第 2 項、第 23 條、第 25 條第 2 項、第 3 項、第 28 條、第 30 條或第 31 條），依助產人員法第 34 條第 1 項規定，處新臺幣 1 萬元以上 5 萬元以下罰鍰，並得限期令其改善；屆期未改善或情節重大者，處 1 個月以上 1 年以下之停業處分或廢止其開業執照。

非護理機構使用護理機構名稱；護理機構違反收費標準，超額收費應予處罰，並應限期退還超額收費，護理人員法第 36 條規定：「違反第

十八條第二項或第二十一條第二項規定者，處新臺幣一萬五千元以上十五萬元以下罰鍰（第1項）。」「違反第二十一條第二項規定者，並應限期退還超額收費（第2項）。」

　　非助產機構，為助產照護業務廣告，或助產機構之廣告內容，違反法律規定，依助產人員法第33條規定：「違反第二十二條規定者，處新臺幣三萬元以上十五萬元以下罰鍰，並令限期改善；屆期未改善者，按次連續處罰。」又非助產機構，使用助產機構或類似之名稱，違反同法第16條第2項規定者，依同法第34條第1項處罰；助產機構名稱之使用或變更，未經所在地直轄市、縣（市）主管機關核准者，應依同法第35條第1項規定處分。至於助產機構違反收費標準超額收費之處理，於前述護理、助產人員之義務中已有說明，茲不贅述。

㈣違反護理、助產人員管理規定

　　護理人員未請領執業執照或未加入所在地公會而執業、未接受繼續教育更新執照；非在主管機關核准登記之醫療機構、護理機構及其他經中央主管機關認可之機構執業；護理機構負責護理人員因故不能執行業務，未指定合於負責人資格者代理或代理期間超過1個月而未報備；護理機構規避、妨礙或拒絕評鑑及督導考核；未製作紀錄或未依醫療法第70條辦理保存；執行業務，遇有病人危急，未立即聯絡醫師，或未予緊急救護處理；受有關機關詢問作虛偽陳述、報告；護理人員或護理機構及其人員無故洩漏因業務而知悉或持有他人之秘密者，依護理人員法第33條第1項規定：「違反第八條第一項、第二項、第十條第一項、第十二條、第十九條之一第一項、第二十三條之一第二項或第二十五條至第二十八條規定者，處新臺幣六千元以上三萬元以下罰鍰，並限期令其改善；屆期未改善者，處一個月以上一年以下之停業處分。」

未取得護理人員資格，執行護理人員法所定護理人員業務者之處罰，但在護理人員指導下實習之學生或畢業生不在此限。護理人員法第 37 條規定：「未取得護理人員資格，執行護理人員業務者，本人及其雇主各處新臺幣一萬五千元以上十五萬元以下罰鍰。但在護理人員指導下實習之高級護理職業以上學校之學生或畢業生，不在此限。」惟未具助產人員資格者，擅自執行助產業務，依助產人員法第 36 條規定，乃觸犯刑責，前已作說明，茲不贅述。

非領有護理師或護士證書者，冒用護理人員名稱；非護理機構，而為護理業務之廣告，依護理人員法第 38 條規定：「違反第七條或第十八條之一第二項規定者，處新臺幣一萬元以上六萬元以下罰鍰，並令限期改善；屆期仍未改善者，按次連續處罰。」有關助產人員違反助產人員法各章執業規定、管理限制、業務及責任定分之規定者（第 8 條、第 9 條第 1 項、第 2 項、第 11 條第 1 項、第 12 條、第 12 條之 1 第 1 項、第 15 條第 2 項、第 3 項、第 16 條第 1 項、第 18 條第 1 項、第 19 條第 1 項、第 20 條、第 21 條、第 24 條、第 29 條或第 13 條第 3 項），依助產人員法第 35 條第 1 項規定，處新臺幣 6,000 元以上 3 萬元以下罰鍰，並限期令其改善；屆期未改善者，處 1 個月以上 1 年以下之停業處分。

㈤護理、助產人員業務上違法或不正當行為

護理人員法第 35 條規定：「護理人員於業務上有違法或不正當行為者，處一個月以上一年以下之停業處分，其情節重大者，得廢止其執業執照；其涉及刑事責任者，並應移送該管檢察機關依法辦理。」助產人員法第 32 條第 2 項定有相類之規定。

㈥護理、助產人員歇業、停業、復業或變更執業處所未報備

護理人員法第 39 條規定：「違反第十一條第一項規定者，處新臺幣

三千元以上三萬元以下罰鍰。」助產人員法第 18 條規定：「助產機構停業、歇業或登記事項變更時，應於事實發生之日起三十日內，報請原發開業執照機關備查（第 1 項）。助產機構遷移或復業者，準用關於設立之規定（第 4 項）。」違反助產人員法第 18 條第 1 項規定者，依同法第 35 條第 1 項之規定處分；違反第 18 條第 4 項規定者，依同法第 34 條第 1 項之規定處罰。

㈦護理機構規避、妨礙或拒絕評鑑及督導考核

護理人員法第 23 條之 1 第 1 項規定：「中央主管機關應辦理護理機構評鑑。直轄市、縣（市）主管機關對轄區內護理機構業務，應定期實施督導考核。」強制中央主管機關應辦理護理機構之評鑑，藉以提升照護品質。同條第 2 項：「護理機構對前項評鑑及督導考核，不得規避、妨礙或拒絕。」違反者，依同法第 33 條第 1 項規定：「處新臺幣六千元以上三萬元以下罰鍰，並令其限期改善；屆期未改善者，處一個月以上一年以下之停業處分。」

㈧護理機構違反設置標準

護理人員法第 16 條第 2 項規定：護理機構之分類及設置標準，由中央主管機關定之。同法第 31 條之 1 明定：「違反依第十六條第二項所定設置標準者，應令其限期改善；屆期未改善者，處新臺幣六萬元以上三十萬元以下罰鍰，並再令其限期改善；屆期仍未改善者，得處一個月以上一年以下停業處分；停業期滿仍未改善者，得廢止其設置許可。」

㈨護理機構接受評鑑不合格

護理人員法第 31 條之 2 明定：「護理機構依第二十三條之一第一項規定接受評鑑，經評鑑不合格者，除違反依第十六條第二項所定設置標準，依前條規定處罰外，應令其限期改善；屆期未改善者，其屬收住式

護理機構，處新臺幣六萬元以上三十萬元以下罰鍰，其他護理機構，處新臺幣六千元以上三萬元以下罰鍰，並得按次處罰；情節重大者，得處一個月以上一年以下停業處分，停業期滿仍未改善者，得廢止其設置許可。」

四、行政刑罰

違反護理人員法，即使是無護理人員資格者執行護理人員業務，亦僅處以行政罰，並無行政刑罰之規定。惟無助產人員資格者擅自執行助產人員業務，則有行政刑罰規定。助產人員法第 36 條規定：「未取得助產人員資格，擅自執行助產業務者，處三年以下有期徒刑，得併科新臺幣三萬元以上十五萬元以下罰金。但醫師或於婦產科醫師、助產人員指導下實習之助產科、系、所之學生或取得畢業證書日起五年內之畢業生，不在此限。」

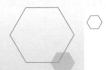

第三章

醫療爭議處理新法與醫療訴訟

司法制度與訴訟程序概說

醫事鑑定制度

醫療糾紛概況與醫療訴訟

醫療事故預防及爭議處理法

學習目標

1. 認識法院之類型、審級、評議
2. 區別民事及刑事訴訟程序之差異
3. 瞭解醫事鑑定制度及醫療行為是否適用消費者保護法
4. 關切醫療糾紛發生原因與影響及訴訟
5. 瞭解醫療事故預防及爭議處理法立法緣起和重點

第一節 司法制度與訴訟程序概說

壹、司法制度

　　我國法院之類型，依其效率需求或專業分工之必要，可分為五大類：「法院」、「懲戒法院」、「行政法院」、「少年及家事法院」，以及「智慧財

產及商業法院」。後三者之法律依據，分別為行政法院組織法第 1 條：
「行政法院掌理行政訴訟審判事務。」少年及家事法院組織法第 2 條第
1 項：「少年及家事法院，除法律別有規定外，管轄下列第一審事件：
一、少年事件處理法之案件。二、家事事件法之事件。……」智慧財產
及商業法院組織法第 2 條：「智慧財產及商業法院依法掌理下列事務：
一、智慧財產之民事、刑事及行政訴訟。二、商業之民事訴訟與非訟事
件。」我國智慧財產及商業法院在 2008 年 7 月 1 日於板橋成立，礙於篇
幅，本節僅就「法院」的組織為介紹。

一、法 院

㈠法院管轄之審級與事件

「法院」審判民事、刑事及其他法律規定訴訟案件，並依法管轄非
訟事件。「法院」分為三級，分別為地方法院、高等法院及最高法院❶，
各級法院並均配置檢察署。

依法院組織法第 2 條：「法院審判民事、刑事及其他法律規定訴訟案
件，並依法管轄非訟事件。」故法院之工作，為審判「民事」、「刑事」
案件及管轄「非訟事件」。非訟事件依法均由地方法院管轄，故高等法院
並不設民事執行處、觀護人室、公證處、提存所、登記處。而法院依據
法律獨立審判，並且各個法院彼此獨立，上級法院並無指揮監督應為如
何判決之權力，然上級法院對於依法上訴或抗告且具管轄權之案件，具
有「變更權」，即有權將原法院之裁判予以撤銷或廢棄。

㈡法院之組織與訴訟權之限制

地方法院審判案件，以法官 1 人獨任或 3 人合議行之。高等法院審
判案件，以法官 3 人合議行之。最高法院審判案件，除法律另有規定外，

---

❶ 法院組織法第 1 條。

以法官 5 人合議行之 ❷。

　　合議審判時，以庭長充審判長，無庭長或庭長有事故時，以庭員中資深者充之，資同以年長者充之。若係獨任審判，即以該法官行審判長之職權 ❸。「法官」的名稱，因早期立法的法律，使用「推事」，故僅於相關法律相關條文修正時，才一併將「推事」修正為「法官」，所以法律條文仍有許多出現「推事」的用語，例如刑事訴訟法第 17 條「法官」自行迴避之規定，即使用「推事」，2020 年 1 月 15 日才修法，將多條使用「推事」的條文，予以正名為「法官」。

㈢裁判之評議與陳述意見之順序

　　裁判之評議，以審判長為主席 ❹。評議時法官應各陳述意見，其次序以資淺者為先，資同以年少者為先，遞至審判長為終 ❺。

㈣評議意見之決定

　　評議以過半數之意見決定之。關於數額，如法官之意見分三說以上，各不達過半數時，以最多額之意見順次算入次多額之意見，至達過半數為止。關於刑事，如法官之意見分三說以上，各不達過半數時，以最不利於被告之意見順次算入次不利於被告之意見，至達過半數為止 ❻。評議時各法官之意見應記載於評議簿，並應於該案裁判確定前嚴守秘密 ❼。裁判之評議，於裁判確定前均不公開 ❽。

---

❷　法院組織法第 3 條。

❸　法院組織法第 4 條。

❹　法院組織法第 102 條。

❺　法院組織法第 104 條。

❻　法院組織法第 105 條。

❼　法院組織法第 106 條第 1 項。

❽　法院組織法第 103 條。

㈤三級三審與上訴最高法院之限制

我國現行法院之審級制度,係採所謂「三審三級制」,一般之民刑案件先經地方法院審理,是為第一審;如不服第一審之裁判,得向高等法院上訴或抗告,是為第二審;如不服第二審之裁判,得向最高法院上訴或抗告,最高法院為第三審(終審)。然而為限制司法資源的濫用,並確保審判的品質,因此,民事財產權訴訟案件,上訴所得之利益不逾新臺幣 100 萬元者,對於第二審法院的判決,不得上訴(民事訴訟法第 466 條第 1 項)。司法院並得因情勢需要,以命令減為新臺幣 50 萬元或增為新臺幣 150 萬元(同條第 3 項)。目前係以逾 150 萬元作為上訴第三審之要件。

刑事案件,亦得因案情輕重及訴判之刑期長短,限制部分案件只能上訴至高等法院,而非所有刑事案件皆能上訴至第三審,例如犯刑法第 320 條、第 321 條竊盜,經第二審判決者,原則上不得上訴於第三審法院。但第一審法院所為無罪、免訴、不受理或管轄錯誤之判決,經第二審法院撤銷並諭知有罪之判決者,被告或得為被告利益上訴之人得提起上訴(刑事訴訟法第 376 條第 1 項第 2 款)。

二、檢察體系

㈠檢察署及檢察官等之配置

各級法院及分院各配置檢察署❾,各級法院及分院檢察署置檢察官,最高法院檢察署以 1 人為檢察總長,其他法院及分院檢察署各以 1 人為檢察長,分別綜理各該署行政事務。各級法院及分院檢察署檢察官員額在 6 人以上者,得分組辦事,每組以 1 人為主任檢察官,監督各該組事務❿。

---

❾　法院組織法第 58 條。

㈡檢察官之職權❶

1.實施偵查、提起公訴、實行公訴、協助自訴、擔當自訴及指揮刑事裁判之執行。

2.其他法令所定職務之執行。

㈢檢察官獨立於法院

檢察官對於法院，獨立行使職權❷。原則上，檢察官於其所屬檢察署管轄區域內執行職務。 但遇有緊急情形或法律另有規定者， 不在此限❸。

㈣檢察總長指揮監督、介入及移轉權

檢察總長依法指揮監督該署檢察官及高等法院以下各級法院及分院檢察署檢察官，而檢察長依法指揮監督該署檢察官及其所屬檢察署檢察官，檢察官應服從前2項指揮監督長官之命令❹，檢察總長、檢察長得親自處理其所指揮監督之檢察官之事務，並得將該事務移轉於其所指揮監督之其他檢察官處理之❺。如此，與法官依據法律，獨立審判，不受任何干涉之「司法獨立」原則迥異，是謂「檢察一體」原則。

貳、民事訴訟

一、民事訴訟法沿革

民事訴訟法於1930年12月26日國民政府制定公布，歷經10次修

---

❿　法院組織法第59條。

⓫　法院組織法第60條。

⓬　法院組織法第61條。

⓭　法院組織法第62條，95年2月3日修正公布。

⓮　法院組織法第63條。

⓯　法院組織法第64條。

正後全文 640 條；2000 年 1 月 21 日公布修正、增訂條文達 120 餘條，增修幅度既深且廣，以期達成集中審理之目標，再加上 1999 年 2 月 3 日修正通過之調解、簡易程序相關規定，及增設小額訴訟程序的規定，幾乎半部民事訴訟法典已更新，因此，2000 年可稱為「新民事訴訟法元年」。民事訴訟法之修正乃秉持五大原則：㈠便利當事人使用訴訟制度。㈡預防紛爭的發生或擴大。㈢擴大訴訟制度解決紛爭的功能。㈣促使訴訟妥適進行。㈤疏減訟源。

　　然而由於國際環境、社會結構、經濟發展及人民觀念的快速變遷，人際關係益趨複雜，民事糾紛型態亦呈多樣化，原有民事訴訟制度已不盡符合現實需要，其間數度之局部修正，惟並未作通盤檢討，致仍難符社會需要。2003 年 2 月 7 日民事訴訟法又大幅度修正，增訂條文達 70 條、刪除 7 條、修正條文逾 200 條；且於同年 6 月 25 日再次修正近 20 條條文，妥善保障當事人之「程序利益」及「實體利益」，落實集中審理之目標，相當程度的限制攻擊防禦方法的提出；一般案件上訴三審之程序，亦增訂其他要件，以合理限制上訴三審之數量。二次修正條文，司法院明定自 2003 年 9 月 1 日施行❶，俾期建立金字塔型、有效性之訴訟制度，合理分配司法資源，實現公信有效率之公平法院，藉以確保民眾之訴訟權益。民事訴訟法 2007 年 3 月 21 日至 2021 年 12 月 8 日，再為 12 次的增修。

二、民事訴訟法重點

　　民事訴訟係指私權被侵害之一方，提起民事訴訟，由國家司法機關即法院就該私權糾紛為審理、判決之程序。主張私權被侵害之一方為「原告」，侵害之一方為「被告」，由有管轄權之「法院」而為裁判（包含判

---

❶　司法院 92 年 7 月 2 日院臺廳民㈠字第 17081 號令。

決及裁定），構成民事訴訟之三個主體。茲將民事訴訟法一般訴訟程序，由起訴至判決確定擇要說明如下：

(一)起　訴

原告對於被告有所請求（如：請求返還借款）或確認法律關係存否（如：確認婚姻關係是否存在）或請求法院判決致生法律關係發生、變更或消滅（如：分割共有物之判決），應向法院起訴。起訴應以書狀為之，通稱「起訴狀」，起訴狀中應表明事項，依民事訴訟法第 244 條第 1 項規定：「起訴，應以訴狀表明下列各款事項，提出於法院為之：一、當事人及法定代理人。二、訴訟標的及其原因事實。三、應受判決事項之聲明。」當事人即原告、被告，若原、被告中有限制行為能力人或無行為能力人，應敘明其法定代理人；以胎兒為當事人者，則應敘明其母。原、被告間之法律關係，請求之原因事實亦需表明，如：原告係基於買賣關係而請求被告給付貨款；另原告希望法院應為如何之判決之聲明，通稱「訴之聲明」，起訴應向法院為之。

由於民事訴訟涉及私益，與公益無關，為避免人民濫訟，故採有償主義，原告於遞狀於法院時，應先繳納訴訟裁判費用；依民事訴訟法第 78 條規定：「訴訟費用，由敗訴之當事人負擔。」

1.財產權起訴之裁判費分級累退

有關財產權起訴裁判費之徵收，在第一審階段，依民事訴訟法第 77 條之 13 規定：「因財產權而起訴，其訴訟標的之金額或價額在新臺幣十萬元以下部分，徵收一千元；逾十萬元至一百萬元部分，每萬元徵收一百元；逾一百萬元至一千萬元部分，每萬元徵收九十元；逾一千萬元至一億元部分，每萬元徵收八十元；逾一億元至十億元部分，每萬元徵收七十元；逾十億元部分，每萬元徵收六十元；其畸零之數不滿萬元者，以萬

元計算。」按修法前訴訟費用之徵收，係不問訴訟標的金（價）額高低，一律依其數額徵收 1％，使數額龐大之當事人負擔過高之裁判費，非惟有失公平，抑且使當事人因無法負荷鉅額裁判費而放棄使用訴訟制度，於當事人財產權及訴訟權之保障，自嫌欠周。爰此，修法改採「分級累退」計費方式，以貫徹憲法保障人民平等權、財產權及訴訟權之精神。

　　2.上訴審加徵裁判費 50％

　　至於上訴裁判費之徵收，依民事訴訟法第 77 條之 16 規定：「向第二審或第三審法院上訴，依第七十七條之十三及第七十七條之十四規定，加徵裁判費十分之五；發回或發交更審再行上訴者免徵；……。」

　　3.非因財產權起訴之裁判費

　　依民事訴訟法第 77 條之 14 規定：「非因財產權而起訴者，徵收裁判費新臺幣三千元。於非財產權上之訴，並為財產權上之請求者，其裁判費分別徵收之。」按非因財產之訴，常涉及人格權或身分關係，對於當事人而言，實較財產權訴訟更為重要，修法前之規定極低，爰斟酌社會經濟狀況，予以修正。

　　起訴之後，法院於發開庭通知後，傳喚原、被告兩造到庭，此處所行之程序，稱為「準備程序」，準備程序最主要係整理爭議點以便辯論。其後之程序為「言詞辯論程序」，兩造依序就訴訟標的法律關係為辯論，若已達於可判決之程度，兩造業經充分辯論，法院應宣告辯論終結，定期宣判。

㈡裁　判

　　法院對外的意思表示，統稱裁判，包括：經過實體審查之後所作的「判決」，以及僅為形式審查後所作的「裁定」。民眾對於「判決」不服，聲請救濟的程序，稱為「上訴」；對於「裁定」不服，聲請救濟的程序，

稱為「抗告」。法院為判決時，應斟酌全部辯論意旨及根據調查證據之結果，依自由心證判斷事實之真偽。但別有規定者，不在此限（民事訴訟法第 222 條第 1 項）。判決依性質為「給付判決」、「確認判決」及「形成判決」三種，但原、被告兩造可對其不服之程度並無不同；又因其性質之差異，給付判決若確定後具有執行力，而形成判決有時亦有類似執行力之效果。所謂執行力，顧名思義係指可以聲請強制執行，此唯給付判決有之。

原、被告兩造於宣示或收受判決後，得視其自己不服之程度，向上級法院提出上訴，實際上，上訴係向原審法院提出，由原審法院檢附卷宗轉呈上級法院。判決之種類有如下三種：㈠給付判決：請求以判決確定私法上請求權之存在，且命被告履行給付之訴訟。此類程序之判決，因確定請求權之存在而生既判力，並因判令給付兼有執行力。㈡確認判決：請求確認法律關係成立或不成立之訴訟。請求確認法律關係之成立者，為積極的確認之訴；確認法律關係不成立者，為消極的確認之訴。因其可確定現在的法律狀態，故有既判力。㈢形成判決：請求以判決形成法律上某種效果、或變更權利狀態之訴訟。此種訴訟之判決，即發生既判力，亦可發生創設力。

㈢上 訴

上訴係指，受不利益終局判決之當事人或訴訟關係人，於該判決未確定前，在法定之期限 20 天內，向上級審法院聲明不服，求其廢棄或變更之方法。

1.上訴聲明

上訴應以上訴狀為之，上訴之聲明應表明事項，依民事訴訟法第 441 條第 1 項規定：「提起上訴，應以上訴狀表明下列各款事項，提出於

原第一審法院為之：一、當事人及法定代理人。二、第一審判決及對於該判決上訴之陳述。三、對於第一審判決不服之程度，及應如何廢棄或變更之聲明。四、上訴理由。」第2項復規定：「上訴理由應表明下列各款事項：一、應廢棄或變更原判決之理由。二、關於前款理由之事實及證據。」上訴審應為如何之判決及不服之程度，此乃因上訴審之性質所不得不然者。

2.上訴之效力

對於下級審法院未確定之終局判決提起上訴後，該訴訟事件即「移審於上級審法院」，並因上訴提起而阻斷判決之確定。通常訴訟程序第一審法院大部分為獨任制，即由法官1人審理，若係重大案件，有時亦由法官3人組成「合議庭」。而上訴審程序皆由合議庭法官3人組成，但得以法官1人行準備程序。在我國現行制度下，第一審及第二審兼具事實審及法律審，所謂「事實審」，即是法院具有認定事實之權限。而第三審則為法律審[17]，最高法院就事實部分並不作調查（有例外），亦不許兩造於第三審上訴程序提出新事實新證據。而僅就第二審判決作法律審查，故若第二審訴訟程序或判決有違背法令之處，最高法院得廢棄原判決，自為判決或發回更審（民事訴訟法第478條）。

3.判決違背法令

明瞭第三審之性質後，不服第二審判決之當事人，應以判決違背法令為上訴理由，否則在程序上將被駁回。所謂判決違背法令，於民事訴訟法第468條明定：「判決不適用法規或適用不當者，為違背法令。」第469條規定：「有下列各款情形之一者，其判決當然為違背法令：一、判

---

[17]　民事訴訟法第476條第1項：「第三審法院，應以原判決確定之事實為判決基礎。」

決法院之組織不合法。二、依法律或裁判應迴避之法官參與裁判。三、法院於審判權之有無辨別不當或違背專屬管轄之規定。但當事人未於事實審爭執，或法律別有規定者，不在此限。四、當事人於訴訟未經合法代理。五、違背言詞辯論公開之規定。六、判決不備理由或理由矛盾。」

4.不得上訴第三審案件

為避免上訴三審案件數量過多造成案件結案一再拖延，使當事人遲遲無法實現其所追求的「慎重而正確的實體利益」，上訴三審的案件有若干限制規定，如：未對於該案第二審判決聲明不服（民事訴訟法第 465 條）；對於財產權訴訟之第二審判決，如因上訴所得受之利益不逾新臺幣 100 萬元者（民事訴訟法第 466 條第 1 項）等，皆不得上訴第三審。由於司法資源有限，為避免濫訴，司法院基於法律之授權，於 2002 年提高上訴第三審之上訴數額，為新臺幣 150 萬元 ⓲。

5.律師強制代理

由於第三審係法律審，上訴理由必須具體指摘第二審判決有如何違背法令之情形，一般當事人恆難妥適為之，為貫徹第三審法律審之功能，並保障當事人權益，第三審上訴採「律師強制代理」制度（民事訴訟法第 466 條之 1）。第三審之審判原則，採「第三審之判決，應經言詞辯論為之。但法院認為不必要時，不在此限。」（民事訴訟法第 474 條第 1 項）藉以保障當事人辯論權，並提升當事人對裁判之信賴。第三審法院行言詞辯論時，應由兩造委任律師代理之（民事訴訟法第 474 條第 2 項）。

⓲　民事訴訟法第 466 條第 3 項規定：「前二項所定數額，司法院得因情勢需要，以命令減至新臺幣五十萬元，或增至一百五十萬元。」司法院基此法律之授權，於 91 年 1 月 29 日以臺廳民㈠字第 03075 號函，提高上訴第三審之上訴數額為新臺幣 150 萬元，並定於民國 91 年 2 月 8 日起實施。

㈣再 審

對於「未確定判決」，不服之方法係「上訴」；而對於「已確定判決」，不服之方法於民事訴訟程序為「再審」程序。然再審之訴有很嚴格要件之限制，雖依民事訴訟法第 496 條至第 498 條之規定，可提起再審之事由共有 15 種，然實務上准予再審之案例可謂鳳毛麟角。

再審之訴大部分係向第二審法院提起，民事訴訟法第 499 條規定：「再審之訴，專屬為判決之原法院管轄。」但此原法院往往為第二審法院。

法院受理再審之訴，首應審查該再審之訴有無合乎一般起訴之程序要件，再審查有無合乎再審之要件，若有一不合，法院即以「裁定」駁回該訴。民事訴訟法第 502 條第 1 項規定：「再審之訴不合法者，法院應以裁定駁回之。」若該訴經審查並無程式不合之處，而法院認為：「再審之訴顯無再審理由者，得不經言詞辯論，以判決駁回之。」（同條第 2項），因法院之審查已進入實體面，故以「判決」駁回。合於上述之要件，法院即應就再審本案而為審理，然後依審理之結果為再審原告有利或不利之判決。

㈤調解與和解

1.定 義

和解之定義，民法第 736 條規定：「稱和解者，謂當事人約定，互相讓步，以終止爭執或防止爭執發生之契約。」然在訴訟進行前或訴訟進行中，當事人有和解之可能者，經由法院調解或和解賦與該和解訴訟法上之效力，以避免冗長之訴訟程序。

調解可分為強制與任意兩種，「強制調解」係指事件起訴前，除了有合於民事訴訟法第 406 條各款規定而法院得逕以裁定駁回其調解之聲請者外，民事訴訟法第 403 條第 1 項規定之 11 款事由，應經法院調解。若

能在進入訴訟程序前達成調解，不失為止紛息爭的好方法。有關「因道路交通事故或醫療糾紛發生爭執者」，依民事訴訟法第 403 條第 1 項第 7 款，即屬於起訴前，應經法院調解之事由。

　　家事事件法於 2012 年 1 月 11 日制定公布，同年 6 月 1 日施行，該法第 23 條第 1 項規定：「家事事件除第三條所定丁類事件外，於請求法院裁判前，應經法院調解。」有關乙類事件「離婚事件」、「認領子女事件」及戊類事件「夫妻同居事件」，分別為家事事件法第 3 條第 2 項第 2-3 款及第 3 條第 5 項第 2 款明定，因此，於請求法院裁判前，均應經法院調解。而「任意調解」，係指雖非強制調解事件，但當事人有調解之合意，亦得於起訴前，聲請調解。

　　2. 效　力

　　訴訟法上之和解，係指於訴訟進行中，法院認為有和解之可能，由雙方達成和解，並由法院作成和解筆錄。和解程序之特點係一定要在訴訟進行中而為，若在訴訟外所為者，為「民法上之和解」並非「訴訟上之和解」。「和解成立者，與確定判決有同一之效力。」（民事訴訟法第 380 條第 1 項）「調解經當事人合意而成立；調解成立者，與訴訟上和解有同一之效力。」（同法第 416 條第 1 項）亦即若達成和解或調解之標的，若適於強制執行者，得持之以為執行名義強制執行。

(六)督促程序

　　債權人對債務人有請求權存在，而在債務人欠款之情形下，若一定要經由訴訟起訴之程序方能取得執行名義，有時往往費時、費錢。督促程序則提供一便捷之途徑，債權人得請求法院對債務人發支付命令，若債務人未於法定期間合法提出異議者，2015 年 7 月 1 日修正：「支付命令得為執行名義」（民事訴訟法第 521 條第 1 項）。「債務人主張支付命令

上所載債權不存在而提起確認之訴者,法院依債務人聲請,得許其提供相當並確實之擔保,停止強制執行。」(同條第 3 項)

「債務人對於支付命令之全部或一部,得於送達後二十日之不變期間內,不附理由向發命令之法院提出異議。」(民事訴訟法第 516 條第 1 項)而「債務人對於支付命令於法定期間合法提出異議者,支付命令於異議範圍內失其效力 , 以債權人支付命令之聲請 , 視為起訴或聲請調解。」民事訴訟法第 519 條第 1 項定有明文,且此項程序費用,應作為訴訟費用或調解程序費用之一部(同條第 2 項)。

(七)保全程序

保全程序分為「假扣押程序」及「假處分程序」,法院對此聲請之准否,以裁定為之。假扣押程序所保全者,係對於金錢請求或得易為金錢請求之請求(民事訴訟法第 522 條第 1 項);假處分程序係對金錢請求以外之請求(同法第 532 條第 1 項)。蓋債務人欠債,狡詐者有可能於欠債後致力於脫產或隱匿財產,債權人若不採取保全之行動,可能於耗時、耗費之訴訟程序完結後,毫無所得。故保全程序於實務上相當重要,若未能扣押或查封債務人之財產,一切訴訟行為將成為無意義之事。

其次,法院准予債權人扣押或查封債務人之財產,往往是債權額之三分之一為擔保金,有部分法院如遇車禍案件,則擔保金為請求額之十分之一。另為免查封致債務人對該查封物難以利用,有時法院亦准債務人提供所定金額之擔保或將請求之金額提存,得免為或撤銷假扣押(民事訴訟法第 527 條)。

(八)民事訴訟實例

醫療契約乃受有報酬之勞務契約,因此,醫師從事之診療行為如未具當時醫療水準,或欠缺善良管理人之注意因而誤診,致病患受有傷害

時，醫療機構應與醫師一同負債務不履行之損害賠償責任。且不法侵害他人之身體、健康而情節重大者，被害人雖非財產上之損害，就其精神上所受之痛苦，亦得請求賠償相當的金額。

【案例】⑲

「查醫療契約係受有報酬之勞務契約，其性質類似有償之委任關係，依民法第535條後段規定，醫院既應負善良管理人之注意義務，自應依當時醫療水準，對病患履行診斷或治療之義務。故為其履行輔助人之醫師或其他醫療人員（即醫療團隊）於從事診療時，如未具當時醫療水準，或已具上開醫療水準而欠缺善良管理人之注意，因而誤診或未能為適當之治療，終致病患受有傷害時，醫療機構即應與之同負債務不履行之損害賠償責任（參最高法院97年度臺上字第1000號判決要旨）。查本件被告李○○、呂○○、李○○為受聘於被告童○○醫院之醫師，係被告童○○醫院提供醫療給付之履行輔助人，渠等對原告陳○○從事診療時因疏未注意，未能及時掌握原告○○之腦內壓變化，致原告陳○○身體健康權受損，其醫療行為具有過失乙節，已如前述，則被告李○○、呂○○、李○○提供醫療給付時，欠缺善良管理人之注意，亦可資認定。是以，被告童○○醫院就其履行輔助人履行債務時之過失，既應與自己之過失負同一責任，其於提供之醫療給付未盡善良管理人之注意義務，揆諸前揭規定及判決意旨之說明，自應對原告陳○○負債務不履行之損害賠償責任。從而，原告陳○○主張另依不完全給付之規定請求被告童○○醫院賠償，亦屬有據。

按受僱人因執行職務，不法侵害他人之權利者，由僱用人與行為人

---

⑲　2010年8月20日臺灣臺中地方法院民事判決97年度醫字第2號損害賠償案件。

連帶負損害賠償責任。但選任受僱人及監督其職務之執行,已盡相當之注意或縱加以相當之注意而仍不免發生損害者,僱用人不負賠償責任,民法第 188 條第 1 項定有明文。原告主張被告童○○醫院應分別與被告李○○、呂○○、李○○負連帶賠償責任,洵屬有據。

　　按因故意或過失,不法侵害他人之權利者,負損害賠償責任。不法侵害他人之身體或健康者,對於被害人因此喪失或減少勞動能力,或增加生活上之需要時,應負損害賠償責任。不法侵害他人之身體、健康,或不法侵害其他人格法益而情節重大者,被害人雖非財產上之損害,亦得請求賠償相當之金額。債務人因債務不履行,致債權人之人格權受侵害者,準用第 192 條至第 195 條及第 197 條之規定,負損害賠償責任。民法第 184 條第 1 項前段、第 193 條第 1 項、第 195 條第 1 項及第 227 條之 1 分別定有明文。」

參、刑事訴訟

一、刑事訴訟法沿革

　　刑事訴訟法於 1928 年 7 月 28 日制定公布,係國家對於犯罪嫌疑人,為確認國家具體刑罰權之有無及其範圍,進行訴訟所應遵循之程序規定。國家為了決定刑事案件被告應否予以追訴,及國家對其刑罰權是否存在與科處之範圍,必須遵循一定之訴訟程序。在法之正義中,隨著時代演進,民眾不僅要求法院達成發現真實之實體正義,亦逐漸的對程序之經過關切,進而要求實現公平公正之程序正義[20]。刑事訴訟法歷經 8 次修正後,自 1997 年 12 月 19 日起至 2022 年 11 月 30 日,又修正達 39 次,其中,在 1999 年、2000 年、2002 年、2004 年及 2006 年,各修正 2 次,

---

[20]　黃朝義,〈自序〉,《刑事證據法研究》,元照,1999 年 5 月。

以落實人權之保障。2001 年之修法更動達 20 餘條，澈底解構搜索扣押之架構基礎；2003 年之修正條次逾百條，可謂我國自 1967 年以來最為重大的一次修法。嗣於 2004 年 4 月 7 日增訂刑事訴訟法「第 7 編之 1 協商程序」。嗣後，再修正增訂「第 1 編第 8 章之 1 限制出境、出海」、「第 7 編之 2 沒收特別程序」、「第 7 編之 3 被害人訴訟參與」等。

刑事訴訟法 2020 年 1 月 15 日修正及增訂條文 50 餘條，修法目的：落實「公民與政治權利國際公約」及「經濟社會文化權利國際公約」之精神，對於刑事訴訟各階段訴訟關係人之相關權益，均有所保障，貫穿司法警察（官）調查、檢察官偵查及法院審判階段，規範保障對象包括犯罪嫌疑人、被告、告訴人、證人及扣押物之所有人、持有人或保管人等訴訟關係人。本次修正重點：拘提要符合比例原則、補充拘提與逮捕的正當法律程序、加入科刑辯論、將特定重罪及性騷擾納入預防性羈押、延長上訴救濟期間、排除無期徒刑職權上訴等，使我國刑事訴訟制度之人權實踐邁入嶄新的里程碑。

刑事訴訟法 2022 年 2 月 18 日之修正，增訂第 121 條之 1 至第 121 條之 6 條文及第十章之一「暫行安置」章名，被告經法官訊問後，認為犯罪嫌疑重大，有危害公共安全之虞，並有緊急必要者，得於偵查中依檢察官聲請，或於審判中依檢察官聲請或依職權，先裁定諭知 6 月以下期間，令入司法精神醫院、醫院、精神醫療機構或其他適當處所，施以暫行安置（第 121 條之 1）。

刑事訴訟法最近一次修正為 2022 年 11 月 30 日，修正第 481 條並增訂第 481 條之 1 至第 481 條之 7 條文。主要配合大法官釋字第 799 號解釋，針對刑法所明定之保安處分：感化教育、監護、禁戒、強制治療、保護管束、驅除出境等，明定保安處分之正當程序，建立層級化的程序

保障；依其性質不同區分「拘束人身自由處分」及「非拘束人身自由處分」二種類型，規定不同的聲請程序、期限與審理程序，對於限制人民基本權強度愈強者，程序保障愈充分。對於受處分人之人身自由有重大影響之類型，審理程序中賦予受處分人辯護倚賴權、閱卷權及陳述意見權。

二、刑事訴訟法重點

㈠偵查之開始

　　無犯罪之發生則無所謂偵查之開始，犯罪有時有被害人，有時並無（即被害者為抽象之國家、社會），被害人得為「告訴」，告訴之對象為警察機關或檢察官，由警察機關或檢察官記明筆錄，告訴不限於以書狀為之，亦得以言詞提出，其以言詞為之者，應製作筆錄（刑事訴訟法第242條第1項）。惟應注意者，若為向警察機關以言詞提出告訴者（實務上曾有向警察口頭提出，警察未記明筆錄，致無任何提出告訴之紀錄，致逾法定告訴期間者），警察機關受理後，填寫移送書，並將該告訴筆錄及相關證物移送檢察官，並由檢察官視情形為起訴、緩起訴或不起訴之處分（刑事訴訟法第264條、第251條至第254條）。

　　司法警察機關及檢察官（得合稱「偵查機關」）對於犯罪有搜索一切可能證據之職責，檢察官對於可疑之處所為搜索並扣押證物（刑事訴訟法第122條以下）；對於犯罪嫌疑人（得稱為被告）傳喚（第71條）、人別訊問（第94條）（警察機關亦有權發傳喚通知書，刑事訴訟法第71條之1）。被告經法官訊問後，認為犯罪嫌疑重大，並且具有刑事訴訟法第101條第1項3款規定情形之一，非予羈押，顯難進行追訴、審判或執行者，得羈押之；或經法官訊問後，認為其觸犯刑事訴訟法第101條之1第1項所定11款之罪，其嫌疑重大，有事實足認有反覆實施同一犯罪

之虞，而有羈押之必要者，亦得羈押之。而檢察官並無羈押被告權責，僅能向法院聲請裁定羈押，以確保人權。

(二)偵查之結束

檢察官認為依偵查所得之證據，足認被告有犯罪嫌疑者，應提公訴，不論有無逮獲被告。如果被告無犯罪嫌疑、情節輕微（微罪不舉）及其他法定事由，檢察官有權為「不起訴處分」。檢察官有「緩起訴處分」之權限，刑事訴訟法第 253 條之 1 第 1 項規定：「被告所犯為死刑、無期徒刑或最輕本刑三年以上有期徒刑以外之罪，檢察官參酌刑法第五十七條所列事項及公共利益之維護，認以緩起訴為適當者，得定一年以上三年以下之緩起訴期間為緩起訴處分，其期間自緩起訴處分確定之日起算。」

檢察官起訴後，案件應函送法院審理，由法院進行審判程序。若為不起訴處分或緩起訴處分，告訴人於接受不起訴或緩起訴處分書後，得於 10 日（原 7 日，2020 年 1 月 15 日修正）內以書狀敘述不服之理由，經原檢察官向直接上級法院檢察署檢察長或檢察總長聲請「再議」（刑事訴訟法第 256 條第 1 項）。

原檢察官認為有理由者，應即撤銷其處分；認聲請為無理由者，應將卷宗及證物送交上級檢察署檢察長或檢察總長（刑事訴訟法第 257 條第 1、2 項）。原法院檢察署檢察長認為必要時，於依第 2 項之規定送交前，得親自或命令他檢察官再行偵查或審核，分別撤銷或維持原處分；其維持原處分者，應即送交（同條第 4 項）。

上級法院檢察署檢察長或檢察總長認再議為無理由者，應駁回之；認為有理由者，第 256 條之 1 之情形應撤銷原處分（刑事訴訟法第 258 條）。又因異議權人限有告訴權且已為告訴之人，所以告發人、被告均無異議之餘地。

(三)第一審程序

1.自訴案件

依我國刑事訴訟制度，有權對被告起訴者為檢察官及自訴人。而自訴人限於犯罪被害人，犯罪被害人如係無行為能力人或限制行為能力人或死亡者，得由其法定代理人、直系血親或配偶為之（刑事訴訟法第319條第1項）。有鑑於自訴人常未具備法律之專業知識，或因誤解法律，或有利用自訴程序藉以恫嚇被告或以之作為解決民事爭議之手段，增加法院負擔且影響裁判之品質，並使被告蒙受不必要之訟累，刑事訴訟法第319條第2項規定自訴之提起，採強制委任律師為代理人制度。

2.檢方起訴案件

法院受理起訴如檢察官有移送被告者，應對被告為「人別訊問」，此人別訊問僅在確定移送之被告有無錯誤，亦得於此時決定是否繼續羈押。

法院定庭期開庭審理，首先，應行調查證據（即俗稱調查庭）之程序。由檢察官及被告各自舉證，惟法院亦得依職權而為調查。調查之後，則行言詞辯論程序，由兩造各自辯論，法院並就證物、證詞逐一令被告辨認或陳述意見，文書並應告之以要旨，然後詢問被告有無意見，此項程序完畢，最後再詢以被告有無其他陳述，審判程序於此終結，然後定期宣判。

判決之後，其判決書之主文或理由，若被告、檢察官收受後有所不服，可於20天（原10日，2020年1月15日修正）內向第二審法院提起上訴（刑事訴訟法第349條）。告訴人或被害人對於下級法院之判決有不服者，亦得具備理由，請求檢察官上訴（刑事訴訟法第344條第3項）。

(四)第二審程序

刑事訴訟第二審程序係採事實審、法律審及覆審制。亦即第二審法

院得自行重新調查證據,並審查第一審判決適用法律之當否。

第二審法院審理之範圍為上訴之部分。由被告上訴或為被告之利益上訴者,第二審法院不得諭知較重於原審判決之刑。但因原審判決適用法條不當而撤銷者,不在此限。此即為「不利益變更禁止原則」(刑事訴訟法第370條第1項)。「前項所稱刑,指宣告刑及數罪併罰所定應執行之刑。」(同條第2項)依目前實務見解,第三審判決並不適用此原則。第二審判決兩造如有不服得上訴第三審。

(五)第三審程序

刑事第三審亦與民事第三審相同,係採法律審,亦即並不自行調查證據、認定事實,僅就第二審判決所適用之法律當否,而為審查。故上訴於第三審法院,非以判決違背法令為理由,不得為之。而判決不適用法則或適用不當,為違背法令,刑事訴訟法第379條列有14款當然違背法令之例示規定。其次,除刑事訴訟法第379條所列舉之情形外,有訴訟程序違背法令者,若對於判決無影響者,亦不得為上訴理由(刑事訴訟法第380條)。

上訴人除遵守刑事訴訟法第382條法定20天(原10日,2020年1月15日修正)之期間提出理由書外,於判決前,得隨時補提理由;對造亦得提出答辯書狀。

(六)再審程序

原審法院認定事實錯誤者,而因判決確定,無法再以上訴之方式表示不服者,得提起再審之訴。再審之事由,可分為為受判決人利益及為受判決人不利益聲請之二種事由(詳刑事訴訟法第420條、第421條、第422條)。有關「發現新事實」是否得為聲請再審之理由,早期法條無明文,仍無法為被告利益聲請再審。但2015年2月4日刑事訴訟法修正

第 420 條，已將此要件納入，以確保受判決人之程序與實質利益。

法院認有再審理由者，應為開始再審之裁定（刑事訴訟法第 435 條第 1 項），此裁定確定後，再依其審級之通常程序更為審理（刑事訴訟法第 436 條）。而為受判決人之利益聲請再審之案件，諭知有罪之判決者，不得重於原判決所諭知之刑（刑事訴訟法第 439 條）。

㈦非常上訴程序

對於已確定之判決，「最高法院檢察總長」若發現有違背法令之情形，得向最高法院提起非常上訴，請求撤銷、變更原判決或訴訟程序，此為非常上訴。此項制度最主要的目的，乃在於統一法令之解釋，使各法院對於法令之見解趨於一致，以保障人權，減少不公平情事發生。非常上訴之判決，不經言詞辯論為之（刑事訴訟法第 444 條）。因最高法院所撤銷之判決或訴訟程序，原來可能對被告不利，故例外時，得就被告另行判決或由原審法院，依判決前之程序更為審理，亦有不利益變更禁止原則之適用（第 447 條第 2 項但書）。

㈧附帶民事訴訟

因犯罪而受損害之人，於刑事訴訟程序得附帶提起民事訴訟，對於被告及依民法負賠償責任之人，請求回復其損害（刑事訴訟法第 487 條），此為我國所特有之制度，不過此制能讓受害人於追訴刑責及請求民事賠償畢其功於一役，誠為良法，然應於起訴後至第二審言詞辯論終結前提起之。但在「第一審言詞辯論終結後提起上訴前」，因此訴訟程序是否結束尚不明瞭，若未有上訴，刑事程序業已終結而無從附帶，故明文限制此段期間不得提起附帶民事訴訟（第 488 條）。

附帶民事訴訟有一特點，如由法院認為確係繁雜，非經長久時日不能終結其審判者，得以合議裁定移送該法院之民事庭，即可不必繳納裁

判費（刑事訴訟法第 504 條）。原本裁判費之預繳對於犯罪之被害人而言，有時會成為求償之障礙，但因有免繳裁判費之規定，可免因犯罪而受害之人受二重損害。

㈨執　行

裁判關於保安處分者外，應於裁判確定後執行之，執行裁判原則上，由為裁判法院之檢察官指揮之。死刑之執行、自由刑之執行、財產之執行，均有一定之規定（刑事訴訟法第 456 條至第 486 條）。

㈩刑事訴訟實例

某從事保母工作之女洪楊氏，1992 年 1 月 13 日因其所照顧之王小妹因故不治死亡，經警察局移送地檢署偵辦。案經檢察官蒐集證據、調查經過後，認係因洪楊氏應注意、能注意而疏未注意，致令王小妹摔倒受傷致死，顯有過失，且該過失與死亡具有相當因果關係，故依刑法第 276 條第 2 項「業務過失致人於死」罪，將洪楊氏提起刑事訴訟法第 251 條第 1 項之「公訴」。

起訴後，案經臺灣高雄地方法院斟酌審理，以本案未能發現相當證據，或證據不足以證明，自是不能以推測或擬制的方法，作為裁判之基礎，從而依刑事訴訟法第 301 條第 1 項規定：「不能證明被告犯罪或其行為不罰者，應諭知無罪之判決。」判決被告無罪。

第二節　醫事鑑定制度

對於司法制度與訴訟程序有所認識之後，由於醫療糾紛之刑事究責或民事請求賠償，皆與醫療行為息息相關，且在民事上，消費者保護法之適用範圍應否擴及醫療行為？或因適用該法反而引起醫界防禦性醫療

行為之盛行？而實質上卻是民眾的醫療人權受損，有必要釐清。本節首先討論醫療行為有無消費者保護法之適用，其次，介紹醫療鑑定在醫療糾紛、刑事或民事訴訟間所扮演之角色，並明瞭「鑑定報告」的證據力，以及鑑定之缺失。

壹、醫療行為與消費者保護法

消費者保護法於 1994 年 1 月 11 日制定公布施行，並經多次修正。消費者保護法第 7 條規定：「從事設計、生產、製造商品或提供服務之企業經營者，於提供商品流通進入市場，或提供服務時，應確保該商品或服務，符合當時科技或專業水準可合理期待之安全性（第 1 項）。商品或服務具有危害消費者生命、身體、健康、財產之可能者，應於明顯處為警告標示及緊急處理危險之方法（第 2 項）。企業經營者違反前二項規定，致生損害於消費者或第三人時，應負連帶賠償責任。但企業經營者能證明其無過失者，法院得減輕其賠償責任（第 3 項）。」

㈠醫療行為是否適用消費者保護法

消費者保護法並未對「服務」一詞，加以立法定義，所規範之「企業經營者」，包括任何以提供「服務」為業者，但醫院或診所等醫療服務企業經營者所提供之醫療行為，究竟是否適用消費者保護法？迭有爭議。

1.肯定說

消費者保護法第 7 條所稱「服務」，兼具「商品」及「服務」二種性質者。朱柏松主張：就消費行為客體之「商品」與「服務」之範圍而言，法條上乃至於本質上並無限制。醫療行為極具科技專業性，但就人類滿足生活上之需要、經營社會生活而言，醫療行為仍應不得不被論為係消費行為的一種，而一般病患因疾病就醫，亦非不得以消費者視之[21]。簡

言之，醫療行為兼具「商品」及「服務」二種特性，自應適用消費者保護法，以保護消費者（病患）之權益。

2.否定說

論者主張，醫療行為不應適用消費者保護法，一般消費行為與醫療行為不同，醫療若屬消費者保護法規範範圍，對病人是傷害不是保護。林茂泉認為❷，消費行為與醫療行為差異在於：(1)動機不同：消費行為以享受為目的；醫療行為以解除病人病痛及挽救病人生命為目的。(2)選擇權不同：一般商品或服務可決定購買與否；醫療行為醫師或醫療機構對求醫病人通常無選擇權。(3)安全性不同：醫療行為針對的是不安全、危險的。(4)立即性不同：一般消費行為中止服務，被服務者的身體生命不會因此受到傷害；但醫師、醫療機構對於危急病人不得拒絕或無故遲延，若中止服務，病人生命身體會立即受到傷害。

(二)主管機關及醫界看法

前行政院衛生署張博雅署長對於醫療行為適用消費者保護法問題，認為❸：如將醫療行為列入消費者保護法的規範，醫師怕負無過失賠償責任，可能都不敢開刀，醫療行為不適合納入消費者保護法。且國外相關資料，未將醫療行為納入消費者保護法。

醫界堅持，醫師並非企業經營者，醫療行為亦非消費行為，病患亦

---

❷　朱柏松，〈適用消保法斷定醫師之責任〉，收錄於《消費者保護法論》，翰蘆圖書出版，1998 年 12 月，頁 233–234。另參黃立，〈消費者保護法對醫療行為的適用〉，《律師雜誌》，1997 年 10 月，第 217 期，頁 70–84。

❷　林茂泉，〈要保護消費者（病人）應將醫療排除於消保法〉，《臺灣醫界》，1995 年 6 月，第 38 卷第 6 期，頁 14–16。

❷　吳坤光，〈醫療服務業與消保法之適用〉，《律師通訊》，1994 年 4 月 15 日，第 175 期，頁 15。

非消費者，自應排除消費者保護法之適用。消費者保護法對於服務責任課予無過失責任，使醫師承擔所有醫療行為上之全部風險，極不公平，間接地有害我國醫療科技的發展。

(三)實務見解——肩難產案例

1.臺灣臺北地方法院判決

馬偕醫院與譚姓產婦肩難產之醫療官司，經臺灣臺北地方法院 1998 年 1 月 2 日援引消費者保護法判決原告應獲賠償❷，理由略以：

(1)消費者保護法雖未對「服務」加以任何定義，亦未作任何限制，提供服務為營業之企業經營者，不問其是否與商品有關，只要其與消費者之安全或衛生有關，所提供之服務均應受到消費者保護法所規範。

(2)醫療服務行為雖屬提供專業技術與服務之關係，且在診斷與治療過程中，均無法確保「無安全或衛生之危險」，具有醫療不確定性與危險性，但醫療服務行為與國民生活衛生健康安全攸關，暨參酌消費者保護法之立法目的，醫療服務應列屬消費者保護法之規範對象。

(3)醫療服務雖具有不確定性與危險性，然每一行業亦均有其不確定性與危險性，醫療服務業甚難以此為由，拒絕消費者保護法之適用。

2.臺灣高等法院判決

又本案被告馬偕醫院不服臺灣臺北地方法院(85 年訴字第 5125 號)民事判決，提起上訴，經臺灣高等法院於 1999 年 9 月 1 日，判決駁回被告醫院之上訴在卷❷。本案一、二審均認定「醫療適用消費者保護法」無過失責任規定，判決馬偕醫院應賠償被害人新臺幣 100 萬元，經馬偕醫院上訴最高法院，最高法院於 2001 年 5 月間發回臺灣高等法院更審

---

❷　臺灣臺北地方法院 85 年度訴字第 5125 號民事判決。

❷　臺灣高等法院 87 年度上字第 151 號民事判決。

後，兩造達成和解，原告撤回訴訟而告確定㉖。

3.最高法院判決

最高法院（97 年臺上字第 741 號）民事判決認為：醫療行為適用消費者保護法無過失責任制度，反而不能達成消費者保護法第 1 條所明定之立法目的，是應以目的性限縮解釋之方式，將醫療行為排除於消費者保護法適用之範圍。

臺灣臺北地方法院 2002 年判決一件臺大醫院心臟外科名醫和患者家屬間的醫療糾紛求償案，法官由經濟觀點分析，認為醫療行為不適用消費者保護法規定，判決求償一方敗訴，醫師和醫院毋須負無過失的損害賠償責任㉗。最高法院判決臺大醫院無庸負無過失賠償責任定讞，為國內首宗最高法院裁判確認醫療行為無消費者保護法之適用定讞案例㉘。

㈣醫療法修正相關規定

由於醫療行為是否適用消費者保護法有關無過失責任規定，各界迭有爭議，鑑於醫療服務之提供，依醫療法之規定，乃具有強制性及公益性，與一般消費關係之性質有所差異，且病人之權益亦應保障，不容忽視，醫療法第 82 條規定：「醫療業務之施行，應善盡醫療上必要之注意（第 1 項）。醫事人員因執行醫療業務致生損害於病人，以故意或違反醫療上必要之注意義務且逾越合理臨床專業裁量所致者為限，負損害賠償責任（第 2 項）。醫事人員執行醫療業務因過失致病人死傷，以違反醫療上必要之注意義務且逾越合理臨床專業裁量所致者為限，負刑事責任（第

㉖　《聯合報》，2002 年 4 月 17 日，第 6 版。

㉗　《聯合報》，2002 年 2 月 16 日，第 5 版。

㉘　《中國時報》，2003 年 8 月 15 日，第 A8 版。

3 項）。前二項注意義務之違反及臨床專業裁量之範圍，應以該醫療領域當時當地之醫療常規、醫療水準、醫療設施、工作條件及緊急迫切等客觀情況為斷（第 4 項）。醫療機構因執行醫療業務致生損害於病人，以故意或過失為限，負損害賠償責任（第 5 項）。」

貳、醫事審議委員會與醫療鑑定制度

一、醫事審議委員會

㈠中央主管機關設置之醫事審議委員會及任務

有鑑於醫事鑑定工作之重要，為保障醫病雙方之權利並促醫病雙方之和諧及圓滿，在行政院衛生署尚未成立之前，行政院於 1972 年 4 月 20 日訂定發布「醫事審議委員會組織規程」(2006 年 2 月 7 日已廢止)，以加強醫政管理諮詢功能及有效解決醫事爭議事項。1986 年 11 月 24 日制定公布醫療法第 73 條第 1 項第 4 款明定，中央及地方衛生主管機關「應設置醫事審議委員會」，其委員至少應有三分之一為法律專家及社會人士參與。

修正後醫療法第 98 條規定：「中央主管機關，應設置醫事審議委員會，依其任務分別設置各種小組，其任務如下：一、醫療制度之改進。二、醫療技術之審議。三、人體試驗之審議。四、司法或檢察機關委託鑑定。五、專科醫師制度之改進。六、醫德之促進。七、一定規模以上大型醫院設立或擴充之審議。八、其他有關醫事之審議（第 1 項）。前項醫事審議委員會之組織、會議等相關規定，由中央主管機關定之（第 2 項）。」

衛生福利部醫事審議委員會設置要點第 3 點規定:「本會置主任委員一人，委員十四人至二十四人，均由衛生福利部（以下簡稱本部）部長就不具民意代表、醫療法人代表身分之醫事、法學專家、學者及社會人

士遴聘之，其中法學專家及社會人士之比例，不得少於三分之一，聘期均為二年。」醫事審議委員會設 3 個小組：醫療技術小組；醫事鑑定小組；醫療資源及專科醫師小組。醫療技術與醫療資源及專科醫師小組各置委員 15–19 人，醫事鑑定小組置委員 21–36 人，除由部長就委員中指定兼任外，並就其他不具民意代表、醫療法人代表身分之醫事、法學專家、學者及社會人士遴聘之，其中法學專家及社會人士之比例，不得少於三分之一（同要點第 4 點）。

(二)地方主管機關設置之醫事審議委員會及任務

醫療法第 99 條規定：「直轄市、縣（市）主管機關應設置醫事審議委員會，任務如下：一、醫療機構設立或擴充之審議。二、醫療收費標準之審議。三、醫療爭議之調處。四、醫德之促進。五、其他有關醫事之審議（第 1 項）。前項醫事審議委員會之組織、會議等相關規定，由直轄市、縣（市）主管機關定之（第 2 項）。」

兩相對照，中央主管機關設置之醫事審議委員會就「關於司法或檢察機關委託鑑定」，為其任務之一，惟地方衛生主管機關之醫事審議委員會，則無此任務，而僅有「醫療爭議之調處」之任務。中央主管機關設置之醫事審議委員會，僅於司法或檢察機關委託時，始受理鑑定事宜[29]。

二、醫療鑑定制度

由於醫療行為有不確定性，在手術或侵入性醫療行為的進行過程，往往出現突發狀況，醫師必須立刻處理，有可能基於情況緊急，抑或基於善後處置，當醫療行為發生併發症後，醫師即具有迴避結果的可能性、使病人轉危為安的義務，此時醫師自有裁量權[30]，惟與病人的自主決定

---

[29]　行政院衛生署 76 年 1 月 27 日衛署醫字第 641235 號函。

[30]　王志嘉，〈病人同意的有效性與爭議〉，《醫師、病人誰說的算？──病人自

與同意之事項有所出入，或結果導致死亡，爭議隨之而起。遂有釐清責任之必要，而藉鑑定制度，輔助法官在醫學專業知識之不足，俾求得真相。

㈠鑑定制度沿革

醫療事故判斷過失責任之有無，應自事實與法律兩個層面探討，法律方面，由法官依據事實與法律，獨立判斷。惟因醫事領域具有高度專業性，法官對於相關事實之確認，可能因知識背景之差異而須藉由具有醫事相關專業知識者之輔助，以釐清爭點、辨別真相，資為依法判決之基礎。

我國醫療糾紛鑑定，始於 1958 年「高雄市醫療糾紛評議委員會」，其後於 1962 年由臺灣省醫師公會在臺北市成立「臺灣省醫療糾紛鑑定委員會」，1979 年再由中華民國醫師公會全國聯合會成立「中華民國醫療糾紛鑑定委員會」 **❸①**。惟委員會由醫師團體所組成，鑑定結果常被批評為醫醫相護。醫療法公布施行，中央主管機關成立醫事審議委員會，從 1987 年起受理司法檢察機關委託鑑定事項。

我國刑事訴訟法第 197 條規定以下，對於鑑定採「任意鑑定制」，而非「強制鑑定制」，案情有無交付鑑定之必要，完全取決於法院或檢察官之裁量。由於法官或檢察官大多缺乏醫學專業知識和經驗，故特別倚重醫療法第 98 條第 1 項第 4 款所定之「司法或檢察機關委託（醫事審議委員會）鑑定」。

主之刑法實例剖析》，元照，2014 年 9 月，頁 7。

❸① 楊漢湶，〈醫療糾紛鑑定實況〉，《律師雜誌》，1997 年 10 月，第 217 期，頁 44–51；林志六，〈醫療鑑定〉，《臺灣醫界》，2000 年 6 月，第 43 卷第 6 期，頁 49–50；蔡墩銘，〈醫療糾紛醫事鑑定之解讀〉，《刑事法雜誌》，2000 年 8 月，第 44 卷第 4 期，頁 30–31。

(二)鑑定之意義

　　所謂鑑定，乃為補充法官之判斷能力，就具有特別學識、經驗之人，在專門的知識領域，以具體事實獲得判斷為目的之證據調查。在訴訟程序上，鑑定是踐行程序法則，以期認事用法無誤，俾彰顯實體正義。針對鑑定結果，在裁判上是否採納，法院有自由裁量權，因鑑定結果須賴法官就法律之價值判斷，故而得形成與鑑定意見相異之心證[32]。

　　醫療糾紛鑑定制度攸關醫療人權至鉅，我國最高法院判決實務認為：「專門之醫療問題，未經法醫解剖化驗，亦未經醫療糾紛鑑定委員會就醫師作成之病歷表予以鑑定前，醫師有無過失，無從臆斷[33]」；「『鑑定報告』只是形成法院心證的資料，對於審判並無拘束力，且鑑定報告亦不得作為判決之唯一依據[34]。」

　　我國刑事訴訟法原採真實發現及職權調查主義，惟 2003 年 2 月 6 日修正改採改良式當事人進行主義；鑑定只為形成法院心證之資料，案件雖經鑑定，法院仍得本於職權予以調查，以期發現真實，不得僅以鑑定作為判決之唯一依據。

(三)鑑定之缺失

　　中央主管機關設置的醫事審議委員會，成員組成方面大部分由醫事人員充任。此一委員會之鑑定報告，依法並非判決唯一依據，但在法院主觀上認定，公家機關所作的鑑定報告較具公信力的基礎下，鑑定來源的單一化，就成了令人詬病之處。

---

[32]　田中実、藤井輝久合著，《医療の法律紛争医師と患者の信頼回復のために》，有斐閣，1993 年 1 月 30 日，頁 98–99。

[33]　最高法院 60 年度臺上字第 1485 號判決。

[34]　最高法院 57 年臺上字第 3399 號判決。

監察院的調查報告、學者指出，我國醫療糾紛鑑定有諸多缺失❸❺：

1. 脫　法：

中央主管機關所設醫事審議委員會（下稱醫審會）未經委託機關的正式同意，將鑑定案件先轉託給第三者鑑定。

我國民、刑事訴訟法雖然未禁止再轉託鑑定的明文，惟最高法院見解❸❻：「囑託鑑定，必須受囑託之機關或團體自身對於鑑定事項具有鑑定能力者，始足當之。若受囑託之機關或團體並無鑑定能力或雖有鑑定能力而任意指定第三人鑑定，均不生囑託鑑定之效力。」

2. 不　當：

鑑定委員名單拒絕公開，贊成及反對人數？反對理由？最後鑑定結論等，均未載明於鑑定書。前行政院衛生署曾函復法院：「鑑定意見係以委員會名義，函復委託鑑定機關，並非以鑑定委員個人名義出具鑑定書。惟為避免鑑定委員受到不必要之干擾，本署向均不對外提供委員名單，來函所囑交付鑑定委員名單乙節，建請再卓酌。」❸❼

3. 遲滯、矛盾與偏頗：

醫審會受託鑑定，鑑定速度相當緩慢，嚴重遲滯訴訟；鑑定報告內容前後牴觸，結論似是而非。

---

❸❺　李聖隆，〈我國醫療糾紛鑑定實務的檢討〉，《民事法律專題研究（十四）》，司法院周刊社，1998 年 7 月，司法院司法業務研究會第 29、33 期研究專輯，頁 203–242；〈律師如何對抗有偏頗之虞的醫療鑑定〉，《律師通訊》，1998 年 9 月，第 180 期，頁 46–49；監察院，〈行政院衛生署接受醫療糾紛鑑定涉有弊端之調查報告〉，《全國律師》，1998 年 2 月，第 2 卷第 2 期，頁 93–103。

❸❻　最高法院 76 年度臺上字第 1721 號民事判決。

❸❼　行政院衛生署 83 年 9 月 1 日衛署醫字第 83051355 號函。

由於委員不具醫學專業，亦可能造成鑑定結果之失誤；且鑑定事項乃醫學行為，屬於科學範疇，遇有爭議以表決決定，亦屬矛盾，且摒除不同意見於鑑定報告之外，使法院喪失參酌機會。

原則上，鑑定應由自然人為之，僅在例外情形，才得囑託機關為之，而不必具結。但現行鑑定實務，完全採行機關鑑定，不必具結，也無從接受詰問，遭受質疑自無可免。醫療鑑定問題之關鍵，在於機關接受鑑定委託，往往只在機關內尋找醫療專業相符者，故任由對於鑑定事項未必具備應有認知者，自由發揮，往往造成「醫醫相害」之實❸。

曾有醫審會雖認醫師並無過失，但高等法院檢察署法醫中心的鑑定結果，卻認為醫療過程有商榷之處，檢察官根據研判，採納後者的見解，將醫師依業務過失致死罪嫌起訴，推翻醫事審議委員會之說法。

【案例】

「本件醫療糾紛發生於 1992 年 3 月間，男子顏〇〇到被告熊〇〇任職醫師的醫院就診，病人向醫師表示喝中藥後腹痛及胸痛不止，醫師在對病人作 X 光及血液檢查後，認為可能是急性腹痛或藥物中毒，而要病人住院作進一步的檢查。而病人在醫院住了一夜，在第 2 天上午做完腹部超音波、胃鏡及血液生化檢查後，胸痛不止，身體不適，經該醫院醫師急救無效，而死於心臟肥大、肝硬化。死者的家屬認為醫師的治療不當，而指控醫師業務過失致死。

承辦本案的檢察官為求慎重，在解剖後，將檢體分別送往高檢署的法醫中心及行政院衛生署的醫事審議委員會進行鑑定，但二個單位的鑑定結果出現不同的見解。根據法醫中心的鑑定，認為死者在生前患心臟

---

❸　王宗倫，〈醫療鑑定之迷思〉，《醫事法專題講座》，臺灣醫事法學會，2012年 9 月，頁 271–272。

肥大擴大、肝硬化，於求醫後心臟、肝臟均未受到妥善的照顧，最後因心臟急性衰竭而死，醫療上有商榷的餘地。至於醫事審議委員會的鑑定，則認為醫師依病況給予病人藥物及點滴注射，並安排病人做超音波、胃鏡等檢查，故認為並無不當之處。

檢察官根據這二項鑑定的結果，另再對實際的情況衡量的結果，認為被告在就診時，心臟已有肥大及擴大等現象，其胸部及上腹部的疼痛，應為心臟肥大的反射疼痛，而 X 光顯示病人無胃穿孔，且血液及尿液的檢查亦為正常，醫生應可排除被害人有胃疾或藥物中毒之症狀。但被告仍誤診為藥物中毒所引起的急性腹痛，而未對其心臟疾病做適當的治療，以致延誤了醫治，故認被告有醫療上的過失甚明，因而不採信行政院衛生署醫事審議委員會之鑑定結果，依法將醫師起訴。」❸❾

第三節　醫療糾紛概況與醫療訴訟

壹、醫療糾紛概況

鑑於醫療行為帶有危險性，可能造成患者之傷亡，西元前 1728–1686 年漢摩拉比王統治下之古巴比倫時代，其漢摩拉比法典規定，醫生為病患施行手術失敗，便要斬斷一隻手，以資警惕。1804 年法國蒙波利耶醫學院首先採希波克拉底誓詞，作為畢業生的宣誓內容，醫學倫理逐漸落地生根，醫師行業享有崇隆的社會地位，醫療糾紛鮮少聽聞❹❶。由

---

❸❾　《中國時報》，1993 年 10 月 5 日，第 15 版。

❹❶　曾品傑，〈我國醫療上告知說明義務之實務發展──最高法院相關判決評釋〉，《科技法學評論》，2012 年 6 月，第 9 卷第 1 期，頁 16。

於醫療行為具有不確定性，先端醫療科技或新藥，雖縮短癒後期間，但也增加醫療的複雜性並蘊含無法預測的危險，療效與預期有顯著的落差，甚至產生嚴重的有害副作用；或因醫事人員之故意或過失，未履行醫療業務上的說明或注意等義務，導致醫療爭議頻生，似為世界先進國家的共通現象❹。臺灣自 1995 年實施全民健康保險，保障民眾的醫療權益，由於就醫便利，民眾之就診次數節節升高❷；高科技造成醫療需求擴增，醫療服務企業化經營、醫病關係既緊張又疏離、信賴關係亦趨淡，醫事紛爭與日俱增，民眾偏好採取「以刑逼民」，濫用刑事救濟途徑，且法院追究醫師之責任也愈趨嚴格，導致過度的防禦性醫療，不但有害民眾健康，亦造成醫事科別間的人力失衡，不利健保的永續經營。

　　醫療糾紛造成身體、生命之損傷、死亡，使得醫師和病人之關係對立、緊張。曾有孕婦至醫療機構就診、待產，因護士之疏忽，誤將止血劑當作麻醉劑打入產婦腰椎，造成一屍二命❸。

一、醫療糾紛之定義

　　醫療糾紛泛指，病人或其家屬親友，在醫療過程中或診療後，對醫療的過程、內容、方式、結果、收費或服務態度不滿所導生的紛爭。醫療糾紛處理及醫療事故補償法（草案）第 3 條第 1 款之定義：「醫療糾紛：指病人認醫療行為有不良結果，而應由醫事人員或醫療（事）機構

---

❹　米田泰邦，《医事紛争と医療裁判——その病理と法理》，成文堂，1993 年 12 月，第 2 版，頁 4。

❷　臺灣實施健保，預算規模從 1995 年新臺幣 1,940 餘億元至 2021 年已突破 8,000 億元，政府的負擔沉重。2011 年我國全民健保每人年平均就診次數達 15.1 次，高於國外甚多，且支付制度的不良，導致醫療濫用與浪費。

❸　《聯合報》，2002 年 4 月 17 日，第 6 版。

負責所生之爭議。」2022 年 6 月 22 日制定公布醫療事故預防及爭議處理法第 3 條第 2 款定義「醫療爭議」:「指病人方之當事人認為醫療不良結果應由醫事人員、醫事機構負責所生之爭議。」

二、醫療糾紛發生原因

由於社會環境急遽變遷,消費者意識高漲,對於醫師的敬仰與期待,轉變成權利與義務的關係,醫師傳統的權威,漸趨式微。醫病間認知上的隔閡、差異,致使醫病關係緊張、粗糙和不穩定。「逛醫院」的行為乃國人求醫行為之一大特色,隱伏著病人與醫師間衝突的危機。

醫療訴訟案件層出不窮,究其發生原因略為 [44]:1.醫學進步,民眾對醫療產生過高的期望;2.醫療本質商業化;3.醫病關係淡化;4.醫療資源因社會保險而濫用;5.傳播媒體不當渲染、推波助瀾。

臺灣醫師總人數,從 1984 年的 13,353 人不斷成長,至 2009 年底臺灣地區各縣市醫師公會會員數已增至 39,200 人,25 年間增加了 3 倍;2018 年底臺灣地區各縣市醫師公會會員數 49,018 人,代表醫療行為更為頻繁。臺灣人口老化嚴重,根據主計總處國情統計通報指出,2022 年底我國老年人口達 413.5 萬人,占總人口比率 17.6%,國家發展委員會推估,2026 年我國將邁入「超高齡社會」;快速老化的人口族群,醫療訴訟發生的機會隨之倍加 [45]。

臺灣醫療爭議事件之解決,病人或其家屬常以提刑事告訴或自訴為

[44] 尹章華,〈消費權益論醫病關係〉,《軍法專刊》,1997 年 9 月,第 43 卷第 9 期,頁 1–7;蔡墩銘,〈醫療糾紛醫事鑑定之解讀〉,《刑事法雜誌》,2000 年 8 月,第 44 卷第 4 期,頁 3–7。

[45] 吳俊穎、楊增暐、陳榮基,〈醫療糾紛的請求權基礎、責任主體以及舉證責任轉換之實證分析〉,《實證法學醫療糾紛的全國性實證研究》,元照,2014 年 9 月,頁 152。

手段，企圖達到賠償之目的，醫療爭議成為醫事人員最大的壓力源，「三低一高」，磨損醫病關係❹⑥。臺灣的醫療糾紛刑事訴訟比例偏高，以人口比例計算，醫師被起訴機率，為日本的 13 倍、美國的 400 倍❹⑦，醫師從崇高的特殊地位轉換成被告高風險群，造成重要科別人才流失，以及防禦性醫療的資源浪費。

三、醫療糾紛對醫療成本之影響

在國外，英國於 1347 年出現首宗醫療案件判例，美國首件醫療糾紛案件則在 1828 年發生❹⑧；調查顯示，醫療過失名列英國第 3 大死因，每年有 4 萬多人死於醫療事故，為其他意外死亡之 4 倍，並使政府每年支出多出 11 億美元❹⑨，醫療糾紛所致時間浪費，精神壓力及精力耗損等無形損失，誠難以估算。美國於 1960 年代後期至 1970 年，各地有 70 萬至 80 萬名律師，醫療事故短期內急遽增加且有濫訴之傾向，賠償金額龐大。

美國醫療訴訟增加的原因，係因醫療行為之改變，以及醫療過失訴訟更容易提起之故。1983 年全美有 4.3 萬件醫療訴訟，在 1985 年平均每百位婦產科醫師，每年被告次數為 26.66 次❺⓪。美國醫學研究機構醫療

---

❹⑥　「三低一高」，指低起訴率 (8.31%)、低定罪率 (43.9%)、低課刑率及高偵查率。李明濱，〈解開刑事訴訟桎梏專注醫療本業守護全民健康〉，《臺灣醫界》，2013 年 1 月，第 56 卷第 1 期，頁 5。

❹⑦　李明濱，〈走出醫糾泥淖　守護臺灣醫療〉，《臺灣醫界》，2012 年 8 月，第 55 卷第 8 期，頁 7–8。

❹⑧　阮仲垠，〈醫院的夢魘——醫療糾紛〉，《臺灣醫界》，1994 年 6 月，第 37 卷第 6 期，頁 101。

❹⑨　劉文瑢，〈醫療過失 (Medical Negligence)——英美法案例為中心（上）〉，《醫事法學》，2000 年 3 月，第 7 卷第 4 期、第 8 卷第 1 期合刊，頁 28。

❺⓪　植木哲，《医療の法律学》，有斐閣，1998 年 4 月，頁 46–49。

疏失的專書上，估計每年死於醫療疏失的人數約在 4.4–9.8 萬人左右❺，高居國民死因排名的第 8 位，用藥疏失約損失 25 億美元，保守估計，每年全美至少有 4,000 人以上死於用藥疏失。

有些藥物上市後，發生安全性與有效性之疑慮，但考量經濟利益，避免被視為打擊、威脅醫師的權威及其在醫界的重要地位，藥商和醫生皆不承認開列無謂的療程和藥劑❺。而美國的醫療費用高出臺灣甚多，理應有更佳的醫療環境，但僅有 55% 的機會在求醫時，獲得適當或符合醫學證據之醫療；每年更有 150 萬件的醫療疏失，約 9 萬 1 千人未獲得適當醫療而死亡，以及約 10 萬人因不當醫療受傷害。因每 1 百道程序中發生疏失的機率是 63%，而 1 千道程序中發生疏失的機率，則高達99.9%，故醫院可能隨時變成危險場所❺。

全美的住院病人中，有 3.7% 是曾經受過醫療傷害，其中，有 53%–58% 來自可預防的醫療錯誤；據統計，在這 3.7% 的醫療傷害中，有 27%在法律上可以被判定有過失的情況，但只有不到 2% 的病人會提起訴訟解決。美國每年賠償總花費約 170–290 億美元，因此，醫療錯誤揭露就顯得重要❺，爰於 2005 年提出全國性醫療改革的聯邦法案——「全國醫療錯誤揭露及賠償法案」❺。

---

❺ 陳學德，《美國道歉制度的沿革及啟示》，元照，2014 年 6 月，頁 24。

❺ 顧祐瑞，《藥學的第一堂課》，書泉，2007 年 9 月，頁 74。

❺ 尤格‧布雷西著‧李中文譯，《無效的醫療——拆穿用藥與手術的迷思》，左岸文化，2009 年 11 月，頁 64–65；吳秀玲，〈臺灣醫療爭議之省思與對策〉，《社科法政論叢》，財團法人中華勞資事務基金會，2014 年 3 月，第 2 期，頁 10–11。

❺ 陳君傑，《醫療糾紛處理之法制研究》，國立高雄大學法律學系研究所碩士論文，2018 年 1 月，頁 52。

　　在我國前瞻性的委託研究計畫報告指出❺❻：醫療糾紛對醫療成本的可能影響：㈠醫師補償病人的直接支出。㈡醫師處理醫療糾紛問題所造成的時間損失及其他費用支出。㈢醫師採行防禦性醫療行為所增加的醫療支出。㈣醫師執業行為改變，可能影響到某些病人的就醫機會。

　　據調查，在 1991 年 1 年內，共發生 2,781 件醫療糾紛，獲金錢補償的醫療糾紛案件，平均補償金額只有新臺幣（以下同）23 萬元，而在此 1 年，醫師花在補償病人醫療傷害的支出約為 2 億 7,000 萬元，平均每位醫師負擔 13,690 元；醫師為處理醫療糾紛案件所花費的處理成本，平均每件約為 13 萬元，總費用約為 3 億 7,000 萬元，平均每位醫師花費 18,535 元；1 年內，因醫療糾紛問題，所造成醫療成本的增加，高達 181.4 億元，防禦性醫療行為所增加的支出為 175 億元。

　　許多文獻將醫師因擔心醫療責任的威脅，而採取的過度預防行為稱為防禦性醫療。防禦性醫療必須具備三個要件：㈠防禦性醫療係源於對醫療責任的恐懼。㈡防禦性醫療為一種預防性醫療。㈢防禦性醫療對於病患病情改善的效益很低。由於防禦性醫療的存在，將助長各國醫療成本上漲的壓力❺❼。

❺❺　陳學德，《美國道歉制度的沿革及啟示》，元照，2014 年 6 月，頁 23。

❺❻　陳榮基、葉俊榮、謝啟瑞合著，《醫療糾紛處理制度之研究：行政上補償制度應用到醫療傷害的可行性》，行政院衛生署 80 年度委託研究計畫，頁 96-101；陳榮基、謝啟瑞合著，《醫療糾紛對醫療成本之影響：臺灣西醫師的實證研究》，行政院衛生署 80 年度委託研究計畫，頁 1-3。

❺❼　盧瑞芬、謝啟瑞合著，《醫療經濟學》，學富文化事業，2000 年 8 月，頁 234-235。

貳、醫療訴訟

一、醫療糾紛案件

臺灣於日據時代（1895-1945 年）鮮少發生醫療糾紛，1945 年臺灣光復之後，隨之政府撤退來臺，由於大陸之醫療法令、衛生行政、醫學教育與醫療制度，與臺灣當時之制度難以銜接，因而密醫橫行❺❽，醫療糾紛逐漸發生。依據臺灣省醫師公會於 1961 年完成的醫療糾紛調查，當時全臺 5,000 名執業醫師，有八分之一以上經歷醫療糾紛的困難。1996 年至 2000 年案件明顯增加，平均每年 257 件，2001 年開始每年超過 400 件，刑事案件占 76.3%，民事案件僅占 10.4%❺❾。

根據前行政院衛生署統計資料顯示，該署醫事審議委員會自 1987 年至 2011 年共完成約 7,900 多件醫療爭議鑑定案，歷年來均呈現逐年攀升之趨勢，鑑定涉及刑事訴訟案件者，約近 8 成。

由於醫病關係日趨惡化，根據中央主管機關統計數據，自 1987 年至 2021 年（統計至 2022 年 4 月 27 日）受理之「醫事鑑定案件」件數計 12,154 件。

　　1.依案件訟訴性質區分：

醫事鑑定案件累計 12,154 件當中，刑事案件 9,216 件，占 75.85%；民事案件 2,502 件，占 20.59%，合計逾 97%。

---

❺❽　葛謹，〈醫事鑑定──以臺灣高等法院 99 年度醫上訴字第 2 號刑事判決為例〉，臺北榮民總醫院醫療糾紛案例學術研討會，臺北醫法論壇 (VII) 實務判決與實證研究，臺北榮民總醫院主辦，2012 年 4 月 21 日，頁 119。

❺❾　鄭明輝，《臺灣地區醫療糾紛刑事敗訴判決實證分析：一位臨床醫師的觀點》，長庚大學醫管所碩士論文，2004 年 12 月，頁 17。

訴訟性質	件數（件）	百分比 (%)
刑　事	9,216	75.85
民　事	2,502	20.59
其　他	436	3.59
合　計	12,154	100.00

2.依鑑定結果區分：

鑑定結果判定有疏失案件計 1,005 件，占 8.27%；可能疏失 607 件，占 4.99%；無疏失 8,703 件，占 71.03%；無法認定有無疏失 810 件，占 6.66%。

結果判定	件數（件）	百分比（%）
有疏失	1,005	8.27
可能疏失	607	4.99
無疏失	8,703	71.03
無法認定有疏失	810	6.66
非醫療糾紛	435	3.58
其他	464	3.82
尚未鑑定完成	130	1.07
合計	12,154	100.00

由病人主導的糾紛案件增加，不少病人捨棄正常的申訴管道，而採取抬棺抗議、或尋求黑道解決，甚至找政黨介入等自力救濟手段，讓醫界備感困擾。 據調查，80% 以上的醫師都曾遭遇過或大或小的醫療糾紛，在賠償金額方面，一般行情為 20 萬元至 200 萬元不等。

醫病關係的緊張，其來有自；病方在專業知識上、經濟能力上、情緒精神上，於醫療糾紛處理過程中，無疑是極其弱勢的。相對的，醫方在專業知識上、經濟能力上、情緒精神上則相當強勢，這時關係醫療糾

紛訴訟鑑定責任歸屬的「醫事審議委員會」，各方對其之期待即相當大，茲舉案例如下，以供參考：

【案例一】⑥

「依被害人之病歷、臨床症狀及解剖結果等卷證資料之記載，其術後至第一次急救之間，並未發現有出血性休克之臨床症狀，而有羊水栓塞之症狀，因認被害人非肇因於被告未依婦產醫學常規將剖腹生產所致之產婦傷口縫合止血而導致之產後大量出血死亡，乃係因羊水栓塞導致泛發性血管內血液凝固症，進而大量出血休克死亡，被告於執行醫療過程中，均按醫療常規進行處理羊水栓塞，並無疏失等情。

又原判決就被害人死因羊水栓塞目前醫學上沒有任何方法可以事先預測或預防，其發生乃屬意外，不可能係因手術醫師所造成，亦無任何實證有效之治療方法；本件被害人剖腹產當晚 8 時許，病房護士檢查發現被害人意識疑似混淆，情緒微顯焦躁，翻來覆去，並主訴眼前看見黑影有模糊感時，被害人並無血壓過低、心搏過速等出血性休克之臨床表徵，故被告囑護士對被害人施打生理食鹽水及止吐針，目的在減緩病患手術後麻醉復甦期間嘔吐之不適，且被害人產後每 1 小時均由護士依醫囑測量病患之術後生命徵兆與惡露量，被告顯已注意及病人術後生命徵兆之狀況，其醫療行為符合醫療常規，並無醫療疏失可言。」

【案例二】⑥

「本件所涉醫療事故經兩次送請醫審會鑑定，第一次鑑定係於 2008

---

⑥ 2011 年 5 月 26 日最高法院刑事判決 100 年度臺上字第 2888 號業務過失致人於死案件。

⑥ 2010 年 8 月 20 日臺灣臺中地方法院民事判決 97 年度醫字第 2 號損害賠償案件。

年 11 月 6 日發文函送，至 2009 年 6 月 3 日始完成；第二次鑑定係於 98 年 9 月 22 日發文，直至 2020 年 3 月 17 日始完成。兩次鑑定期間均至少為 6 個月以上，此有卷附之本院 2008 年 11 月 6 日中院彥民縱 97 醫 2 字第 120687 號函 2009 年 9 月 22 日中院彥民縱 97 醫 2 字第 96044 號函可佐，又參以醫審會收件並成案後，執行鑑定之流程為先函請醫事機構提供初步意見，待醫事機構回函後，再進行初次鑑定；完成初次鑑定後，尚需經醫審會開會決議，方能完成鑑定報告，有行政院衛生署 2008 年 12 月 25 日衛署醫字第 970217563 號函、行政院衛生署醫療糾紛鑑定資訊系統案件處理進度表影本在卷可參。準此，醫審會之鑑定意見，既均係經過長期及嚴謹之鑑定流程後始產生，益徵其可信性極高。」

二、醫事專業法庭之設立

由於醫事糾紛訴訟案件，恆具相當之醫學專業性，醫療法第 83 條規定，司法院應指定法院設立醫事專業法庭，由具有醫事相關專業知識或審判經驗之法官，辦理醫事糾紛訴訟案件，以利曲直平亭。

第四節　醫療事故預防及爭議處理法

臺灣的醫療爭議刑事訴訟比例偏高，造成重要科別人才流失，以及防禦性醫療的資源浪費。為儘速推動醫療爭議處理法案，建立醫療救濟制度，俾受到醫療處置傷害的病患或家屬能夠及時得到補償，中央機關推動醫療糾紛處理及醫療事故補償立法工作[62]，期有效處理醫事爭議。針對醫療爭議的不同起因與事由，已制定施行「藥害救濟法」[63] 及「生

---

[62]　〈醫療糾紛先調解才能告〉，《聯合晚報》，第 A1、A14 版，2012 年 10 月 5 日。

[63]　藥害救濟法於 2000 年 5 月 31 日制定公布全文 28 條；並自公布日起施行；

產事故救濟條例❻❹」，作為救濟之法源依據❻❺，惟仍有不足，有積極推動立法建構醫療事故預防及爭議處理機制之必要。

壹、醫療爭議處理法案推動過程

一、醫療爭議調處作業要點

中央主管機關醫事審議委員會的委託醫療鑑定之缺失，已如前述，地方衛生主管機關如能發揮醫療爭議調處之功能，則不失為保障醫病雙方權益之良好管道。由於目前以司法程序處理醫療糾紛案件，費時且費用高，加上一般民眾認同度不高，許多缺點亟待矯正，而各地方衛生主管機關在調處過程中，認事用法並非全然一致，中央主管機關為加強醫療爭議調處功能，提供醫病溝通管道，促進醫病關係和諧，減少醫療糾紛訟源，於 1998 年 4 月 17 日公告「醫療爭議調處作業要點」，以「統一作業程序」之規定，要求各地方衛生主管機關遵從辦理。

二、醫療糾紛處理法（草案）

為迅速、經濟、有效處理醫療糾紛，保障當事人權益，中央主管機關復於 1999 年 4 月研擬「醫療糾紛處理法」（草案），行政院於 2000 年 1 月 25 日審查通過，並於同年 3 月 2 日送立法院審議。由於法案的推動，延宕多年，並無進展，監察院曾提出糾正。

2011 年 5 月 4 日及 2020 年 1 月 15 日二次修正。藥害救濟制度簡介及審議案例分析，《從爭議案例探討病人安全》，中華民國醫師公會全國聯合會，2010 年 4 月，第 189–200 頁。

❻❹ 生產事故救濟條例於 2015 年 12 月 30 日制定公布全文 29 條；並自公布後半年施行。

❻❺ 藥害救濟及生產事故救濟機制，參吳秀玲，《醫護健保與長照法規》，三民，2022 年 10 月，第 2 版，頁 180–184。

三、病人安全及醫療糾紛處理條例（草案）

中央主管機關嗣於 2005 年 12 月再提「醫療糾紛處理法」（草案），2008 年 4 月改提「病人安全及醫療糾紛處理條例」（草案），法案推動歷時逾 10 年，仍未見具體成果。就此，甘添貴曾批評，相關機關立法怠惰[66]。

四、醫療糾紛處理及醫療事故補償法（草案）

鑑於醫療糾紛刑事案件訴訟與鑑定過程曠日費時，醫病更形對立，影響學生進入高風險科別之意願，可謂五大科人力斷層的重要影響因素。爰此，醫療糾紛解決機制有建立專法之必要，社會大眾與行政、立法機關已漸形共識，立法委員也分別提出「醫療糾紛處理及醫療事故補償法」（草案）立法版本，期明確建立醫療糾紛處理機制，建立良好的醫病關係與醫療訴訟秩序。

五、2018 年醫療事故預防及爭議處理法（草案）

發生醫療糾紛後，訴訟冗長浪費司法資源，不利醫療體系長遠發展，亦損及民眾健康權益，為減少醫病雙方煎熬，衛生福利部新擬「醫療事故預防及爭議處理法」（草案），2018 年 4 月 12 日經行政院通過，函請立法院審議，規範發生醫療糾紛時，醫病雙方須先調解，院方關懷小組[67]即時介入，並啟動預防除錯機制，提升醫療品質。立法院旋於 2018 年 5 月 24 日召開立法院第 9 屆第 5 會期社會福利及衛生環境委員會第 22 次全體委員會議審查草案[68]。

---

[66] 法務部，〈「醫療行為刑事責任之探討」公聽會會議紀錄〉，2012 年 7 月 6 日，頁 1–68。

[67] 林萍章，〈醫事爭議處理法的再出發〉，《月旦醫事法報告》，元照，2017 年 11 月，第 13 期，頁 7–21。

　　草案之醫療爭議處理，採取「調解先行、即時關懷、預防除錯提升品質」3 大原則，並採用「道歉法則」，不論關懷溝通或爭議調解過程，其「為緩和醫病緊張關係所做的遺憾、道歉、讓步等陳述，不得作為相關行政處分、訴訟證據或裁判基礎」，而醫療機構內部病安事件通報的相關資料與重大醫療事故原因分析，也不得作為司法訴訟的證據或裁判基礎❻❾。

貳、醫療事故預防及爭議處理法

一、2021 年醫療事故預防及爭議處理法（草案）

　　上開 2018 年醫療事故預防及爭議處理法（草案）提出數年後，衛生福利部再全盤重新檢討，於 2021 年 1 月 28 日預告醫療事故預防及爭議處理法（草案）全文 48 條，廣徵民意，對於預告內容有任何意見或修正建議者，可於 60 日內陳述意見；並在 2021 年 3 月 5 日邀請各界召開研商會議。2021 年 10 月 22 日衛福部函送「醫療事故預防及爭議處理法」（草案）至行政院審查。行政院於 2022 年 4 月 28 日第 3,800 次院會決議通過草案（全文 45 條），同日以院臺衛字第 1110173333 號函請立法院審議❼⓪。醫療事故預防及爭議處理法（草案）案經立法院於 2022 年 5 月

---

❻❽　〈審議「醫療事故預防及爭議處理法草案」委員會紀錄〉，《立法院公報》，第 107 卷第 68 期，頁 223–301。

❻❾　《蘋果日報電子報》，〈行政院通過《醫爭法》草案，採道歉法則〉，2018 年 4 月 12 日。

❼⓪　〈建立醫療糾紛的非訴訟處理機制 政院通過「醫療事故預防及爭議處理法」草案〉，行政院 （本院新聞），2022 年 4 月 28 日，https://www.ey.gov.tw/Page/9277F759E41CCD91/4ec0ad47–a536–401a–b58f–4ee40989b7ec。（2022 年 7 月 7 日瀏覽）

30 日三讀通過，總統於 2022 年 6 月 22 日制定公布，全文 45 條，施行日期由行政院定之。法案推動橫跨立法院七屆 24 年，立法創見與功能，以及立法衍生的請求權基礎，值得深究 **❼❶** 。

二、醫療事故預防及爭議處理法重點**❼❷**

㈠立法目的

醫療事故預防及爭議處理法（下稱醫預法）全文 45 條，共分六章：第一章總則（第 1–5 條）、第二章說明、溝通及關懷（第 6–11 條）、第三章醫療爭議調解 （第 12–32 條）、 第四章醫療事故預防 （第 33–37 條）、第五章罰則（第 38–42 條）、第六章附則（第 43–45 條）。醫預法第 1 條明揭立法目的為：「保障醫病雙方權益、促進醫病和諧關係、改善醫療執業環境、確保病人安全、提升醫療品質，並建立妥速醫療爭議處理機制，特制定本法。」醫預法施行日期由行政院定之，相關子法有待研訂。

㈡名詞定義／捐助設立財團法人委辦醫療爭議評析

醫療爭議泛指，病人或其家屬親友，在醫療過程中或診療後，對醫療的過程、內容、方式、結果、收費或服務態度不滿所導生的紛爭。醫預法第 3 條定義：「一、醫療事故：指病人接受醫療機構之醫事服務，發生重大傷害或死亡之結果。但不包括因疾病本身或醫療處置不能避免之結果。二、醫療爭議：指病人方之當事人認為醫療不良結果應由醫事人員、醫療機構負責所生之爭議。三、醫事機構：指醫療法第十條第一項

---

❼❶　廖建瑜，〈簡評醫療事故預防及爭議處理法〉，《月旦醫事法報告》，2022 年 8 月，第 70 期，頁 112–131。

❼❷　吳秀玲，《醫護健保與長照法規》，三民，2022 年 10 月，第 2 版，頁 186–194。

所定醫事人員，依其專門職業法規規定申請核准開業之機構。四、醫療機構：指依醫療法設立之醫院及診所。五、當事人：指與醫療爭議有關之醫事人員、醫事機構、病人或其他依法得提起訴訟之人。」中央主管機關應委託政府捐助設立的財團法人，辦理醫事專業諮詢及醫療爭議評析，必要時得捐助成立財團法人辦理之（同法第4條第1項）。

㈢醫療事故關懷小組／說明、溝通及關懷服務

醫療機構應組成醫療事故關懷小組，於醫療事故發生翌日起5個工作日內，向病人、家屬或其代理人說明、溝通，並提供協助及關懷服務。但99床以下醫院及診所，得指定專業人員或委由專業機構、團體為之（同法第6條第1項）。醫療機構為第1項之說明、溝通、協助及關懷服務，應製作紀錄，並至少保存3年（同條第4項）。

㈣訴訟採證限制

依醫預法第6條規定進行說明、溝通、提供協助及關懷服務過程中，醫療機構、醫療事故關懷小組、專業人員、專業機構或團體、醫事人員或其代理人所為遺憾、道歉、讓步或其他為緩和醫病緊張關係所為陳述，除醫療爭議當事人均同意外，不得於訴訟採為證據或裁判基礎，亦不得採為相關行政處分基礎（同法第7條）。醫療機構對於與醫療爭議有關之員工，應提供關懷及具體協助，並保護其在醫療爭議處理過程中，不受強暴、脅迫、恐嚇、公然侮辱或傷害（同法第8條）。違反第8條之規定，令其限期改善；屆期未改善者，處新臺幣1萬元以上5萬元以下罰鍰，並得按次處罰（同法第41條第3款）。

㈤醫療爭議調解會／限期調解

地方主管機關應組成醫療爭議調解會（同法第12條第1項），調解會成員應由具有醫學、法律或其他具專業知識的公正人士9人至45人組

成，聘期為 3 年，並得連任。其中醫學以外委員，或任一性別委員，各不得少於委員總數三分之一（同條第 2 項）。

　　醫療訴訟均應先經其調解，應於受理申請文件、資料齊備之日起算 45 日內召開調解會議，並於 3 個月內完成，必要時可延長 3 個月，經當事人合意得再延長一次（同法第 14 條第 1 項）。

㈥通知到場／未到場效力

　　調解會收受調解申請書、檢察官或法院移付調解之案件，應於收受之翌日起 7 個工作日內將受理調解之事實通知雙方當事人（同法第 17 條第 1 項）。當事人經調解會通知，應親自或委託代理人到場，並得各推舉 1–3 人列席協同調解（同法第 19 條第 1 項）。當事人無正當理由於調解期日不到場且未委託代理人到場者，視為調解不成立（同法第 20 條）；處新臺幣 3 千元以上 1 萬 5 千元以下罰鍰（同法第 42 條）。

　　醫事機構應指派具調解決策權之代表，出席調解會議（同法第 19 條第 2 項）。違反時，處新臺幣 2 萬元以上 10 萬元以下罰鍰，並令其限期改善；屆期未改善者，得按次處罰（同法第 39 條第 3 款、第 4 款、第 5 款）。

㈦民事訴訟前應申請調解／視為起訴

　　當事人因醫療爭議提起民事訴訟前，應依本法申請調解，不適用醫療法第 99 條第 1 項第 3 款及鄉鎮市調解條例之規定（同法第 15 條第 1 項）。當事人未依前項規定申請調解而逕行起訴，第一審法院應移付管轄之調解會先行調解。調解期間，訴訟程序停止進行（同條第 2 項）。當事人申請調解且調解不成立，於調解不成立證明書送達之翌日起 6 個月內起訴者，視為自申請調解時，已經起訴（同條第 3 項）。

㈧刑事案件應移付調解／視為告訴

檢察官偵查或法院審理之醫療爭議刑事案件，應移付管轄之調解會先行調解。調解期間停止偵查、審判（同法第 16 條第 1 項）。當事人申請調解而調解不成立，於調解不成立證明書送達之翌日起 6 個月內就醫療爭議刑事案件提起告訴者，視為自申請調解時，已經提出告訴（同條第 3 項）。

㈨保密規定

調解程序不公開之。但當事人另有約定者，不在此限（同法第 18 條第 1 項）。調解委員及辦理調解相關業務之人員，因執行職務而知悉、持有他人之秘密，無正當理由不得洩漏（同條第 2 項）。

㈩申請提供／令限期提供病歷等文件、資料

醫療爭議發生時，醫事機構應於病人或其代理人、法定代理人、繼承人申請病歷複製本之翌日起 7 個工作日內，提供病人之病歷及併同保存之同意書複製本（同法第 10 條第 1 項）。前項資料複製所需費用，由申請人負擔（同條第 2 項）。

(十一)調解不成立發給證明書／調解成立送請法院核定

調解會於調解不成立時，應作成調解不成立證明書，並由直轄市、縣（市）主管機關於調解不成立之日起算 7 個工作日內，將該證明書發給當事人（同法第 25 條第 1 項）。檢察官或法院移付調解之事件，直轄市、縣（市）主管機關應於調解不成立時，陳報該管檢察官或法院，並檢還所送卷證。屬法院移付調解者，應續行訴訟程序（同條第 2 項）。

(十二)法院核定調解之效力

調解經法院核定後，當事人就同一民事事件不得再行起訴或於刑事訴訟程序附帶提起民事訴訟；其已繫屬法院者，訴訟終結（同法第 28 條

第 1 項）。調解經法院核定後，當事人就醫療爭議刑事案件，不得提起告訴或自訴（同條第 2 項）。告訴乃論之醫療爭議刑事案件於偵查中或第一審法院辯論終結前，調解成立，並於調解書上記載當事人同意撤回意旨，經法院核定者，視為於調解成立時撤回告訴或自訴（同條第 3 項）。

(十三)不收費用／退還已繳裁判費

依醫療爭議調解章所為之醫療爭議調解程序，不收取任何費用（同法第 30 條）。已繫屬於法院之醫療爭議民事事件，經依本法移付調解成立，並經法院核定者，原告得於法院核定調解書送達之日起算 3 個月內，向法院聲請退還已繳裁判費三分之二（同法第 31 條）。

(十四)建立病人安全管理制度／加強內部通報病人安全事件／通報人保護

醫院應建立病人安全管理制度、訂定推動計畫，加強內部人員通報病人安全事件，並就醫療事故風險進行分析、預防及管控，提升醫療品質及保障病人安全（同法第 33 條第 1 項）。病人安全事件之通報人，醫療機構應對其身分予以保密，並不得對之解聘（僱）、不予續聘（僱）或為其他不利之行為（同條第 2 項）。第 1 項病人安全事件通報、分析及其相關預防管控措施，不得於醫療爭議本案訴訟採為證據或裁判基礎，亦不得採為相關行政處分之基礎（同條第 3 項）。

醫療機構對病人安全事件通報人之身分未予保密，或對其有解聘（僱）、不予續聘（僱）或為其他不利之行為，處新臺幣 2 萬元以上 10 萬元以下罰鍰，並令其限期改善；屆期未改善者，得按次處罰（同法第 39 條第 6 款）。

(十五)重大事故原因分析與通報／採證限制

醫療機構應就重大醫療事故，分析其根本原因、提出改善方案，並

通報主管機關（同法第 34 條第 1 項）。第 1 項重大醫療事故通報、根本原因分析及改善方案，不得於醫療爭議本案訴訟採為證據或裁判基礎，亦不得採為相關行政處分之基礎（同條第 3 項）。

㈥通報人員之保護及責任減輕

醫療事故有關人員涉及違反法律所定之行政或刑事責任，應就其有無主動通報、積極配合調查或提供資料，為處罰或科刑輕重之審酌（同法第 37 條）。

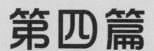

第四篇

重要衛生議題暨新興領域

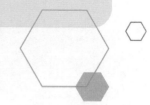

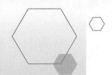

第一章

全民健康保險

全民健康保險法概述

二代健保

全民健康保險重要議題

◆學習目標◆

1. 瞭解健保制度推動政策背景與施行困境及二代健保改革核心
2. 認識全民健康保險會的任務與權責
3. 釐清一般健保費與補充健保費內涵及部分負擔執法偏差
4. 明瞭健保費率調整機制與「安全準備」之功能
5. 淺識總額支付制度功能與缺失
6. 關心醫療資源濫用問題及如何落實轉診

第一節　全民健康保險法概述

壹、立法沿革與主管機關及保險人

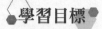

　　全民健保是臺灣的成就、社會穩定的力量，我國自 1995 年 3 月 1 日實施全民健康保險制度，全民疾病傷害就醫獲得保障。醫療資源的提供和分配，被視為國家的權力與責任，全民健保藉由自助、互助，以及「量

能原則」❶、風險分擔的方式，緩和因病所引致的財務困境，係我國最重要且影響深遠的政府政策實績。民眾對於健保的滿意度從推行之始的33% 提升到 2009 年 12 月的 91.39%❷；2013 年 4 月至 5 月因調整費率與實施二代健保，民眾滿意度下降至 67%❸；2021 年全民健保滿意度國人正向態度達 97%❹，全民健保的永續經營，係政府與全民的共同願望。

我國全民健保係強制性社會保險，人民加入全民健康保險比例已逾99%，落實照顧弱勢族群並縮短健康差距❺之政策目標。英國公共衛生學會將我國的全民健康保險評定為世界第 2 名；諾貝爾經濟學獎得主保羅克魯曼，曾盛讚我國健保制度是全球最好的❻。

一、憲法依據與政策背景

我國憲法第 157 條規定：「國家為增進民族健康，應普遍推行衛生保

---

❶ 「量能原則」，係指依實際財務能力來決定負擔的多寡，該原則又可分水平及垂直的公平，後者指，財務能力大者應比能力小者負擔更多的費用。羅紀瓊、陳炫碩合著，〈全民健保財源籌措方式之探討〉，《衛生報導》，1992年 8 月，第 2 卷第 8 期，頁 20。

❷ 中央健康保險局各局服務滿意度民意調查，全方位市場調查有限公司，2009 年 12 月。

❸ 《全民健康保險雙月刊》，中央健康保險署，2013 年 9 月，第 105 期。

❹ 民眾就醫權益民意調查，〈衛生福利部 2021 年度民意調查報告摘要表〉，2022 年，中央健康保險署，https://www.nhi.gov.tw/Content_List.aspx?n=B25D8946F7648C14&topn=23C660CAACAA159D。（2022 年 11 月 15 日瀏覽）

❺ 陳建仁，〈從珍愛生命出發，建構有價值的社會工程〉，《衛生報導》，2004年 4 月，第 117 期，頁 2–3。

❻ 〈克魯曼：臺灣健保全球最好〉，《中國時報》，2009 年 5 月 16 日，第 A1–1 版。

健事業及公醫制度。」 為政府制定衛生政策的最高指導原則。 憲法第
155 條前段規定：「國家為謀社會福利，應實施社會保險制度。」1992 年
修憲，憲法增修條文增列第 18 條：「……國家應推行全民健康保險，並
促進現代和傳統醫藥之研究發展。……。」（再修憲時，條次變動為第
10 條第 5 項）為我國衛生政策上的最高指導方針。

　　我國自 1950 年起開辦勞工保險，為社會保險奠定基石；1958 年開
辦公務人員保險、1989 年開辦農民健康保險，陸續開辦 12 種包含醫療
給付及現金給付之社會保險，可歸納為「公務人員保險」、「勞工保險」
及「農民健康保險」三大體系，惟所涵蓋之總人口數僅有 54.75%，仍有
45.25% 的國民無法享有醫療保障❼　，由於相關的保險制度保險費率偏
低，給付的內容及服務之項目日益增加，造成保險財務鉅額虧損及醫療
資源浪費。全民健保規劃時，考量將醫療照護推展到其他未納保人口，
以符公平與正義原則。

二、全民健康保險法之制定與修正

　　全民健保推行之初，由於相關法令未臻周延，特約之性質、管理及
爭議之解決❽，地方政府負擔健保費補助款之合憲性等問題，意見分歧，
經司法院大法官作出解釋❾，才定分止爭。

㈠制定全民健康保險法

　　我國全民健康保險法（以下稱健保法）於 1994 年制定公布，整合

---

❼　張鴻仁、楊銘欽、李玉春合著，《全民健保法入門──保障全民健康權利的
　　憲章》，景泰文化事業，1994 年 8 月，頁 11。

❽　張道義，《全民健保醫事服務機構特約管理及爭議解決制度之研究》，行政
　　院衛生署 91 年委託研究計畫，2002 年 7 月–2003 年 9 月。

❾　釋字第 472 號、第 473 號、第 533 號、第 550 號、第 676 號等解釋。

公、勞、農保等之醫療給付，發展為單一健康保險制度，公平分擔保險費，平等享受醫療給付。法明定施行日期由行政院以命令定之，行政院在 1995 年 2 月 27 日以命令定自 1995 年 3 月 1 日施行，制度倉促上路，破綻百出，並導致執法偏差，影響深遠。健保法在中央主管機關下，設中央健康保險署為保險人，統籌辦理全民健康保險業務。迄 2021 年 1 月 20 日止，健保法歷經 12 次修正。

然全民健保自實施以來，即存有不少問題，以身分為依歸的保費補貼制度，即係極嚴重的問題，也是健保財政問題的一大根源。此不平等的保費補貼，其主要原因❿：未能恪守社會保險財務應經由保費力求自足的基本原則；即使有國家之補貼，亦應具有正當理由，尤應恪遵平等原則；社會保險淪為政治買票的工具，而對特定職業給予特別補貼，諸如不問所得而僅依農民之身分之高額補貼。

㈡健保法主管機關及保險人

健保法第 4 條規定：「本保險之主管機關為衛生福利部。」按衛生福利部組織法於 2013 年 6 月 19 日制定公布，2013 年 7 月 23 日施行，由原行政院衛生署升格而成立。同法第 7 條規定：「本保險以衛生福利部中央健康保險署為保險人，辦理保險業務。」衛生福利部中央健康保險署組織法亦於 2013 年 6 月 19 日制定公布，自 2013 年 7 月 23 日施行，由原行政院衛生署中央健康保險局升格成立。

㈢健保制度特質

全民健康保險係一種「社會安全」制度，而非「社會福利」，且為「付費保險」而不是「社會救濟」，故應先盡義務繳納保險費，才能享權

---

❿　郭明政，〈「二代健保法案論壇」會議紀錄之一──二代健保財務改革的合憲性探討〉，《月旦法學雜誌》，2011 年 4 月，第 191 期，頁 230。

利。健保法第 1 條第 2 項明定：「本保險為強制性之社會保險。」於被保險人及其眷屬發生生育、疾病及傷害事故時，提供醫療給付，以保障全體國民適時獲得適當之醫療照顧。強制性保險具有「危險分擔」的功能；保險費依被保險人之所得能力「量能負擔」，以達所得重分配的功能；以投保單位辦理加保，負有「增強保險權益、義務履行的制約」功能。

㈣健保法修法重點

1. 2001 年 1 月 30 日修正，將軍人及替代役役男納保。

2. 滯納金減半、取消利息；經濟弱勢免除滯納金；經濟困難民眾准其緩繳保險費；經濟特殊困難民眾免除欠費（特赦），減輕弱勢族群繳費壓力。

3. 2005 年 5 月 18 日修正，明定政府得開徵菸酒健康福利捐，提列收入之一定比例為健保安全準備；修訂保險人於提供保險給付後，得代位行使保險對象對於第三人之損害賠償請求權。

4. 2011 年 1 月 26 日全文修正為 104 條，幅度超過二分之一，地方政府負擔健保費補助款改由中央負擔之條文，先行於 2012 年 7 月 1 日施行外，其餘條文，行政院以命令定自 2013 年 1 月 1 日施行。此即所謂的二代健保修法，將於本章「第二節二代健保」中，再做簡介。

5. 2011 年 6 月 29 日修正，僱用勞工合力從事海洋漁撈之僱用人數，從未滿 5 人放寬為 10 人以下。

6. 2017 年 11 月 29 日修正，新增全民健保爭議審議會應定期以出版公報、網際網路或其他適當方式，將爭議審議結果公開，保障人民知的權利；增訂外籍新生嬰兒自出生之日起參加全民健康保險，使其獲得醫療保障；並修正代位求償相關規定。

7. 2020 年 1 月 15 日修正主管機關及保險人名稱。

8. 2021 年 1 月 20 日修正公布第 2 條，配合民法成年之年齡下修為 18 歲，爰修正第 2 條第 2 款第 3 目相關文字。

貳、健保法重要規定事項

健保法自 1995 年 3 月 1 日施行迄 2022 年 11 月底，已實施近 28 年，截至 2022 年 9 月投保單位計 929,265 家（含社福外勞單位 162,171 家）；保險對象計 23,681,139 人；特約醫療院所 21,783 家，特約率 92.07%[11]。

一、強制納保及效力

全民健保依「強制性原則」，所有國民均須參加，但健保法於 1994 年 8 月 9 日制定公布之條文，並無強制納保規範條文，顯為立法疏漏。考量全民健保係屬社會保險，必須強制投保，否則將產生逆選擇，而使全民健保成為體弱保險，有礙財務健全，健保法旋於 1994 年 10 月 3 日修正公布，增訂（原）第 11 條之 1：「符合第十條規定之保險對象，除第十一條所定情形外，應一律參加本保險。」以及（原）第 69 條之 1 處罰規定：「保險對象不依本法規定參加本保險者，處新臺幣三千元以上一萬五千元以下罰鍰，並追溯自合於投保條件之日起補辦投保，於罰鍰及保險費未繳清前，暫不予保險給付。」（現行條文第 91 條），1994 年 8 月 9 日制定公布及 1994 年 10 月 3 日修正公布條文，行政院以命令定均自 1995 年 3 月 1 日施行。

強制投保的效力，使保險人得以向不繳交保費者追繳保險費，而且被保險人還需繳納滯納金和罰款。滯納金是以逾寬限期 15 日之翌日起至

---

[11]　〈111 年 10 月份全民健康保險業務執行季報告〉，2022 年 11 月，中央健康保險署，第 6、27 頁。https://www.nhi.gov.tw/Content_List.aspx?n=08B7E83464F16797&topn=23C660CAACAA159D。（2022 年 11 月 16 日瀏覽）

完納前 1 日止，每逾 1 日加徵其應納費額 0.1% 滯納金，其上限為： 1. 於投保單位、扣費義務人為其應納費額之 15%。 2.於保險對象為其應納費額之 5%（健保法第 35 條第 1 項）。前項滯納金，於主管機關公告之一定金額以下時，免予加徵（同條第 2 項）。

二、重要規定事項

㈠安全準備

推動全民健康保險之三原則為：「當用則用的撙節理念」、「不浪費、不虧損」和「受益者付費」。「不虧損」原則係建立全民健保獨立自主的財務責任制度要務。

1.提列安全準備

為建立「安全準備」制度，健保法在第 8 章明列「安全準備及行政經費」之規定，自下列各項來源提列「安全準備」，以平衡保險財務：

⑴本保險每年度收支之結餘、保險費滯納金、本保險安全準備所運用之收益（健保法第 76 條第 1 項第 1、2、3 款）。若本保險年度收支發生短絀時，應由本保險安全準備先行填補（健保法第 76 條第 2 項）。

⑵政府已開徵之菸、酒健康福利捐，以及依其他法令規定之收入（健保法第 76 條第 1 項第 4、5 款）。

2.安全準備短絀

本保險安全準備總額，以相當於最近精算 1 個月至 3 個月之保險給付支出為原則 （健保法第 78 條）。據統計 ，2005 年健保收入為新臺幣 3,610 億元，支出卻超過 3,764 億元，短絀 154 億元，經由多元微調及從安全準備金補足 ，僅餘 14 億元的安全準備金。2006 年健保準備金不足 15 億元，首次出現負數❷ ；2007 年之保險收支短絀 136.78 億元❸ ；健

---

❷　《中華日報》，2006 年 7 月 4 日，第 14 版；《經濟日報》，同月日，第 A14 版。

保署估算至 2009 年年底，健保財務虧損將近 600 億元❶，2010 年爰啟動第二次保險費率調整，使安全準備逐漸補足恢復正數。

(二)五次調整費率

1.第 1 次調整（調升）：全民健康保險財務以收支平衡為原則，保險費收入須能支應醫療費用所需，短期收支差額由安全準備調節支應，長期財務欲得平衡，則應根據精算結果，訂定合理的保險率以達成❶。2002 年 9 月 1 日起保險費率從「4.25%」調整為「4.55%」，但因人口老化、新藥新科技及重大傷病人數不斷攀升等因素❶，早已入不敷出。

2.第 2 次調整（調升）：保險費率原應依法調整，政務官卻將保險費率之調整與政治掛勾，一味敷衍，任憑虧損擴大，危及健保之永續經營。前行政院衛生署由楊志良接任署長，健保財務虧損累計達數百億元，堅持保險費率必須調高，2010 年 4 月 1 日保險費率調整為「5.17%」❶，使安全準備總額逐漸從赤字恢復成正數，並達法定數額。

3.第 3 次調整（調降）：二代健保於 2013 年 1 月 1 日全面施行，健保費一分為二，新增補充保險費徵收依據，俾以開源，法定首次開徵的

---

❸ 蔡茂寅，〈全民健康保險現行制度分析與探討〉，《月旦法學雜誌》，2008 年 2 月，第 153 期，頁 18。

❹ 〈600 億缺口健保局被批浪費〉，《蘋果日報》，2009 年 2 月 26 日，第 A10 版。

❺ 《中華民國全民健康保險統計》，健保局，2010 年 11 月，頁 11–12。

❻ 臺灣在 1996 年老人人口為 169 萬人，2006 年老人人口為 226 萬人，增加了 33.7%；老人的醫療費用為一般人的 3.3 倍。重大傷病人數也不斷攀升，從健保開辦初期占總人口的 1.5%，2009 年 9 月已高達 3.1%，占醫療費用的 27.1%。楊志良，〈穩定健保財務以確保全民就醫無礙〉，2009 年 9 月 8 日。

❼ 行政院衛生署 99 年 3 月 29 日衛署健保字第 0990007832 號令發布。

補充保險費費率為「2%」。惟全民健康保險會委員以：2010年調升保險費率為「5.17%」以來，本保險安全準備總額已超過法定數額，建議調降一般保險費率。主管機關依其建議，爰以「二代健保施行，擴大費基新增補充保險費及強化政府負擔」等由，經行政院核定，於2013年1月1日調降一般保險費率為「4.91%」，使二代健保擴大費基之目的，大打折扣。

　　4.第4次調整（調降）：由於安全準備經持續提列，累計數又超過法定數額，因此，全民健康保險會委員又建議調降一般保險費率。主管機關未經慎思評估分析，無視連降保險費率，將重蹈入不敷出的覆轍，案陳行政院核定，於2016年1月1日將一般保險費率再降為「4.69%」，補充保險費費率配合連動調降為「1.91%」。

　　5.第5次調整（調升）：2016年1月1日再降一般保險費率為「4.69%」之結果，導致2016年起至2020年4月底止，年年保險收入不敷保險支出，收支無法平衡，年年一再從安全準備提列數中挹注填補健保虧損，累計金額達867億元，其中，2018年虧損266.48億元、2019年虧損336.6億元，二年合計虧損603.08億元；2018年8月底安全準備累計提列數尚有2,230.53億元❶❽，2020年4月底剩1,608.31億元，僅20個月驟減622.22億元❶❾。

　　由於短絀數逐年擴大，依健保署估計若維持費率，2021年的安全準備將不足法定最低「一個月」之保險給付支出標準，爰進行第5次費率調整。由全民健康保險會依健保法第24條之規定，於2020年11月的委

❶❽　《2016-2017年全民健康保險年報》，健保署，2016年12月，頁10。

❶❾　《109年4月份全民健康保險業務執行報告》，健保署，2020年5月，頁11。

員會議中，審議 2021 年的健保收支平衡費率，報衛福部轉報行政院核定後，衛福部公告 2021 年 1 月 1 日一般保險費率調升（恢復至二代健保施行前）為「5.17%」，補充保險費費率連動調升為「2.11%」 ❷ 。

㈢菸品健康福利捐

菸的成癮性，等同海洛因及古柯鹼，吸菸對於個人的健康與生命構成嚴重威脅，菸品每年在全球奪走 700 萬條生命，並且浪費社會的資源。依據世界衛生組織 (WHO) 2017 年 3 月報告指出，「二手菸」引發的呼吸道感染問題，每年造成全球 57 萬幼童死亡；呼籲各國若未採取更積極的菸害防制行動，到 2030 年死於菸害的人數，將會超過 800 萬人。

在臺灣，每年約 27,000 人死於菸害，每 20 分鐘就有 1 人死於菸害，其中，癌症居首位占 50%。而 35 歲以上可歸因於吸菸疾病之經濟成本，總計約 1,441 億元 ， 占全國 GDP 之 1.06% ， 顯見對國家個人的影響甚鉅 ❸ 。

1.菸品健康福利捐來源

我國於 2000 年 4 月 19 日制定公布「菸酒稅法」，2002 年 1 月 1 日施行。該法修正前第 22 條第 1 項明定，菸品另徵健康福利捐；同條第 3 項明定健康福利捐之用途，規定：「依本法稽徵之健康福利捐應百分之九十用於全民健康保險安全準備，百分之十用於中央與地方之菸害防制、衛生保健、私劣菸品查緝、防治菸品稅捐逃漏及社會福利。」本項收入之分配，挹注全民健康保險財務，已有效減緩健保財務虧損問題。

---

❷ 〈投資健康，110 年健保費率調整為 5.17%〉，衛福部，2020 年 12 月 31 日，https://www.mohw.gov.tw/cp-4624-57420-1.html。

❸ 〈531 世界無菸日，杜絕菸害威脅〉，國健署，2017 年 5 月 31 日，https://www.hpa.gov.tw/Pages/Detail.aspx?nodeid=1137&pid=7372。

　　為落實「菸草控制框架公約」之規範精神，期與全球的菸害防制趨勢和無菸環境接軌，中央主管機關推動菸害防制法之修正。2007 年 7 月 11 日菸害防制法修正，將原規定於菸酒稅法非屬賦稅性質之菸品健康福利捐相關規定，改由菸害防制法第 4 條予以規範，將調高菸品健康福利捐之主導權，回歸衛生主管機關。

　　2.提高菸品健康福利捐

　　國人菸品消耗量，2006 年約 20 億包，菸品健康福利捐於 2002 年開徵，每包新臺幣（以下同）5 元。根據研究顯示，青少年對菸價的敏感度較高，「提高菸價」將能有效遏止青少年族群吸菸率的上升。2008 年 2 月世界衛生組織 (WHO) 更指出，透過「提高菸稅」以提升菸價，是有效的策略[22]；且與國際相較，我國之菸價及菸品稅負，仍屬偏低，成為推動菸害防制之最大障礙。2009 年 1 月 23 日菸害防制法修正第 4 條[23]，將菸品健康福利捐由每包 10 元，調高為 20 元；菸稅也調高。

　　行政院又核定自 2017 年 6 月 12 日起調增菸稅，不論自國外進口或在國內產製的菸品，由現行每千支（每公斤）徵收 590 元調增為 1,590 元，每千支（每公斤）調增 1,000 元，以每包 20 支裝的紙菸為例，每包紙菸菸稅由 11.8 元調增為 31.8 元，每包菸稅調增 20 元。菸稅調增後，每包菸負擔菸稅為 31.8 元；進口菸負擔關稅 2.7 元、菸品健康福利捐 20 元，及營業稅 4.75 元，合計 59.25 元[24]。

---

[22] 〈消滅癮君子　世衛：提高菸稅最有效〉，《自由時報》，2014 年 5 月 29 日，第 A11 版。

[23] 菸害防制法第 4 條修正條文施行日期，由行政院定之。行政院於 98 年 4 月 13 日以行政院院臺衛字第 0980018495 號令發布第 4 條定自 98 年 6 月 1 日施行。

3.菸品健康福利捐用途

依菸害防制法第 4 條第 4 項規定，菸品健康福利捐應用於全民健康保險之安全準備、癌症防治、提升醫療品質、補助醫療資源缺乏地區、罕見疾病等之醫療費用、經濟困難者之保險費、中央與地方之菸害防制、衛生保健、社會福利、私劣菸品查緝等。其分配及運作辦法，由中央主管機關及財政部訂定，並送立法院審查。「菸品健康福利捐分配及運作辦法」2016 年 10 月 7 日修正，第 4 條第 1 款：菸品健康福利捐之分配比率，將原分配「70% 供全民健康保險之安全準備」，比例降為「50%」，致健保收入一年約減少 61 億元❷❺ 。 菸品健康福利捐分配及運作辦法2019 年 5 月 24 日再作修正，將原第 4 款規定「5% 供補助經濟困難者之保險費之用」， 刪除 5% 之分配後 ， 併入第 1 款與健保安全準備共享「50%」。第 4 條其餘各款，調整分配比率如下：第 2 款：27.2% 供罕見疾病等之醫療費用、癌症防治、中央與地方菸害防制及衛生保健之用。第 3 款：16.7% 供提升預防醫學與臨床醫學醫療品質、補助醫療資源缺乏地區及辦理生產事故救濟等之用。第 4 款：5.1% 供中央與地方社會福利及長期照顧資源發展之用。第 5 款：1% 供中央與地方私劣菸品查緝及防制菸品稅捐逃漏之用。

㈣保險基金運用

對於本保險之資金，全民健康保險法規定得以下列方式運用： 1.公債、庫券及公司債之投資。 2.存放於公營銀行或主管機關指定之金融機

---

❷❹ 〈每包菸要繳多少稅？「3 稅 1 捐」合計 59.25 元〉，《自由時報電子報》，2017 年 7 月 17 日。

❷❺ 立法院第 8 屆第 8 會期社會福利及衛生環境、財政兩委員會第 1 次聯席會議紀錄，《立法院公報》，第 104 卷第 84 期，2015 年 11 月，頁 167。

構。3.其他經主管機關核准有利於本保險之投資（健保法第 77 條）。

㈤部分負擔

　　實施全民健保後，由於去除了個人就醫的財務障礙，容易誘發民眾利用更多的醫療服務，產生「保險道德危險」的問題。為提高民眾正確「成本意識」，避免「不當就醫」，大多數實施健康保險的國家，都已實施醫療費用部分負擔制度。

1.住院部分負擔比例及應自行負擔上限

　　我國健保法亦明定，保險對象應自行負擔部分醫療費用，第 47 條第 1 項規定，保險對象應自行負擔之住院費用如下：⑴急性病房：30 日以內，10%；逾 30 日至第 60 日，20%；逾 60 日起，30%。⑵慢性病房：30 日以內，5%；逾 30 日至第 90 日，10%；逾 90 日至第 180 日，20%；逾 180 日起，30%。為減輕民眾負擔，對於急性病房住院 30 日以內、慢性病房住院 180 日以內，訂定「每次」及「全年度」應自行負擔金額上限，由主管機關公告之（健保法第 47 條第 2 項）。

　　衛福部公告自 2022 年元旦起，同一疾病單次住院 43,000 元、全年累計住院 72,000 元為上限；並已公告 2023 年起，同一疾病單次住院應自行負擔金額上限為 48,000 元、全年累計住院 80,000 元為上限。至於「依第 47 條規定自行負擔之住院費用，全年累計超過主管機關所定最高金額之部分」保險對象得向保險人申請核退自墊醫療費用（健保法第 55 條第 5 款）。

2.門診或急診部分負擔比例

　　健保法第 43 條第 1 項規定，保險對象應自行負擔門診或急診費用之 20%，居家照護醫療費用之 5%。但不經轉診，於地區醫院、區域醫院、醫學中心門診就醫者，應分別負擔其 30%、40% 及 50%。

3.減免／免除部分負擔

部分負擔乃原則性規定，如有特殊情形得減免或免除部分負擔。健保法第 43 條第 2 項規定：「前項應自行負擔之費用，於醫療資源缺乏地區，得予減免。」

健保法第 48 條又規定：「保險對象有下列情形之一者，免依第四十三條及前條（第 47 條）規定自行負擔費用：一、重大傷病。二、分娩。三、山地離島地區之就醫（第 1 項）。前項免自行負擔費用範圍、重大傷病之項目、申請重大傷病證明之程序及其他相關事項之辦法，由主管機關定之（第 2 項）。」由於民眾罹患重大傷病，得免除部分負擔，我國重大傷病領證數，從開辦 1995 年的 217,906 張，節節高升，成長數倍數計。2022 年 11 月 1 日止有效領證數破百萬，達 1,006,709 張❷，本條規定造成醫療浪費，值得檢討。

㈥轉診制度

目前我國醫療院所分成四級，即分為 「基層醫療院所」、「地區醫院」、「區域醫院」、「醫學中心」四級，每層級之醫療院所有其不同的規模、設備與功能。為有效發揮各級醫療院所功能，使病人得到最適當之照護，具較多儀器設備及專科人力之大醫院，應多利用於診治「大病」，而常見之疾病應先至分布較廣、可近性高之診所診治，即「大醫院看大病，診所看小病」，以免輕病看大醫院，影響真正需要醫療者的就醫機會。

1.未經轉診負擔較高部分負擔

為避免醫療資源之浪費，亟需建立轉診制度，健保法爰設計保險對

---

❷ 《2022 年 10 月份全民健康保險業務執行季報告》，健保署，2022 年 11 月，頁 87。

象不經轉診，應負擔較高比例的部分負擔金額，第 43 條第 1 項規定：
「保險對象應自行負擔門診或急診費用之百分之二十，居家照護醫療費
用之百分之五。但不經轉診，於地區醫院、區域醫院、醫學中心門診就
醫者，應分別負擔其百分之三十、百分之四十及百分之五十。」健保法
第 70 條並明定：「保險醫事服務機構於保險對象發生保險事故時，應依
專長及設備提供適當醫療服務或協助其轉診，不得無故拒絕其以保險對
象身分就醫。」

　2.部分負擔違法捨「定率」採「定額收取」之惡果

　　我國國內分級轉診政策於醫療網❷第一期計畫時即已確立，然成效
不彰，部分民眾不分疾病，就醫首選仍在醫學中心，致使醫學中心每日
門診服務量過大，影響醫學中心應負擔之研究、教學、訓練及急重症醫
療。健保法在立法之際，為強化分級醫療及轉診制度，訂定越級就醫加
重部分負擔之規定，依健保法第 43 條第 1 項規定，部分負擔係以「一定
比率」（定率）收取為原則，例外情形有「必要時」，始能依健保法第 43
條第 2 項以「定額方式收取」（定額）。惟因開辦初期引發民眾強烈反彈，
是項「定率」收取部分負擔規定，只實施數天，即倉促改採「定額」方
式收取。未能落實轉診制度結果，民眾自行任意越級就醫，造成基層診
所大幅萎縮、醫療浪費、急診壅塞惡果。就此，監察院曾著手調查，提
出調查報告❷。

---

❷　醫療法第 88 條第 1 項規定：「中央主管機關為促進醫療資源均衡發展，統
　　籌規劃現有公私立醫療機構及人力合理分布，得劃分醫療區域，建立分級
　　醫療制度，訂定醫療網計畫。」

❷　監察院，《我國全民健康保險制度總體檢調查報告》，2011 年 1 月 18 日，頁
　　120。

黃達夫嚴詞批評當初中央健康保險局棄守原則，容許醫學中心院長們聯合破壞轉診制度，病人湧向醫學中心，醫學中心不斷擴床、基層萎縮，造成今日臺灣醫療頭重腳輕的畸形狀態。醫學中心的教授忙於門診及住院病人，疏忽教學責任，導致醫學教育環境惡化 ❷；並使得地區醫院萎縮近一半，情況嚴重。

3. 主管機關不依法行政、破壞體制

中央主管機關、全民健康保險局不依法行政，任意將法定定率原則變為例外，不予採用，而將例外之「定額」當原則，破壞體制。更可議的是「居家照護」之法定定率僅為 5%，在破壞原則之際，袒護「居家照護」可以獨享 5% 之低率部分負擔，不採定額，任意翻覆，割裂法律之適用，莫此為甚。

㈦保費負擔比例

全民健保制度為達「不浪費」及「受益者付費」原則，除課以病人及醫療提供者共同節制醫療費用之責任，病人就診應負擔部分醫療費用，額度除居家照護醫療費用之 5% 外，訂為門診或急診費用 20% 至 50%，住院 10% 至 30%；並對醫療提供者逐步採行「總額支付制度」。此外，依「精算結果」訂定保險費率，將被保險人分為六類，規定其保險費負擔比例。

1. 被保險人分類

健保法第 10 條第 1 項第 1–6 款將所有被保險人分為下列六類，共 15 目：

---

❷ 黃達夫，〈立即規劃第三代健保〉，《中國時報》，2010 年 8 月 3 日，第 A16 版。

第一類	(1)政府機關、公私立學校之專任有給人員或公職人員 (2)公、民營事業、機構之受僱者 (3)前二目被保險人以外有一定雇主之受僱者 (4)雇主或自營業主 (5)專門職業及技術人員自行執業者（第 1 款第 1–5 目）
第二類	(1)無一定雇主或自營作業而參加職業工會者 (2)參加海員總工會或船長公會為會員之外僱船員（第 2 款第 1–2 目）
第三類	(1)農會及水利會會員，或年滿 15 歲以上實際從事農業工作者 (2)無一定雇主或自營作業而參加漁會為甲類會員，或年滿 15 歲以上實際從事漁業工作者（第 3 款第 1–2 目）
第四類	(1)應服役期及應召在營期間逾二個月之受徵集及召集在營服兵役義務者、國軍軍事學校軍費學生、經國防部認定之無依軍眷及在領卹期間之軍人遺族 (2)服替代役期間之役齡男子 (3)在矯正機關接受刑之執行或接受保安處分、管訓處分之執行者。但其應執行之期間，在二個月以下或接受保護管束處分之執行者，不在此限（第 4 款第 1–3 目）
第五類	合於社會救助法規定之低收入戶成員（第 5 款）
第六類	(1)榮民、榮民遺眷之家戶代表 (2)第 1 款至第 5 款及本款前目被保險人及其眷屬以外之家戶戶長或代表（第 6 款第 1–2 目）

2.政府及被保險人一般保險費負擔比例

健保法第 27 條規定各類被保險人之保險費之負擔，應依下列規定計算之：

類別	條項款目	被保險人眷屬負擔比例	投保單位負擔比例	其他機關負擔比例
第一類	第 10 條第 1 項第 1 款第 1 目	30%	70%	私立學校教職員之保險費學校負擔一半 35%，另一半 35% 由中央政府補助
	第 10 條第 1 項第 1 款第 2 目及第 3 目	30%	60%	其餘 10%，由中央政府補助

	第 10 條第 1 項 第 1 款第 4 目 及第 5 目	100%		—	—
第二類		60%			其餘 40%，由中央政府補助
第三類		30%			其餘 70%，由中央政府補助
第四類	第 10 條第 1 項 第 4 款第 1 目	0			由其所屬機關全額補助
	第 10 條第 1 項 第 4 款第 2 目	0			由中央役政主管機關全額補助
	第 10 條第 1 項 第 4 款第 3 目	0			由中央矯正主管機關及國防部全額補助
第五類		0			由中央社政主管機關全額補助
第六類	第 10 條第 1 項 第 6 款第 1 目	被保險人	0		由國軍退除役官兵輔導委員會補助
		眷屬	30%		其餘 70%，由國軍退除役官兵輔導委員會補助
第七類	第 10 條第 1 項 第 6 款第 2 目	60%		40%	—

⑧雇主應負擔員工部分保險費

1.雇主依法定平均眷口數負擔眷屬的保險費

　　健保法第 18 條規定：「第一類至第三類被保險人及其眷屬之保險費，依被保險人之投保金額及保險費率計算之；保險費率，以百分之六為上限（第 1 項）。前項眷屬之保險費，由被保險人繳納；超過三口者，以三口計（第 2 項）。」考量雇主照顧勞工及其眷屬，可提高勞工生產力，促進勞資和諧，因此，全民健保開辦後，雇主為所僱勞工及其眷屬負擔 60% 保險費。惟不論員工有無眷屬或有多少眷屬，雇主只要為每位員工負擔 1.36 個眷屬的保險費❸；雇主為勞工所負擔之保險費，並不因勞工

---

❸　1.36 人是 80 年行政院主計處「個人所得分配調查報告」的平均眷口人數。

眷屬多寡而不同。

2.調整平均眷口數

按健保法第 29 條規定，雇主應負擔之平均眷口數係依實際眷屬人數
來計算，且健保法施行細則第 68 條第 3 款亦規定，依本法所定之眷屬人
數，為保險人每年應公告之事項。健保署自 1995 年 3 月第 1 次公告平均
眷口數為 1.36 人至 2001 年 1 月第 5 次公告平均眷口數為 0.78 人之後，
即未依法行政逐年公告調整 ， 長期超收雇主保險費每年約新臺幣 99 億
元，用以彌補財務缺口。

2006 年 2 月 24 日前全民健康保險監理委員會第 129 次委員會議雇
主代表委員臨時提案，要求確實依照實際平均人數計收之。經連續多次
提案後，健保署才公告調降。

全民健保歷年平均眷口調整表			
次別	調整日期	眷口數	公告日期
1	1995 年 3 月	1.36	
2	1996 年 1 月	1.10	
3	1996 年 10 月	0.95	
4	1998 年 3 月	0.88	
5	2001 年 1 月	0.78	
6	2007 年 1 月	0.70	2006 年 11 月 28 日
7	2015 年 1 月	0.62	2014 年 12 月 23 日
8	2016 年 1 月	0.61	2015 年 10 月 20 日
9	2020 年 1 月	0.58	2019 年 8 月 30 日 [31]
10	2023 年 1 月	0.57	2022 年 7 月 27 日

---

[31]　〈健保平均眷口數調降　90 萬雇主受惠〉，中央通訊社，2019 年 8 月 30 日。

㈨不予保險給付項目及不予保險對象

為合理規劃保險給付，提供綜合性醫療服務，對於無關疾病治療或價格彈性大，易導致利用浮濫，或尚在醫學實驗階段之高科技醫療項目等，目前不予給付。

1.不給付項目

就「特定項目」之費用而言，健保法第51條規定以下共12款不列入本保險給付範圍：

⑴依其他法令應由各級政府負擔費用之醫療服務項目。

⑵預防接種及其他由各級政府負擔費用之醫療服務項目。

⑶藥癮治療、美容外科手術、非外傷治療性齒列矯正、預防性手術、人工協助生殖技術、變性手術。

⑷成藥、醫師藥師藥劑生指示藥品。

⑸指定醫師、特別護士及護理師。

⑹血液。但因緊急傷病經醫師診斷認為必要之輸血，不在此限。

⑺人體試驗。

⑻日間住院。但精神病照護，不在此限。

⑼管灌飲食以外之膳食、病房費差額。

⑽病人交通、掛號、證明文件。

⑾義齒、義眼、眼鏡、助聽器、輪椅、拐杖及其他非具積極治療性之裝具。

⑿其他由保險人擬訂，經健保會審議，報主管機關核定公告之診療服務及藥物。

2.排除健保之適用

又若因戰爭變亂，或經行政院認定並由各級政府專款補助之重大疫

情及嚴重之地震、風災、水災、火災等天災所致之保險事故,不適用本保險(健保法第 52 條)。

　　3.不給付對象

　　就「保險對象」之情形而言,健保法第 53 條規定不予保險給付事項:⑴住院治療經診斷並通知出院,而繼續住院之部分。⑵有不當重複就醫或其他不當使用醫療資源之保險對象,未依保險人輔導於指定之保險醫事服務機構就醫。但情況緊急時不在此限。⑶使用經事前審查,非屬醫療必要之診療服務或藥物。⑷違反本保險規定之有關就醫程序。此外,保險醫事服務機構對保險對象之醫療服務,經保險人審查認定不符合本法規定者,其費用不得向保險對象收取(健保法第 54 條)。

三、精進全民健康保險

㈠實施醫院總額支付制度

　　全民健保在給付制度方面,繼 1998 年 7 月試辦牙醫總額給付之後,中醫及西醫基層接續實施總額支付制度;嗣經多次「醫院總額研議小組會議」決議,醫院自 2002 年 7 月起實施總額支付制度❸,透過事先定額給付之上限規定,限制醫院超過定額以上的醫事服務費用請求,以有效控制醫療費用之合理成長及促進醫療機構之自主管理。

㈡健保 IC 卡

　　健保 IC 卡的功能,在於提供身分辨識,有助於醫師執行醫療處置之正確判斷,並可掌握病人就醫資訊,避免重複檢查和檢驗,協助醫院及民眾做好病人之隔離與疫情控制管理,對於傳染病之防治,可發揮極大的功效。

---

❸　楊志良、洪維河合著,〈對醫院總額支付制度的若干觀察〉,《全民健保雙月刊》,2002 年 9 月,第 39 期,頁 20–21。

　　健保署於 2002 年 7 月 1 日發出第一張健保 IC 卡，以分區、分階段方式，在 2004 年 1 月全面改用，估計每年可節省換卡據點工作人員成本約 1 億元及投保單位換卡人力成本新臺幣 25 億元，大幅度減輕相關人力及經費負擔。

㈢保障弱勢族群就醫權益

1.修法減輕經濟弱勢民眾負擔／免除欠費

　　全民健保乃是基於憲法委託，由國家建置以確保人民的健康維護為目的之社會安全體制❸❸，經濟弱勢民眾因無力繳交保費致遭扣卡無法就醫問題，政府有責任協助解決。釋字第 472 號解釋：「對於無力繳納保費者，國家應給予適當之救助，不得逕行拒絕給付，以符憲法推行全民健保，保障老弱殘障、無力生活人民之旨趣。」2003 年 6 月 18 日公布修正健保法，滯納金減半❸❹、取消利息、經濟弱勢免除滯納金、經濟特殊困難免除欠費（特赦）❸❺，辦理健保費之分期繳費。

2.修法嚴格限制暫停給付（鎖卡）

　　監察院 2011 年 1 月 28 日調查報告❸❻指出，全國仍有高達 60 萬名民

---

❸❸　蔡維音，《全民健保財政基礎之法理研究》，正典文化公司，2008 年 5 月，頁 50。

❸❹　若滯納金的課徵及停止給付可能造成國民生計難以維持，或健康、生命有受損之虞，則此手段已侵犯到原來制度設定的目標，為制度所不許。參蔡維音，〈全民健保合憲性檢討——評司法院釋字第四七二、四七三號解釋〉，《月旦法學雜誌》，1999 年 8 月，第 51 期，頁 186。

❸❺　由於保險費具有分擔之性質，係為了支付保險人承擔被保險人將可能需要醫療照護風險之對價，倘若允許健保局溯及既往的追繳人民過去之保險費，由於未投保之人民未曾享受健保前開之利益，有違保險費前開性質。雷文玫，〈全民健保保險人與保險對象法律關係之研究〉，《中原財經法學》，中原財經法律學系，2001 年 7 月，第 6 期，頁 31。

眾被鎖卡，顯與釋字第 472 號精神不符，認為主管機關對於協助欠費之經濟弱勢民眾適時獲得健保費補助或緊急醫療措施，仍不夠積極，故而提出糾正。對此，健保署已急速妥為因應，使鎖卡人數小於三分之一。二代健保法第 50 條，對於暫停給付規定，更趨嚴格，遭受家庭暴力受保護者、非有經濟能力但拒不繳納保險費者，於未繳清保險費或滯納金前，均不予暫停給付，以保障弱勢群體就醫之權益❸❼。健保法修法後，健保卡已將弱勢民眾排除在鎖卡範圍之外，僅對有繳稅能力卻未繳健保費的民眾鎖卡。2016 年 5 月鎖卡人數約 4.2 萬人，新政府上臺，宣示全面解鎖。

第二節　二代健保

　　健保於 1995 年實施後，由於就醫之可近、方便性，國人平均就診率居高不下，造成不必要的醫療浪費；大型醫學中心陸續成立或擴張，小病大醫情形屢見不鮮，加以老年人口驟增，使用醫療資源擴升，以及醫療高科技設備、儀器、新藥之發明，誘發使用需求，支出增加幅度遠高過於收入面，健保收支無法平衡，幾度瀕於破產。為使全民健保永續經營，收支得以平衡，中央主管機關 2001 年起積極推動二代健保改革，以「提升品質、促進效率、更趨公正」為改革目標，強調務實的健保品質政策，乃永續經營條件。

---

❸❻　監察院，《我國全民健康保險制度總體檢調查報告》，2011 年 1 月。

❸❼　吳秀玲，〈醫療人權與正義──以健保實施對醫療人權之影響為論述中心〉，《第 3 屆海峽兩岸醫藥法學術研討會》，南京師範大學泰州學院，2012 年 10 月 21–22 日，頁 10–11。

壹、健保面臨之困境

一、財務失衡日趨嚴重

受到人口快速老化、醫療科技進步、民眾需求增加等因素之影響，健保的收入與支出，長期有 2% 的落差，這個差距的存在，乃因薪資占國民所得百分比遞減而資本所得則增加❸。2009 年全民健康保險財務收支，依權責基礎保險收入 4,075 億元，保險成本 4,392 億元，較 2008 年增加 185 億元，致收支短絀 317 億元❸。2019 年度保險收入 6,096.85 億元，保險給付 6,560.48 億元，收支短絀 464 億元❹。自健保開辦以來，保險收入平均年增率 5.4%，保險成本平均年增率 7.6%，財務缺口日益擴大。

二、保費負擔差異性大

二代健保修法前，保險對象細分為 6 類 14 目，各類目保險費負擔之比率並不相同，造成保費負擔不公平的現象，且其中沒收入的失業人口（第 6 類）應自付保險費，卻比有固定收入之職業工會會員、農民、漁民（第 2 類、第 3 類）還要高；多眷口之家庭，其負擔亦較重，違反社會保險所強調的「量能負擔」原則。

三、健保收支缺乏連動

二代健保修法前，係由前行政院衛生署所屬機關「全民健康保險監理委員會」監督健保的財務收入，另由「全民健康保險醫療費用協定委

---

❸ 朱澤民，〈「二代健保法案論壇」會議紀錄之一——二代健保財務改革的合憲性探討〉，《月旦法學雜誌》，2011 年 4 月，第 191 期，頁 232。

❸ 《中華民國全民健康保險統計》，健保局，2010 年 11 月，頁 1。

❹ 《109 年 4 月份全民健康保險業務執行報告》，健保署，2020 年 5 月，頁 11。

員會」協商健保的財務支出，收入面與支出面未能構成連動機制，也因此更造成健保財務無法平衡。

四、資源配置機制不足

我國健保制度，係整合原公、勞、農保體制而來，對於給付範圍，缺乏評估機制，且在健保財務收支缺乏連動之情況下，醫療資源配置機制就顯得更缺乏，因此，造成醫療浪費與給付內容無法合理調整的現象。

五、保險支付需重品質

健保支付給醫療院所的費用，大多採取「論量計酬」，結合醫療品質的考量比較少。醫療院所在成本壓力與經營困境之雙重顧慮下，常有過度使用情形，因此，支付方式需要加強鼓勵提升品質之機制。

貳、二代健保規劃及改革核心事項

行政院為推動全民健康保險長遠性及前瞻性之制度改革，於 2001 年 5 月 30 日訂頒「行政院二代健保規劃小組設置要點」❹，針對健保體制改革、財務、支付制度及法令研修、政策宣導予以規劃妥適之方向。

行政院二代健保規劃小組歷經數年規劃，提出總結報告，內容包括：「強化資訊提供以提升醫療品質」、「財務平衡且提升服務購買效率」、「擴大社會多元化參與健保政策」、「建構權責相符之健保組織體制」等四大層面之政策建議。

1.健保政策目標

確保醫療的可近性，使全民有保、醫療無礙以外，仍需確保醫療的可靠性，提升品質、效率、公平。

---

❹　行政院 90 年 5 月 30 日臺 90 衛字第 029665 號函。

2.二代健保改革核心價值

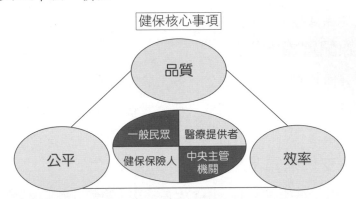

健保核心事項

品質

一般民眾　醫療提供者

健保保險人　中央主管機關

公平　　　　　　　　　　效率

(1)品　質：推動民眾就醫資訊及醫療品質資訊之公開化，以增進民眾
　　之選擇能力，強化提升醫療品質機制，支付制度朝向鼓勵提供優良
　　醫療服務之方向改革。

(2)公　平：以家戶總所得計收保費，擴大計費基礎，低所得者，可依
　　現行制度獲得就醫保障；另高所得者，則負擔多一點保險費，相同
　　所得的家戶，保費負擔亦相同。但2011年1月26日健保法修正公
　　布，並未採家戶總所得制。

(3)效　率：二代健保修法草案，原擬定被保險人不再區分為6類14
　　目，民眾在保期間，縱有轉換工作、調整薪資，均不用再辦理轉出、
　　轉入、變更投保金額等等異動手續。兩會合一，功能整合，落實收
　　支連動機制。但修法後二代健保仍維持身分別，採6類15目，新增
　　受刑人納保一目。

參、二代健保修法重點

　　為推動二代健保接軌，進行全民健康保險制度結構化的改革，強調
「權責相符」的概念，藉強化資訊提供，提升醫療品質，以比較公平的

方式來收取保費，並擴大保費之計算基礎，落實健保收支連動機制的建立，及擴大社會多元化參與健保政策，同時參酌釋字第 524 號、第 533 號解釋，對全民健康保險現行規定所提出若干之指正意見，中央主管機關與相關部會、地方政府、相關團體，進行 200 餘場之溝通座談，聽取各界建言，修改健保法（草案），條文內容經行政院於 2006 年 5 月 3 日函送請立法院審議。在修法過程中，最有爭議的部分，為草案的保費新制問題，費基原擬由薪資所得擴大為家戶總所得❷，竟然一夕變調；學者批評，不但仍保留依職業別收費的不公平，還加重對某些職業歧視❸。

　　健保法於 2011 年 1 月 26 日全文修正公布，由於需要新訂或配合修正之子法規達 30 餘種，明定修正條文施行日期，由行政院定之。行政院嗣於 2012 年 5 月 21 日以令發布第 27 條、第 28 條及第 35 條於 2012 年 7 月 1 日施行，乃因健保原由地方政府負擔之補助款改由中央負擔，其涉及中央已編列預算而地方並未編列，故提前使此部分之相關條文，先行施行。其餘條文，行政院以令發布自 2013 年 1 月 1 日施行。

　　本次修法重點，分述如下：

---

❷　衛生署改採「雙軌制」，維持 6 類 14 目並另增加 1 目共 15 目的投保資格分類及收費方式，另外，對利息、股利、執行業務所得、租賃所得，以及超過 4 個月薪資的獎金收入，額外課徵 2% 的「補充保險費」。〈二代健保藍營定調　楊志良：雙軌制可行的最理想版本〉，《中國時報》，2010 年 12 月 18 日，第 A4 版。

❸　健保局前總經理朱澤民批評健保法修法案最新版本，只是拼裝車，不但仍保留依職業別收費的不公平，還加重對某些職業歧視。〈健保基本費率料降 5% 以下　獎金股息納補充保費　學者：只是拼裝車〉，《蘋果日報》，2010 年 12 月 18 日，第 A2 版。

一、節制資源使用，減少不當醫療

1. 加重詐領保險給付及醫療費用者之罰鍰至其詐領金額之 20 倍，並對於違規情節重大之特約醫事服務機構，得視其情節輕重，於一定期間不予特約或永不特約。

2. 對於多次重複就醫、過度使用醫療資源之保險對象，將進行輔導與就醫協助，並得於未依規定就醫時，不予保險給付。

3. 明令健保署應每年提出並執行抑制不當耗用醫療資源之改善方案，確保資源有效運用。

4. 訂定每年藥品費用目標，超出之額度由醫療給付費用中扣除，並依其額度修正次一年之藥價。

二、提升政府對全民健保之財務責任

1. 明定政府每年應負擔之保險經費，不得低於全部保險經費（扣除其他菸品健康捐等法定收入後）36%，政府於修正實施之第一年增加新臺幣 300 億元之經費挹注。

2. 本次修正實施前所累計之財務短絀，由政府分年編列預算填補。

三、建立全民健保保險財務收支連動機制

裁撤原機關組織「全民健康保險監理委員會」及「全民健康保險醫療費用協定委員會」，整併降為任務編組「全民健康保險會」❹❹，統籌保險費率、給付範圍及年度醫療給付費用總額協定等重大財務事項之審議，

---

❹❹ 全民健康保險會為衛生福利部任務編組，置委員 39 人，每屆任期 2 年。衛生福利部依健保法第 5 條第 5 項之授權，訂定發布全民健康保險會組成及議事辦法，規範委員之組成名額分配及運作。全民健康保險會之組織、任務圖表，請參閱吳秀玲，《醫護健保與長照法規》，三民，第 2 版，2022 年 10 月，頁 233–237。

確保收支連動，達成健保財務穩健經營之目標。

四、確保穩定之財務收入、擴大保險費費基、強化量能負擔精神

1.擴大納入高額獎金、股利所得、執行業務收入、租金收入、利息所得、兼職所得等項目為計算保險對象補充保險費之費基，並可適度調降現有保險費之費率，減輕一般大眾之負擔。

2.按雇主（投保單位）每月支出之薪資總額與其受僱者每月投保金額總額間之差額，計收雇主之補充保險費。

五、重要資訊公開透明，擴大民眾參與

1.明定全民健保重要事務之會議資訊、參與代表之利益揭露、特約醫事服務機構之財務報告與醫療品質資訊、保險病床設置比率及各特約醫院之保險病床數、重大違規資訊等，均應予以公開。

2.有關保險費率、保險給付範圍、年度醫療給付費用總額、醫療服務與藥物給付項目及支付標準、總額支付制度之推動、實施差額負擔之特殊材料項目等重要事項之研議，均有保險付費者代表參與，並得由全民健康保險會辦理公民參與活動，蒐集民意。

六、保障弱勢群體權益，減輕就醫部分負擔

1.凡經濟困難者、遭受家庭暴力受保護者、非有經濟能力但拒不繳納保險費者，於未繳清保險費或滯納金前，均不予暫停給付（控卡），以保障弱勢群體就醫之權益。

2.減免於醫療資源缺乏地區就醫之部分負擔；調降居家照護服務之部分負擔費用比率為 5%。

七、從嚴規定久居海外或新住民參加全民健保之條件

1.將現行「曾有」加保紀錄返國可立即加保之規定，修改為「最近

二年內曾有」加保紀錄。

2.對於首次返國設籍或重新設籍者，以及持有居留證件來臺居留者，除受僱者、政府駐外人員及其眷屬以外，均須俟設籍或居住滿 6 個月後，始得參加全民健保。

八、受刑人納入全民健保

澈底落實全民健保保障全民健康之精神，並兼顧受刑人之基本健康人權。

第三節　全民健康保險重要議題

壹、財政收支平衡

醫療照護是所謂「永不飽足的財貨」(non-satiable good)，越多反而越是不足 (More is less)，人民對於公共財的期望持續上升[45]，政府支出快速擴張，自 1989 年起，財政收支持續出現赤字，累積龐大債務餘額，可能造成未來子孫的財政負擔過重。全民健保自實施以來，即存有不少問題，以身分為依歸的保費補貼制度，即係極嚴重的問題，也是健保財政問題的一大根源，主要原因在於[46]：未能恪守社會保險財務應經由保費力求自足的原則，國家之補貼亦應具有正當理由，以及社會保險淪為政治買票的工具，而對特定職業給予特別補貼。

---

[45] 陳孝平，〈百年轉折看健保：「一代」的總結與「二代」的發軔〉，《社區發展季刊》，2011 年 3 月，第 133 期，頁 239。

[46] 郭明政，〈「二代健保法案論壇」會議紀錄之一──二代健保財務改革的合憲性探討〉，《月旦法學雜誌》，2011 年 4 月，第 191 期，頁 230。

　　全民健保並非社會救助措施，而係社會保險。實施以來，其財務結構受限於制度設計而未臻健全，影響健保之永續經營。因醫療科技的進步、新藥的開發，以及醫療給付範圍之擴大，醫療費用需相當的成長，以符所需。受到人口快速老化及民眾需求增加等因素之影響，健保的收入與支出，長期以來，都存在著 2% 以上的落差。保險費率未能依法適時調整，導致醫療給付增加，健保收入卻未能隨之成長的不合理現象，財務的壓力乃二代健保改革的驅動力。

一、抑制無效醫療與浪費

　　健康保險是第三人付費制度，醫病雙方都有可能不珍惜有限的醫療資源，而產生所謂的道德危機 (moral hazard)。國人對於醫療浪費的印象，在於「三多」：即看病次數多、拿藥多、檢查多，以及「不適當（需要）的醫療」：不適當檢查、手術、治療、用藥及無效醫療等。科技的進步使得重症患者得以延長生命，然常有治療徒勞無功的情況，臨床上稱此為「無效醫療」(medical futility)[47]。全民健保偏高的每人年平均就診次數、藥品處方率及藥品占醫療費用比率等指標，顯示我國民眾的醫療利用有改善空間。無效醫療最常見的是，長期使用呼吸器的植物人且占用有限的醫療床[48]，或癌末病患之家屬要求使用心肺復甦術 (CPR)、葉克膜（ECMO，體外循環維生系統）等。臺灣的加護病床密度，世界第一，每 10 萬人口近 31 床，是美國的 1.5 倍、日本的 7 倍；1 年使用葉克膜 1 千例，為美國的二分之一；慢性呼吸照護病床，13 年增加近 4 倍，

---

[47]　徐明儀、江蓮瑩，〈無效醫療議題之探討〉，《護理雜誌》，2014 年 2 月，第 61 卷第 1 期，頁 99。

[48]　臺灣呼吸器長期使用發展史，參吳清平、楊式興，〈臺灣呼吸器長期使用概況〉，《醫療爭議審議報導系列 51》，2012 年 11 月，頁 1–8。

長期依賴呼吸器患者一年的醫療費用,是一般民眾的 29 倍。

　　呼吸器利用是健保醫療費用較高的項目其中之一,健保署 2011 年 6 月 30 日的資料分析,呼吸器使用人數 30,271 人,人數占率 0.132%,使用醫療點數為 267.57 億點, 點數占率 5.09% 。 吳肖琪 2013 年 8 月至 2014 年 7 月的委託研究成果指出,我國 2001–2010 年呼吸照護人數增加 61%、呼吸照護中心增加 292%、呼吸照護病房增加 408%;住院費用由 2001 年 146.763 億點增至 2010 年 267.57 億點❹。

　　健保實施後, 臺灣每人每年平均門診就醫次數, 從 1995 年的 11.4 次到 2011 年的 15.1 次,較歐美先進國家為高;2017 年國人平均每年就醫次數仍高達 15 次,診所看病的病人,平均每人就醫次數也達 9 次❺。由於保險對象就醫成本低廉,或領有重大傷病證就醫免部分負擔,誘發對醫療服務之需求增加 。 臺灣重大傷病領證數 , 從 1995 年的 217,906 張,不斷攀升,到 2022 年 11 月 1 日止有效領證數破百萬,達 1,006,709 張❺,增加近 4 倍,致有「逛醫院」及異常大量領用藥品之情事,除造成醫療浪費外,甚有因藥物濫用,危及民眾健康❺。

---

❹　吳肖琪,《呼吸器依賴病人照護流向與照護品質——趨勢分析與醫院脈絡效果分析》,行政院國家科學委員會委託研究計畫,國立陽明大學衛生福利研究所。

❺　李伯璋,〈驚人的健保大數據〉,《自由時報電子報》,2017 年 10 月 27 日。

❺　《2022 年 10 月份全民健康保險業務執行季報告》,健保署,2022 年 11 月,頁 87。

❺　吳秀玲,〈醫療人權與正義——以健保實施對醫療人權之影響為論述中心〉,《金陵法學評論》,2013 年春季卷,南京師範大學法學院編,法律出版社,中國,2013 年 8 月,頁 277。

二、建立醫療科技評估機制

　　健康科技評估 (Health Technology Assessment, HTA) 是一個跨專業領域的分析，研究健康科技的研發、散播與使用，以及在醫療、社會、倫理、經濟的意涵❸。資源的分配受到總額預算及其分配、給付制度、支付制度、部分負擔等制度的影響，有些國家以經濟評估結果，作為分配醫療資源的依據，但卻容易流於功利主義，忽視弱勢族群的需要，故必要兼顧效率與公平正義。臺灣健保醫療資源分配正義之建立，除了應貫徹收支連動，考量整體健保財務健全、醫療費用給付合理成長、民眾付費能力與健保永續經營等因素，秉持分配正義之精神，建立合理的分配機制，調整急重難科別之支付標準，包括手術費與處置費，並落實提升護理人員之待遇福利，更應建立醫療科技評估機制，改善不當耗用醫療資源問題。

　　健保法第 72 條規定新增：「為減少無效醫療等不當耗用保險醫療資源之情形，保險人每年度應擬訂抑制資源不當耗用之改善方案，提健保會討論後，報主管機關核定。」賦與健保會資源配置之審議；在辦理醫療服務給付項目及支付標準之訂定時，「保險人得先辦理醫療科技評估，並應考量人體健康、醫療倫理、醫療成本效益及本保險財務；藥物給付項目及支付標準之訂定，亦同。」（健保法第 42 條第 2 項）

三、醫院大型化之檢討

　　我國健保實施後未落實轉診規定，由於就醫之可近性，大型醫學中心陸續成立或擴張，常見小病大醫情形。醫院不斷大型化，每千人急診

❸　李玉春、陳珮青合著，《醫療資源分配機制——世界經驗與省思》，醫療資源分配正義機制之建立第三波健保改革研討會，財團法人臺灣研究基金會、臺灣大學公共衛生學院主辦，2012 年 3 月 3 日，頁 10–15。

病床超過 6 床，為美國的 1 倍；住院病人每 3 人就有 1 人入住醫學中心，是美國的 3 倍❺❹，也是造成醫療資源浪費很大的原因。此外，醫療高科技設備、儀器、新藥之發明，誘發使用需求，支出增加幅度遠高過於收入面，健保收支無法平衡。

健保署棄守轉診原則，病人湧向醫學中心，造成基層萎縮近半，而醫學中心忙於門診及住院病人，疏忽應負擔的研究、教學、訓練及急重症醫療責任，導致醫學教育環境惡化❺❺。不經轉診結果，民眾小病任意往大醫院求診，雖負擔較高的部分負擔，但整體的醫療費用較小型醫院或診所高出甚多，而由全民買單；大醫院急診處常見人滿為患，病患須久候病床長達 48 小時，但有些病患病情輕微並不需急診，卻濫用醫療資源，使得嚴重病人病情遭到延誤，醫療權益無法確保。

四、科別人力失控

由於醫療資源過度與不當使用、過度用藥等問題，導致健保財務危機，健保局採取許多措施，控制醫療給付費用的成長，造成醫療資源大幅度地流向低風險、高支付的科別，造成內科、外科、婦科、兒科四大科，風險高、值班多、醫療糾紛多、給付點數低，陷入「四大皆空」的困境。急診壅塞情況嚴重，人力不足、工作超時，未獲合理報酬；病患須久候病床、延誤病情，民眾的醫療權益無法確保。監察院即點明健保給付厚洗腎及呼吸器依賴照護，薄待婦產科及兒科❺❻。

---

❺❹ 江東亮，〈錢永遠不夠用——全民健保的終極挑戰〉，《聯合報》，2012 年 10 月 2 日，第 D2 版。

❺❺ 黃達夫，〈立即規劃第三代健保〉，《中國時報》，2010 年 8 月 3 日，第 A16 版。

❺❻ 監察院，《我國全民健康保險制度總體檢調查報告》，2011 年 1 月 18 日。

貳、徵收補充保險費及調降健保費費率

一、補充保險費[57]

　　保險收入、保險成本與保險費率，係健保三要素；影響保險收入的因素，則有多種（如附表）。為維健保財務收支平衡，應掌握投保薪資、健保費率、減少醫療浪費此些影響健保財務之因子。健保法修法前以六類十四目計徵健保費，保費負擔公平性備受質疑；醫療資源不當使用的結果，保險支出快速成長，導致健保財務惡化，萌生難以為續之危機。

附表　保險收入內涵簡表

項目	保險費收入	影響保險收入因素
內涵	保險費收入（與費基極相關）	保險費率（一般、補充費率雙軌）
	保險費滯納金收入	保險費上限
	利息收入	平均眷口數
	公益彩券收入	高薪低報
	菸捐健康福利捐分配收入	欠費
	投資贏餘及其他業務外收入等	人口成長率等

註：作者製表

(一)新增徵收補充保險費之法源

　　二代健保新增「受刑人」一目，並增加勞、資及政府的負擔；另，以保險費基侷限在薪資、民眾之負擔欠缺公平性，於健保法第 31 條創設計收扣取補充保險費之法律依據，俾擴大保險費費基：利息、股利、執行業務所得、租賃所得、超過 4 個月薪資獎金收入，以及非投保單位薪

---

[57]　吳秀玲，《醫護健保與長照法規》，三民，第 2 版，2022 年 10 月，頁 240–243。

資所得等六種所得項目，採就源扣繳方式，第 1 年課徵 2% （目前 1.91%）的健保補充保險費，形成健保一般保險費及補充保險費雙軌制，不但各有不同費率及上下限規定，且主管機關在保險費率之調整權限上，亦有所不同。

㈡補充保險費之公平性與財源穩定性倍受質疑

健保補充保險費之課徵，立法過程未經審慎辯證妥思，正當性具爭議，其以選擇式之課徵，不無違反平等原則之疑慮，難謂對民眾之財產權並無侵害。由於保險費的負擔與民眾的財產支配能力相扣連，因此，保險費的費基與費率之規劃設計，不能無視於民眾的負擔能力，致使民眾無法維持其最低水準的基本生活，而侵損憲法明文保障人民的生存權❸。

㈢全民健康保險扣取及繳納補充保險費辦法

中央主管機關依健保法第 31 條第 3 項之授權，發布「全民健康保險扣取及繳納補充保險費辦法」（下稱扣取及繳納補充保險費辦法），補充保險費徵收對象，涵蓋部分經濟弱勢族群，新增補充保險費課徵對象，排除社會救助法規定之中低收入戶成員，身心障礙人士與 70 歲以上中低收入戶老人等經濟弱勢族群，如有各項補充保險費費基，仍需繳納補充保險費。據分析利息所得、租賃所得情況，約有三分之一為老人所持有，股利所得亦有近 15% 為老人所持有，而 65 歲以上老人其經濟能力及健康狀況，通常較差，對之課徵補充保險費恐違公平性原則。

---

❸　吳秀玲，〈全民健保財源籌措內涵變革之檢討——以健保徵收補充保險費為中心〉，「103 亞太區域研究學術研討會」，中山大學中國與亞太區域研究所，高雄市，2014 年 3 月 14–15 日。

1.限縮母法之適用

對於全民健保補充保險費之徵收，學者強烈批評，房屋承租人為自然人，不須代扣補充保費，並無任何依據即逕予限縮母法之適用；放任有高額所得者輕易規避保費課徵，牴觸量能原則，違反保費分配原理，有違平等原則之疑慮。學者認為，未經妥思倉促實施的短期尋求財務挹注措施，可能成為健保永續經營的最大危機，並直指徵收補充保費合憲性諸多疑義，難謂符合依法行政原則之法律保留原則與授權明確性原則，且有違平等原則之疑慮❺⑨。

全民健康保險一般保費及補充保險費形成雙軌制，不僅存在複式費率，上下限規定亦有所不同，就學理及行政執行角度來看，補充保險費並非好的健保財源，亦無法澈底解決健保財務問題，應持續推動三代健保——以家戶總所得為費基，可避免民眾藉由所得或投保身分轉換，達到規避的效果❻⓪。

2.分散或集中給付規避課徵

二代健保實施後，補充保費之徵收增加企業界很大負擔，因為除增加補充保費支出外，還要增加人力以協助扣繳作業，增加不少社會成本。補充保險費之制度設計，更可以透過分散或集中給付，規避補充保險費的課徵，對於民眾而言，即產生誘因，進而影響其行為。補充保險費之相關規定，背離中立性原則，有鼓勵民眾取巧之弊。

---

❺⑨　蔡維音，〈徵收補充保費之合憲性〉，《月旦法學雜誌》，2013 年 5 月，第127 期，頁 6–8。

❻⓪　韓幸紋，〈從學理及行政執行面探討保險對象補充保險費課徵之問題〉，《臺灣衛誌》，2013 年，第 32 卷第 1 期，頁 6–17。

3.修正補充保險費的課徵下限

健保補充保險費造成極深的民怨，且稽徵成本極高及耗費可觀的時間成本。由於社會上民眾、雇主對於補充保險費的課徵反彈及批評聲浪不斷，中央主管機關爰於 2014 年 7 月 21 日修正扣取及繳納補充保險費辦法，將補充保險費的課徵下限，從新臺幣 5 千元提高與基本工資相同，並於 2015 年 6 月 18 日再次修正，對於 5 千元以上未達 2 萬元之所得，回歸就源扣繳方式收取補充保險費，避免耗費整體社會資源，但修正條文尚未施行，補充保費扣取金額於 2015 年 12 月 2 日再度修正提高為 2 萬元之所得，自 2016 年 1 月 1 日施行。扣取及繳納補充保險費辦法嗣於 2019 年 4 月 2 日再度修正，配合兩稅合一設算扣抵制度廢除等由，刪除或修正相關文字等。

二、調降一般保險費及補充保險費

二代健保實施後，健保保險費與健保補充保險費兩種費率，在 2016 年 1 月 1 日起，又再次調降健保一般保險費費率自 4.91% 調降為 4.69%；健保補充保險費費率連動自 2% 調降為 1.91%，導致 2016 年起至 2020 年 4 月底止，年年保險收入不敷保險支出，收支無法平衡；其中，2018 年虧損 266.48 億元、2019 年虧損 336.6 億元，二年合計虧損 603.08 億元。故 2021 年 1 月 1 日一般保險費率調升為「5.17%」，補充保險費費率連動調升為「2.11%」。

參、全民健康保險會之組成及權責

全民健康保險會（以下稱健保會）為衛福部任務編組單位，置 39 位委員任期 2 年、健保會每月召開會議一次，必要時得召開臨時會議（全民健康保險會組成及議事辦法第 2 條第 1 項、第 5 條第 1 項、第 8 條第

1 項）。以會議方式辦理健保：1.保險費率之審議。2.保險給付範圍之審議。3.保險醫療給付費用總額之對等協議訂定及分配。4.保險政策、法規之研究及諮詢。5.其他有關保險業務之監理事項（健保法第 5 條第 1項）。健保會審議、協議訂定事項，應由主管機關核定或轉報行政院核定；其由行政院核定事項，並應送立法院備查（健保法第 5 條第 6 項）。

一、資訊公開／得辦公民參與活動

　　健保會於審議、協議本保險有關事項，應於會議 7 日前公開議程，並於會議後 10 日內公開會議實錄；於審議、協議重要事項前，應先蒐集民意，必要時，並得辦理相關之公民參與活動（健保法第 5 條第 3 項）。

二、健保總額支付制度與協商

　　健保每年度醫療給付費用總額，由主管機關於年度開始 6 個月前擬訂其範圍，經諮詢健保會後，報行政院核定（健保法第 60 條）。健保會應於各年度開始 3 個月前，在行政院核定總額範圍內，協議總額及其分配方式，報衛生福利部核定；不能於期限內協議訂定，由主管機關決定。健保會每年 9 月，進行次年度醫療給付費用總額協商（健保法第 61 條第 1 項）。

　　「總額支付制度（Global Budget System）」亦稱「總額預算制度」，控制醫療費用於預算範圍內的制度。健保法明訂應實施總額支付制度，由付費者與醫事服務提供者，就特定範圍的醫療服務，預先以協商方式，訂定未來一段期間內健康保險醫療服務總支出。總額支付制度報行政院核定；成長率在既有基期上，每年約以 5% 為上限，成長數百億元。2016 年健保醫療給付費用總額為 61,993.66 億元（成長率 4.9%）、2019年為 7,139.78 億元（成長率 4.2%）、2022 年為 82,006.62 億元（成長率3.32%），成長速度驚人，造成政府、雇主及民眾沉重的財政負擔，值得

檢討。

三、一般保險費率審議

　　健保法第 18 條被保險人及其每一眷屬之保險費率，應由保險人於健保會協議訂定醫療給付費用總額後 1 個月提請審議 （第 24 條第 1 項前段）。第 1 項之審議，應於年度開始 1 個月前依協議訂定之醫療給付費用總額，完成該年度應計之收支平衡費率之審議，報主管機關轉報行政院核定後由主管機關公告之。不能於期限內完成審議時，由主管機關逕行報行政院核定後公告（第 24 條第 3 項）。

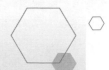

第二章

病人自主權益保障與安寧緩和醫療

病人自主權利法

安寧緩和醫療條例

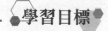

學習目標

1. 瞭解病人自主權益保障對象與預立醫療決定
2. 醫療照護諮商、醫療委任代理人之要件與權限
3. 健保憑證註記、病人拒絕醫療程序
4. 掌握安寧緩和醫療條例重點

第一節　病人自主權利法

　　醫師尊重病人的意願,「不強加人工延長生命的作為,讓生命回歸自然」,此種不加工延長生命的作法,乃歐美各國普遍承認的普世人權。病人自主權利法的核心精神,係為確保病人有「知情、選擇、拒絕醫療的權利」,很多臨終前的無效醫療,來自於家屬的不放手。

壹、病人自主權之意涵

醫療行為係高度侵犯個人人格權的行為，病人接受醫療時，其生命、身體有可能因醫療疏失或醫療機構院內感染控制處理不當，而遭受不可預測的傷害或死亡；而病患個人的自由、名譽或隱私，也有被侵犯之虞，故是否接受醫療或拒絕治療，應尊重病人之自主權❻。

病人自主權，係指「每一個患者對於有關自己身體權、生命權的醫療行為過程，皆有參與和依其個人價值觀，自發性的形成決策的權利」❺。為尊重病患之人性尊嚴，醫療行為的實施，除有特殊情況或規定外，醫師應事先對病患說明醫療行為之過程、內容及可能產生之結果，且獲得病患明確同意，使病患擁有自我決定權。

貳、立法目的與沿革

病人自主權利法（草案）立法院在 2015 年 12 月 18 日三讀通過，總統於 2016 年 1 月 6 日制定公布，全文 19 條。明定自公布後 3 年施行，即自 2019 年 1 月 6 日生效。病人自主權利法（以下稱病主法）第 1 條明揭立法目的：「為尊重病人醫療自主、保障其善終權益，促進醫病關係和諧」，特制定本法。病主法以病人醫療自主決定權為中心，除確保病人自主，明定關係人不得妨礙病人就醫療選項之決定，告知義務踐行之對象，亦以病人優先為原則。

---

❻ 吳秀玲，《醫護健保與長照法規》，三民，第 2 版，2022 年 10 月，頁 409-410。

❺ 鄭舜介，〈從病人自主權論當代生殖科技〉，《第一屆法學新秀論文獎得獎論文集》，中原大學財經法律學系，2001 年 9 月，頁 93。

病主法係亞洲第一部保障病人自主權利的專法，重病可拒絕急救自主善終，「不要再加工延長生命」，尊重病人的基本權利，保障醫療自主權[63]；符合病主法之規定，醫師終止、撤除急救，不負刑事與行政責任，因此所生的損害，除有故意或重大過失，不負賠償責任。病主法並於2019年6月12日修正公布第15、19條條文；2021年1月20日修正公布第10、19條條文，主要係配合民法修正成年年齡為18歲，將「20歲以上」修正為「成年」。

參、規範重點

一、主管機關及名詞定義

病主法所稱主管機關：在中央為衛生福利部；在直轄市為直轄市政府；在縣（市）為縣（市）政府（第2條）。

病主法第3條定義七項用詞：「一、維持生命治療：指心肺復甦術、機械式維生系統、血液製品、為特定疾病而設之專門治療、重度感染時所給予之抗生素等任何有可能延長病人生命之必要醫療措施。二、人工營養及流體餵養：指透過導管或其他侵入性措施餵養食物與水分。三、預立醫療決定：指事先立下之書面意思表示，指明處於特定臨床條件時，希望接受或拒絕之維持生命治療、人工營養及流體餵養或其他與醫療照護、善終等相關意願之決定。四、意願人：指以書面方式為預立醫療決定之人。五、醫療委任代理人：指接受意願人書面委任，於意願人意識昏迷或無法清楚表達意願時，代理意願人表達意願之人。六、預立醫療照護諮商：指病人與醫療服務提供者、親屬或其他相關人士所進行之溝通過程，商討當病人處於特定臨床條件、意識昏迷或無法清楚表達意願

---

[63]　〈重病可拒絕急救自主善終〉，《中國時報電子報》，2015年12月19日。

時，對病人應提供之適當照護方式以及病人得接受或拒絕之維持生命治療與人工營養及流體餵養。七、緩和醫療：指為減輕或免除病人之生理、心理及靈性痛苦，施予緩解性、支持性之醫療照護，以增進其生活品質。」

二、病人知情同意／應告知事項／簽具同意書

病主法第 4 條：「病人對於病情、醫療選項及各選項之可能成效與風險預後，有知情之權利。對於醫師提供之醫療選項有選擇與決定之權利（第 1 項）。病人之法定代理人、配偶、親屬、醫療委任代理人或與病人有特別密切關係之人（以下統稱關係人），不得妨礙醫療機構或醫師依病人就醫療選項決定之作為（第 2 項）。」

病人就診時，醫療機構或醫師應以其所判斷之適當時機及方式，將病人之病情、治療方針、處置、用藥、預後情形及可能之不良反應等相關事項告知本人。病人未明示反對時，亦得告知其關係人（病主法第 5 條第 1 項）。

病人接受手術、中央主管機關規定之侵入性檢查或治療前，醫療機構應經病人或關係人同意，簽具同意書，始得為之。但情況緊急者，不在此限（病主法第 6 條）。病主法施行細則第 5 條補充規定：「本法第六條所定同意，應以病人同意為優先，病人未明示反對時，得以關係人同意為之（第 1 項）。病人為限制行為能力人、受輔助宣告，或意思表示能力，顯有不足者，除病人同意外，應經關係人同意（第 2 項）。病人為無行為能力、意識昏迷或無法清楚表達意願者，應經關係人同意（第 3 項）。」

三、預立醫療決定及程序

具完全行為能力之人，得為預立醫療決定，並得隨時以書面撤回或變更之（病主法第 8 條第 1 項）。前項預立醫療決定應包括意願人於第

14 條特定臨床條件時，接受或拒絕維持生命治療或人工營養及流體餵養之全部或一部（同條第 2 項）。

㈠預立醫療決定 (Advance Decision, AD)

意願人為預立醫療決定，應符合下列三要件：1. 經醫療機構提供預立醫療照護諮商，並經其於預立醫療決定上核章證明。2. 經公證人公證或有具完全行為能力者二人以上在場見證。3. 經註記於全民健康保險憑證（病主法第 9 條第 1 項）。

㈡預立醫療照護諮商 (Advance Care Planning, ACP)

病主法第 9 條第 2 項規定：「意願人、二親等內之親屬至少一人及醫療委任代理人應參與前項第一款預立醫療照護諮商。經意願人同意之親屬亦得參與。但二親等內之親屬死亡、失蹤或具特殊事由時，得不參與。」

㈢提供預立醫療照護諮商醫療機構之資格條件／照護諮商團隊與諮商費用

1. 資格條件／經指定：提供預立醫療照護諮商之醫療機構，其資格、應組成之諮商團隊成員與條件、程序及其他應遵循事項之辦法，由中央主管機關定之（病主法第 9 條第 5 項）。提供預立醫療照護諮商之醫療機構管理辦法第 2 條規定：提供預立醫療照護諮商之機構須符合：「一般病床二百床以上」及「經醫院評鑑通過之醫院」，並由直轄市、縣（市）主管機關指定（第 1 項）；前項以外之醫院、診所具特殊專長，或位於離島、山地或其他偏遠地區，向直轄市、縣（市）主管機關申請並經同意者，得為諮商機構，提供預立醫療照護諮商，不受前項規定之限制（第 2 項）。

2. 醫療照護諮商團隊：醫療照護諮商機構應組成預立醫療照護諮商

團隊，至少包括下列人員：「一、醫師一人：應具有專科醫師資格。二、護理人員一人：應具有二年以上臨床實務經驗。三、心理師或社會工作人員一人：應具有二年以上臨床實務經驗。」（提供預立醫療照護諮商之醫療機構管理辦法第 4 條第 1 項）

　　3.經核准酌收諮商費用：諮商機構得經直轄市、縣（市）主管機關核准，酌收諮商費用（提供預立醫療照護諮商之醫療機構管理辦法第 9 條）。衛生福利部規定諮商費用最高 3,500 元，大部分醫院定在 2,500–3,500 元之間。

　　4.核章證明及限制：諮商機構於完成諮商後，應於決定書上核章交予意願人。但經諮商團隊判斷意願人具有心智缺陷而無意思能力，或非出於自願者，依本法第 9 條第 3 項規定，不得為核章證明（提供預立醫療照護諮商之醫療機構管理辦法第 6 條第 3 項）。提供預立醫療照護諮商之醫療機構，有事實足認意願人具心智缺陷或非出於自願者，不得為核章證明（病主法第 9 條第 3 項）。

四、醫療委任代理人之要件／限制／權限

　　醫療委任代理人，指「接受意願人書面委任，於意願人意識昏迷或無法清楚表達意願時，代理意願人表達意願之人。」（病主法第 3 條第 5 款）應以「成年且具行為能力之人為限」，並經其書面同意（病主法第 10 條第 1 項）。

　　意願人之受遺贈人、意願人遺體或器官指定之受贈人、其他因意願人死亡而獲得利益之人，除意願人之繼承人外，不得為醫療委任代理人（病主法第 10 條第 2 項），以避免利益衝突。

　　醫療委任代理人於意願人意識昏迷或無法清楚表達意願時，代理意願人表達醫療意願，其權限如下：1.聽取病主法第 5 條之告知。 2.簽具

病主法第 6 條之同意書。 3.依病人預立醫療決定內容，代理病人表達醫療意願（病主法第 10 條第 3 項）。醫療委任代理人有二人以上者，均得單獨代理意願人（同條第 4 項）；醫療委任代理人處理委任事務，應向醫療機構或醫師出具身分證明（同條第 5 項）。

五、預立醫療決定註記／更新註記

中央主管機關應將預立醫療決定註記於全民健康保險憑證（病主法第 12 條第 1 項）。意願人之預立醫療決定，於全民健康保險憑證註記前，應先由醫療機構以掃描電子檔存記於中央主管機關之資料庫（同條第 2 項）。經註記於全民健康保險憑證之預立醫療決定，與意願人臨床醫療過程中書面明示之意思表示不一致時，應完成變更預立醫療決定（同條第 3 項）。

六、病人拒絕醫療程序

㈠病人符合五臨床條件之一且預立醫療決定

病主法第 14 條第 1 項：「病人符合下列臨床條件之一，且有預立醫療決定者，醫療機構或醫師得依其預立醫療決定終止、撤除或不施行維持生命治療或人工營養及流體餵養之全部或一部：一、末期病人。二、處於不可逆轉之昏迷狀況。三、永久植物人狀態。四、極重度失智。五、其他經中央主管機關公告之病人疾病狀況或痛苦難以忍受、疾病無法治癒且依當時醫療水準無其他合適解決方法之情形。」本條各款，應由二位具相關專科醫師資格之醫師確診，並經緩和醫療團隊至少二次照會確認（本法第 14 條第 2 項）。

病主法第 14 條第 1 項第 1-4 款稱「所定末期病人」、「所稱不可逆轉之昏迷狀況」、「所稱永久植物人狀態」及「所稱極重度失智」，病主法施行細則第 10-14 條已作補充規定。

此外，衛福部於 2020 年 1 月 6 日公告訂定病主法第 14 條第 1 項第 5 款之「病人疾病狀況或痛苦難以忍受、疾病無法治癒且依當時醫療水準無其他合適解決方法之情形」，計有多發性系統萎縮症、囊狀纖維化症、亨丁頓氏舞蹈症、脊髓小腦退化性動作協調障礙、脊髓性肌肉萎縮症、肌萎縮性側索硬化症、裘馨氏肌肉失養症、肢帶型肌失養症、Nemaline 線狀肌肉病變、原發性肺動脈高壓及遺傳性表皮分解性水泡症等 11 類疾病；衛福部嗣於 2021 年 4 月 13 日公告，新增第 12 類「先天性多發性關節攣縮症」，為得適用病主法之疾病狀況或情形。

(二)醫療機構或醫師無法執行預立醫療決定之告知

醫療機構或醫師依其專業或意願，無法執行病人預立醫療決定時，得不施行之。前項情形，醫療機構或醫師應告知病人或關係人（病主法第 14 條第 3、4 項）；醫療機構或醫師不施行病人預立醫療決定時，應建議病人轉診，並提供協助（病主法施行細則第 16 條）。

(三)醫療機構或醫師執行預立醫療決定之免責

醫療機構或醫師依本條規定終止、撤除或不施行維持生命治療或人工營養及流體餵養之全部或一部，不負刑事與行政責任；因此所生之損害，除有故意或重大過失，且違反病人預立醫療決定者外，不負賠償責任（病主法第 14 條第 5 項）。

(四)執行預立醫療決定前之意願人確認／不予執行

病主法第 15 條明定：醫療機構或醫師對前條第 1 項第 5 款之病人，於開始執行預立醫療決定前，應向有意思能力之意願人確認該決定之內容及範圍。另，病主法施行細則第 7 條第 1 項規定：「醫療委任代理人不為本法第十條第三項第三款代理意願人表達醫療意願，或經醫療機構確認無法聯繫時，意願人之預立醫療決定，不予執行。」

第二節　**安寧緩和醫療條例**

壹、立法目的與沿革

現代社會醫療科技突飛猛進及新藥之開發，帶給人類無窮的希望，但也衍生無限道德上之困擾，往往使得病人無法善終，剝奪病人和平死亡的權利，致須制定安寧緩和醫療條例保障末期病人權益。

我國於 2000 年 6 月 7 日制定公布「安寧緩和醫療條例」並施行，對於「罹患嚴重傷病，經醫師診斷認為不可治癒，且有醫學上之證據，近期內病程進行至死亡已不可避免者」，可在符合同意之要件下，施予緩解性、支持性之醫療照護，或不施行心肺復甦術，以減輕或免除末期病人之痛苦。末期病人得立意願書選擇安寧緩和醫療，即享有安寧緩和醫療的決定權。

安寧緩和醫療條例於 2002 年、2011 年 1 月修正時增訂原施予之心肺復甦術，得予終止或撤除；賦與最近親屬撤除心肺復甦術之同意權，並經該醫療機構之醫學倫理委員會審查通過後，予以終止或撤除心肺復甦術（已再修正刪除）。修正規定引發學界質疑，認為未能完全尊重末期病人之自主權[64]，應從醫學專業或倫理觀念或醫療經濟角度，作出終止或撤除心肺復甦術決定，誠為醫療正義之難題。本條例復於 2013 年 1 月 9 日再次修正，將原施予之心肺復甦術或維生醫療，得予終止或撤除之

---

[64]　盧映潔、陳信如合著，〈論病患之最近親屬拒絕或撤除心肺復甦術的同意權爭議——以新修正「安寧緩和醫療條例」為評析〉，《月旦法學雜誌》，2012年 6 月，第 205 期，頁 193–207。

要件，放寬為「得僅由一位最近親屬出具同意書即可」，而不需由親屬一致共同簽署終止或撤除心肺復甦術同意書，並刪除「應經該醫療機構之醫學倫理委員會審查通過」之規定。本次修正理由明揭：美國醫學會、美國胸腔學會、英國醫學會皆明確表示，在末期病人的醫病脈絡中，「不施行心肺復甦術或維生醫療」與「撤除心肺復甦術或維生醫療」，二者沒有倫理上的差別。「終止或撤除心肺復甦術」並無高於「不施行心肺復甦術」的倫理爭議或風險。原條文終止或撤除維生醫療的規定，較不施行維生醫療嚴格許多，使醫生在決定是否為病人實施維生醫療時有所怯步。安寧緩和醫療條例最近一次修正公布，為 2021 年 1 月 20 日修正第 5 條條文，主要係配合民法修正成年年齡為 18 歲，爰將「二十歲以上」修正為「成年」。

貳、規範重點

一、主管機關與名詞定義

　　安寧緩和醫療條例第 2 條：「本條例所稱主管機關：在中央為行政院衛生署；在直轄市為直轄市政府；在縣（市）為縣（市）政府。」

　　「本條例專用名詞定義如下：一、安寧緩和醫療：指為減輕或免除末期病人之生理、心理及靈性痛苦，施予緩解性、支持性之醫療照護，以增進其生活品質。二、末期病人：指罹患嚴重傷病，經醫師診斷認為不可治癒，且有醫學上之證據，近期內病程進行至死亡已不可避免者。三、心肺復甦術：指對臨終、瀕死或無生命徵象之病人，施予氣管內插管、體外心臟按壓、急救藥物注射、心臟電擊、心臟人工調頻、人工呼吸等標準急救程序或其他緊急救治行為。四、維生醫療：指用以維持末期病人生命徵象，但無治癒效果，而只能延長其瀕死過程的醫療措施。

五、維生醫療抉擇：指末期病人對心肺復甦術或維生醫療施行之選擇。

六、意願人：指立意願書選擇安寧緩和醫療或作維生醫療抉擇之人。」

（同條例第 3 條）

二、不施行心肺復甦術或維生醫療要件

安寧緩和醫療條例第 7 條規定：「不施行心肺復甦術或維生醫療，應符合下列規定：一、應由二位醫師診斷確為末期病人。二、應有意願人簽署之意願書。但未成年人簽署意願書時，應得其法定代理人之同意。未成年人無法表達意願時，則應由法定代理人簽署意願書（第 1 項）。前項第一款之醫師，應具有相關專科醫師資格（第 2 項）。」

三、健保卡註記意願

安寧緩和醫療條例第 6 條之 1 規定：「經第四條第一項或第五條之意願人或其醫療委任代理人於意願書表示同意，中央主管機關應將其意願註記於全民健康保險憑證（以下簡稱健保卡），該意願註記之效力與意願書正本相同。但意願人或其醫療委任代理人依前條規定撤回意願時，應通報中央主管機關廢止該註記（第 1 項）。前項簽署之意願書，應由醫療機構、衛生機關或受中央主管機關委託之法人以掃描電子檔存記於中央主管機關之資料庫後，始得於健保卡註記（第 2 項）。經註記於健保卡之意願，與意願人臨床醫療過程中書面明示之意思表示不一致時，以意願人明示之意思表示為準（第 3 項）。」

四、末期病人利益與最近親屬範圍

安寧緩和醫療條例第 7 條規定：「末期病人無簽署第一項第二款之意願書且意識昏迷或無法清楚表達意願時，由其最近親屬出具同意書代替之。無最近親屬者，應經安寧緩和醫療照會後，依末期病人最大利益出具醫囑代替之。同意書或醫囑均不得與末期病人於意識昏迷或無法清楚

表達意願前明示之意思表示相反（第 3 項）。前項最近親屬之範圍如下：
一、配偶。二、成年子女、孫子女。三、父母。四、兄弟姐妹。五、祖
父母。六、曾祖父母、曾孫子女或三親等旁系血親。七、一親等直系姻
親（第 4 項）。」

五、終止或撤除心肺復甦術或維生醫療

　　本條例第 7 條第 5 項、第 6 項明定：「末期病人符合第一項至第四項
規定不施行心肺復甦術或維生醫療之情形時，原施予之心肺復甦術或維
生醫療，得予終止或撤除（第 5 項）。第三項最近親屬出具同意書，得以
一人行之；其最近親屬意思表示不一致時，依第四項各款先後定其順序。
後順序者已出具同意書時，先順序者如有不同之意思表示，應於不施行、
終止或撤除心肺復甦術或維生醫療前以書面為之（第 6 項）。」

六、告知義務與病歷保存

　　「醫師應將病情、安寧緩和醫療之治療方針及維生醫療抉擇告知末
期病人或其家屬。但病人有明確意思表示欲知病情及各種醫療選項時，
應予告知。」（同條例第 8 條）本條所稱「家屬」，依本條例施行細則第
7 條規定：「指醫療機構實施安寧緩和醫療或提供維生醫療抉擇時，在場
之家屬。」

　　「醫師應將第四條至前條規定之事項，詳細記載於病歷；意願書或
同意書並應連同病歷保存。」（同條例第 9 條）醫師違反本條者，依同條
例第 11 條之規定，處新臺幣 3 萬元以上 15 萬元以下罰鍰。

參、罰則與檢討

　　醫師違反安寧緩和醫療條例第 7 條規定者，處新臺幣 6 萬元以上 30
萬元以下罰鍰，並得處 1 個月以上 1 年以下停業處分或廢止其執業執照

（同條例第 10 條）。醫師違反第 9 條規定者，處新臺幣 3 萬元以上 15 萬元以下罰鍰（同條例第 11 條）。「末期病人」的定義寬鬆，可能使生命並非末期的器官衰竭病患喪失救治機會，也可能開殺人方便之門，稱為「契子理論」或「滑坡理論」，表面上係維護生命尊嚴，實際上可能為謀財害命、節省醫療費用、爭執遺產，欲促病人早死，故有所謂「假面具理論」之隱憂❺。

安寧緩和醫療條例並未允醫師以積極方式，給予藥物或注射結束末期病患生命，鑑於安詳的去世是重要人權，故有「積極安樂死」應合法化之倡議❻。美國有數個州、荷蘭、比利時、澳洲、紐西蘭等國，已有安樂死合法化法案，值為借鏡。有鑑於我國有難以數計的病人，因立法制度的不備而處於「求生不得，求死不能」之痛苦深淵，立法院 2020 年上半會期由部分立法委員提出的「尊嚴善終法」（草案）❼，可謂我國尊嚴死法制的一大邁進❽。

肆、安寧緩和醫療條例與病人自主權利法之差異

安寧緩和醫療條例適用對象限於末期病人，得書立意願書或預立醫療決定之資格者等，與 2016 年 1 月 6 日制定公布，2019 年 1 月 6 日施

---

❺ 甘添貴，〈緩和醫療行為之適法性〉，《刑事案例評析》，瑞興圖書公司，1999 年 1 月，頁 123-124。

❻ 邱忠義，〈新修正「安寧緩和醫療條例」之安樂死尊嚴死評析〉，《軍法專刊》，2011 年 4 月，第 57 卷第 2 期，頁 99-120。

❼ 立法院民眾黨黨團擬具「尊嚴善終法」草案，2020 年 3 月 13 日，立法院第 10 屆第 1 會期第 4 次會議議案關係文書。

❽ 吳秀玲，《醫護健保與長照法規》，三民，第 2 版，2022 年 10 月，頁 427-437。

行之病人自主權利法，規定內容有相異之處。由於病人自主權利法揭櫫以病人為中心，對於醫病關係及告知後同意原則、僅病人有拒絕醫療的權限等，擴張病人的善終權，相較於安寧緩和醫療條例乃屬特別規定，爰請留意安寧緩和醫療條例與病人自主權利法的主要差異。

一、保障對象範圍不同

按病人自主權利法除末期病人，另有四大類保障對象：㈠處於不可逆轉之昏迷狀況；㈡永久植物人狀態；㈢極重度失智；㈣其他經中央主管機關公告之病人疾病狀況或痛苦難以忍受、疾病無法治癒且依當時醫療水準無其他合適解決方法之情形（病人自主權利法第 14 條第 1 項），且應由二位具相關專科醫師資格之醫師確診，並經緩和醫療團隊至少二次照會確認（同條第 2 項）。

二、程序繁簡有異

簽署預立安寧緩和醫療暨維生醫療抉擇意願書時，只須簽署人及二位見證人共同填寫；而病人自主權利法保障之「預立醫療決定」，須由醫療機構先進行「預立醫療照護諮商」程序，並註記於健保憑證上（病人自主權利法第 9 條第 1 項）。

三、得不施行／免責規定

醫療機構或醫師依其專業或意願，無法執行病人預立醫療決定時，得不施行之；但醫療機構或醫師應告知病人或關係人（病人自主權利法第 14 條第 3、4 項）。醫療機構或醫師依病人自主權利法第 14 條第 1 項規定終止、撤除或不施行維持生命治療或人工營養及流體餵養之全部或一部，不負刑事與行政責任；因此所生之損害，除有故意或重大過失，且違反病人預立醫療決定者外，不負賠償責任（病人自主權利法第 14 條第 5 項）。

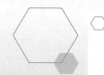

第三章
傳染病防治及人類免疫缺乏病毒傳染防治

傳染病防治法
人類免疫缺乏病毒傳染防治及感染者權益保障條例

學習目標

1. 認識傳染病防治之重要性及法令之整備
2. 瞭解人類免疫缺乏病毒傳染之危害
3. 判斷限制自由之必要性與尊重隱私

第一節　傳染病防治法

在不同的年代，有不同的生活環境及醫療水準，各有令人聞之色變之傳染疾病，造成人類大量傷亡的慘痛歷史，傳染病之防治乃各國無法忽視之課題。我國於 1944 年 12 月 6 日國民政府即制定公布傳染病防治條例，作為執行傳染病防治工作之依據，1999 年 6 月 23 日修正名稱為傳染病防治法及全文。 為因應新興之流行疾病， 2002 年 1 月 30 日及 2004 年 1 月 20 日大幅度的增、修並公布，以利適用；嗣於 2006 年至

2019 年 6 月 19 日又為 9 次修正。

傳染病的爆發，隨著飛航、運輸設備的快速嶄新發展，不斷地擴大其影響國界及範圍，近數十年來，愛滋病、SARS❶、H1N1 新型流感、2014 年 3 月西非爆發伊波拉病毒感染❷的大流行，已造成 9 個國家累計 3 千多人死亡；2015 年上半年，南韓中東呼吸症候群冠狀病毒感染症 (MERS-CoV) 疫情❸，亦急速擴散，造成多人死亡。民眾的醫療人權、健康自主權益與公共利益之維護，如何取得其平衡；國家在藥物方面的管理責任，以及新興傳染病如何積極有效的防治等，是 21 世紀的國家必須面對之重要課題。

傳染病的傳染途徑和方式，日趨複雜，除造成世界的流行、恐慌與大量民眾的死亡，也連帶影響到各國的經濟發展。世界有高達 80% 以上的人口，其經濟能力並無法負擔高價位的藥物支出，對於傳染病所造成的生存嚴重威脅，並無法以自力救濟。2014 年 3 月，西非許多國家正經

---

❶ 2003 年 3 月 15 日世界衛生組織 (WHO) 正式將 SARS 定名為「嚴重急性呼吸道症候群」(Severe Acute Respiratory Syndrome)。

❷ 伊波拉病毒感染為伊波拉病毒所引起的嚴重急性疾病，其初期症狀為突然出現高燒、嚴重倦怠、肌肉痛、頭痛與咽喉痛等，接著出現嘔吐、腹瀉、皮膚斑點狀丘疹與出血現象。重症者常伴有肝臟受損、腎衰竭、中樞神經損傷、休克併發多重器官衰竭。人與人之傳染，因直接接觸到被感染者或其屍體之血液、分泌物、器官、精液；或間接接觸被感染者體液污染的環境而感染。至今尚未有藉由空氣微粒 (aerosols) 傳播的案例報告。衛生福利部疾病管制署網址：http://www.cdc.gov.tw/diseaseinfo.aspx。

❸ 南韓聯合新聞通訊社報導，韓國中東呼吸症候群確診患者達 64 例，在全球出現患者的國家中，確診患者人數在沙烏地阿拉伯 1,019 例，阿拉伯聯合大公國 76 例之後，排名第 3。〈MERS 南韓擴散快　氣候有利病毒滋長〉，《中央社電子報》，2015 年 6 月 7 日。

歷自 1976 年非洲首度爆發伊波拉病毒 (Ebola Virus) 感染以來，最嚴重的疫情，個案之致死率平均約 50%，根據世界衛生組織 (WHO) 的統計，迄 2014 年 9 月 28 日止已有 7,178 起確認病例，其中 3,338 人喪生（含 216 名醫護）❹，死亡率達 46.5%❺。

2019 年 12 月中國湖北省武漢市爆發「新型冠狀病毒」引發的肺炎（俗稱「武漢肺炎」），確診病例暴增，並引發全世界大流行。世界衛生組織嗣於 2020 年 2 月 11 日將此致命的「新型冠狀病毒」，於瑞士日內瓦的全球研究與創新論壇上，正式命名 「COVID-19」 (Corona Virus Disease)，截至 2022 年 11 月 18 日止，全球確診人數逾 6 億 4,198.9 萬人，662.1 萬人死亡；美國確診人數 1 億 10.8 萬人，110.1 萬人死亡；我國確診人數 813 萬人，13,848 人死亡❻。

1958 年猴痘病毒 (Monkeypox Virus) 首次從研究用猴子身上被發現，該病被命名為「猴痘」，人類感染猴痘病毒最早的個案是 1970 年在剛果民主共和國的一名 9 個月男孩。2022 年 5 月中旬，歐洲含英國、法國、比利時等，更爆「猴痘」(Monkeypox) 疫情，迅速在全球擴散。世界衛生組織 (WHO) 在 2022 年 7 月 23 日宣布，猴痘疫情列為 「國際關

---

❹ 〈半年 3338 死　病患每 20 天翻倍〉，《蘋果日報》，2014 年 10 月 3 日，第 28 版。

❺ 吳秀玲，〈從依波拉病毒的襲擊談新興傳染病的防治責任〉，第五屆海峽兩岸醫藥法學術研討會，江蘇省南京市南京中醫藥大學經貿管理學院，中國大陸，2014 年 10 月 25 日。

❻ 〈全球新型冠狀病毒的疫情〉，《PRIDE 政策研究指標資料庫》，財團法人國家實驗研究院科技政策研究與資訊中心，2022 年 11 月 18 日，https://pride.stpi.narl.org.tw/index/graph¬world/detail/4b1141ad70bfda5f0170e64424db3fa3。

注公共衛生緊急事件」(PHEIC)；我國在 2022 年 6 月 23 日公告，新增「猴痘」為第二類法定傳染病❼。據世界衛生組織 (WHO) 截至 2022 年 9 月 21 日統計，全球猴痘已在 105 國現蹤，通報確診病例突破 64,234 起❽。

壹、公共衛生治理與新興傳染病

傳染病造成健康風險與危害問題，從人權保障論點出發，藉課予國家保護或治療義務，以降低危害及落實醫療人權，尊重與保護個人醫療自主權，肯認個人享有生命、健康與隱私等權利。醫療健康系統之功能，非僅止於提供健康照護，更應尊重社會價值與人性尊嚴，因此，除確保國民享有醫療資源外，應須注重國家如何提供醫療服務，以及病患如何被對待❾。

在古老的聖經及古蘭經上，記載人類對抗麻瘋病❿的歷史；三千多年前的古埃及文明，亦提及天花，針對此些古老疾病，各國已逐漸建立防治措施。17、18 世紀，鼠疫、天花、霍亂在國際間流竄，致各國的公共衛生防禦系統遭受潰擊，藉由檢討機制，使全球公共衛生治理蓬勃發展。17 世紀中葉，英國發生四次霍亂大流行，超過萬人死亡，引起社會

---

❼　衛生福利部 2022 年 6 月 23 日衛授疾字第 1110100867 號公告。

❽　〈猴痘全球確診達 64234 例／死亡 26 例　傳播方式、全球疫情現況、QA 一次看〉，台灣英文新聞，2022 年 9 月 23 日。

❾　陳鵬元，〈愛滋病防治減害基礎初探──以人權保障為依版〉，《醫事法學》，2014 年 6 月，第 21 卷第 1 期，頁 20–21。

❿　蘇惠卿，〈疾病歧視與人權侵害──以漢生病友人權之侵害及回復為例〉，第三屆海峽兩岸醫藥法學術研討會，南京師範大學泰州學院，中國大陸，2012 年 10 月 21 日–22 日，頁 58–67。

極度恐慌，為有效應對，英國於 1848 年通過公共衛生法，此為世界第一部以公共衛生命名，明定由國家強制力介入公共衛生領域的法律，是一項創新的策略。德國首相俾斯麥則進行社會福利體質大改革，頒布疾病保險法。

1918 年第一次世界大戰剛結束，即發生流感的世界大流行，在美國其致死率達 5%，並導致美國人平均壽命下降 10 年。流感傳播至西班牙，造成 800 萬人死亡；流感大流行與國家的財政狀況極相關，涉及防控資源的獲得與否。1951 年世界衛生組織 (WHO) 頒布「國際公共衛生規章 (ISR)」，係聯合國體系下第一個以國際法形式規制傳染病傳播的法規；「國際公共衛生規章」在 1969 年修訂為「國際衛生條例 (IHR)」，「國際衛生條例」基本上，承繼「國際公共衛生規章」的宗旨，以防止傳染病在國際間擴散為前提❶。

一、SARS 疫情

2003 年 2 月 26 日越南河內一位美國商人因感染類似肺炎發病就醫，經送往香港治療後死亡；緊接著香港、越南、大陸、新加坡、加拿大多倫多等地，陸續出現非典型肺炎合併有呼吸道感染之案例，2003 年 3 月臺灣也證實出現首位感染者。2003 年 3 月 15 日世界衛生組織 (WHO) 正式將之定名為「嚴重急性呼吸道症候群」 (Severe Acute Respiratory Syndrome)，簡稱為「SARS」。

SARS 於 2002 年秋末冬初即在中國廣東省的廣州、佛山和河源地區發生，但未能判知病原，當地衛生機構亦未能及時警覺其嚴重性採取有

---

❶　曾瑞聲、林雄輝，〈論全球公共衛生治理機制的演變〉，《治未指錄：健康政策與法律論叢》，中華民國健康政策與法律學會，2014 年 1 月，第 2 期，頁 15–16。

效控制對策，致 SARS 病毒跨出省份、越過國界快速傳染，全球 27 個國家有病例發生。根據世界衛生組織統計 2002 年 11 月 1 日至 2003 年 7 月 3 日資料，全球 SARS 可能病例累計數為 8,439 例，其中大陸 5,327 例、香港 1,755 例、臺灣 674 例；死亡人數達 812 人，大陸為 348 人、香港 298 人，而臺灣則有 84 人死亡❶❷。

二、臺灣 SARS 疫情

臺灣 SARS 疫情首例係於 2003 年 2 月 25 日發現，接續的病例報告，均為境外移入病例，惟因院內感染預防措施未予落實，4 月下旬起，臺北市立和平醫院、私立仁濟醫院、臺大醫院、高雄長庚紀念醫院、關渡醫院及陽明醫院等陸續爆發 SARS 院內感染，造成一定規模的地區性傳播個案；A 級隔離（醫護人員、親友、同學、同事等）人數達 5 萬人以上，B 級隔離（疫區回國）人數逾 8 萬人，影響範圍深廣。

隨著 SARS 疫情的快速擴散，臺灣面臨了前所未有的挑戰與衝擊，重創國內公衛體系及現行醫療健保制度，也衍生了一連串的法律問題，如封院、強制隔離治療、居家隔離、搭乘公共交通工具全面戴口罩、全民量體溫、徵用民間物資之適法性等問題。

SARS 疫情流行期間，由於資訊不足，人民陷於隨時可能面對死亡之極度恐懼中經貿的停滯或萎縮，整體社會的損失難以估計。歷經 3 個多月的驚亂，SARS 在政府、醫事人員的努力及全民的配合下，防治工作呈現成效。臺灣先於 2003 年 6 月 17 日從「旅遊警示區」除名，嗣於

---

❶❷　洪維謙，《從全球 SARS 疫情的衝擊論我國防疫觀念與政策的改變》，東海大學公共事務碩士學程在職進修專班碩士論文，2004 年 2 月；〈SARS 病毒感染重要資料彙編〉，《嚴重急性呼吸道症候群 SARS 防疫專刊》，行政院疾病管制局出版，2003 年 8 月 15 日。

7 月 5 日從 SARS 疫區除名（WHO 網站公布最新 SARS 疫情，以加註 *
方式，於 4 月 14 日將臺灣、美國及倫敦同列感染區），進入所謂「後
SARS 時期」，著力於防治策略、方法、組織、法令之檢討與修正。

三、新型冠狀病毒 (COVID-19)

㈠緣起與影響

1.中國爆發新型冠狀病毒肺炎引發全世界大流行

2019 年 12 月中國湖北省武漢市爆發「新型冠狀病毒」引發的肺炎
（俗稱「武漢肺炎」），確診病例暴增，並引發全世界大流行。世界衛生
組織遲至 2020 年 1 月 30 日根據國際衛生條例 (IHR) 召開緊急委員會
議，宣布新型冠狀病毒肺炎疫情構成「國際關注公共衛生緊急事件」
(Public Health Emergency of International Concern, PHEIC)。

世界衛生組織嗣於 2020 年 2 月 11 日將此致命的「新型冠狀病毒」，
於瑞士日內瓦的全球研究與創新論壇上，正式將該病毒命名「COVID-19」
(Corona Virus Disease)：「CO」取自「Corona」（冠狀）、「VI」來自
「Virus」（病毒）、「D」為「Disease」（疾病），「19」則是病毒爆發年份
2019 年❸；並呼籲全球將該病毒視為「頭號公敵」❹。

2020 年年初以來，全球疫情不斷擴大、倍增，各國封城、鎖國，影
響全球經濟至深且鉅。截至 2022 年 11 月 18 日止，全球確診人數逾 6 億
4,198.9 萬人，662.1 萬人死亡；美國確診人數 1 億 10.8 萬人，110.1 萬人
死亡；我國確診人數 813 萬人，13,848 人死亡❺。

---

❸　〈新冠病毒命名 COVID-19〉，2020 年第 7 期，《亞洲週刊》，2020 年 2 月
　　17 日。

❹　〈肺炎疫情：世衛組織解釋正式命名新冠肺炎為「COVID-19」緣由〉，
　　2020 年 2 月 12 日，BBC NEWS／中文。

2. 我國制定特別法──嚴重特殊傳染性肺炎防治及紓困振興特別條例

為有效防治嚴重特殊傳染性肺炎 (COVID-19)，維護人民健康，我國於 2020 年 1 月 15 日將「COVID-19」列為第五類法定傳染病，且為因應「COVID-19」疫情對國內經濟、社會之衝擊，2020 年 2 月 25 日制定公布嚴重特殊傳染性肺炎防治及紓困振興特別條例，並於 2020 年 4 月 21 日修正，施行期間溯自 2020 年 1 月 15 日起，並限期至 2021 年 6 月 30 日截止（已修正延長施行期間至 2023 年 6 月 30 日）；但第 12 條至第 16 條提高罰鍰金額及新增刑責部分，自公布日施行。本特別條例原定經費上限新台幣 600 億元，修法追加至 2,100 億元，再次修正提高至 8,400 億元，以應防治及紓困振興措施所需。

(二)嚴重特殊傳染性肺炎防治及紓困振興特別條例立法重點

嚴重特殊傳染性肺炎防治及紓困振興特別條例對於執行嚴重特殊傳染性肺炎之防治、醫療、照護工作者，以及受該傳染病影響而發生營運困難之產業、事業、醫療（事）機構、從業人員，政府依本特別條例、傳染病防治法第 53 條或其他法律規定，發給相關之補貼、補助、津貼、獎勵及補償。受隔離者、檢疫者及為照顧之家屬，符合一定條件得申請防疫補償。

對於醫事人員及防治工作者給予補助及津貼；明定應隔離、檢疫之相關給薪、給假及防疫補償規定；政府得徵用、調用防疫物資之生產設備及原物料；訂定企業紓困與振興措施，以及較傳染病防治法更高的相

---

⑮ 〈全球新型冠狀病毒的疫情〉，《PRIDE 政策研究指標資料庫》，財團法人國家實驗研究院科技政策研究與資訊中心，2022 年 11 月 18 日，https://pride.stpi.narl.org.tw/index/graph-world/detail/4b1141ad70bfda5f0170e64424db3fa3。

關罰鍰或刑責規定。

1.對醫事人員及防治工作者之補助及津貼

主管機關應給予執行防治、醫療、照護之醫事人員補助或津貼，慰勉其辛勞。執行防治工作者若因而感染嚴重特殊傳染性肺炎致傷病、身心障礙或死亡，政府給予補償、補助各項給付或子女教育費用。

2.隔離、檢疫之相關給薪、給假及防疫補償規定

經主管機關認定應接受居家（集中）隔離或檢疫者，雇主應給予防疫隔離假，不得視為曠職、強迫以事假或其他假別處理，亦不得扣發全勤獎金、解僱或為其他不利處分。為照顧生活不能自理之受隔離、檢疫之家屬而請假者，亦同。雇主違反規定，處新臺幣 5 萬元以上 100 萬元以下之罰鍰。

3.徵用、調用防疫物資之生產設備及原物料

為解決防疫物資需求問題，政府得徵用或調用防疫物資之生產設備及原物料，並給予適當補償。拒絕、規避或妨礙者，處新臺幣 5 萬元以上 100 萬元以下之罰鍰。若對經主管機關公告之防疫器具、設備、藥品、醫療器材或其他防疫物資哄抬價格或無正當理由囤積而不銷售，將遭處 5 年以下有期徒刑，得併科新臺幣 500 萬元以下罰金。未遂犯亦罰之。

4.中央流行疫情指揮中心指揮官之權限及相關防疫規定

中央流行疫情指揮中心成立期間，若廣播電視事業、衛星廣播電視事業因配合防疫需要，受指定播放防疫資訊或節目，主管機關得放寬廣告時間，使其不受相關法規限制。為控制疫情需要，得實施必要之應變處置命令或措施，違反前述命令或措施者，處新臺幣 5 萬元以上 100 萬元以下之罰鍰。

5.企業紓困與振興措施

為紓緩產業因本次疫情所受之損失及營運困難，主管機關得視各產業、事業之特性、營業型態及需求等評估提供適當的紓困、補貼及振興措施。醫療機構如因配合中央流行疫情指揮中心防疫需要而停診，政府亦應提供適當補償。

6.行政刑罰／行政罰鍰

⑴罹患或疑似罹患嚴重特殊傳染性肺炎，而不遵守各級衛生主管機關指示，有傳染於他人之虞者，處 2 年以下有期徒刑、拘役或新臺幣 20 萬元以上 200 萬元以下罰金。

⑵散播有關疫情之謠言或不實訊息，足生損害於公眾或他人者，處 3 年以下有期徒刑、拘役或科或併科新臺幣 300 萬元以下罰金。

⑶違反隔離措施或檢疫措施者，各處新臺幣 20 萬元以上 100 萬元以下罰鍰或新臺幣 10 萬元以上 100 萬元以下罰鍰。

貳、傳染病防治重點

為落實傳染病防治工作，有效防範院內感染事件之再起，以維護國民健康，傳染病防治法於 2004 年 1 月 20 日修正，條文自原 47 條增訂為 75 條，納入嚴重急性呼吸道症候群防治及紓困暫行條例部分條文內容，並就原有條文大幅翻修。除將 SARS 由指定傳染病，修正為第一類傳染病，並課予醫療機構、醫事人員、地方主管機關、學術或研究機構人員若干應配合之作為或不作為義務；另就防治體系加以補充，增訂「傳染病防治」、「檢疫措施」專章。傳染病防治法於 2007 年 7 月 18 日再次大幅修正，全文 77 條；2009 年 1 月、2013 年 6 月 19 日、2015 年 12 月 30 日、2018 年 6 月 13 日及 2019 年 6 月 19 日再作修正。

一、傳染病防治法修正重點摘述

㈠明定中央目的事業主管機關

內政、外交、財政、教育、法務、經濟、交通、大陸事務、環境保護、農業、勞動、新聞及廣播電視、海巡主管機關，以及其他有關機關，配合及協助辦理傳染病防治之事項（傳染病防治法第 6 條）。

㈡更正錯誤、不實訊息

修正傳染病防治法第 9 條規定，利用傳播媒體發表傳染病流行疫情或中央流行疫情指揮中心成立期間防治措施之相關訊息，有錯誤、不實，致嚴重影響整體防疫利益或有影響之虞，經主管機關通知其更正者，應立即更正。本條於 2007 年 7 月 18 日修正時，規範的對象為「各醫事機構、學術或研究機構及其所屬人員，或傳播媒體」，對其發表之傳染病訊息或傳播媒體報導流行疫情，有錯誤或不實，經主管機關通知其更正者，應立即更正。惟為兼顧國民健康權益及言論表意自由，2013 年爰修正本條適用範圍為「利用傳播媒體」；而所謂「嚴重影響整體防疫利益或有影響之虞」，係指所發表之錯誤訊息，將造成社會大眾不必要之恐慌，或不利於主管機關推展相應之防治措施。

㈢傳染病防治醫療網

中央主管機關得建立傳染病防治醫療網，將全國劃分為若干區，並指定醫療機構設傳染病隔離病房。經指定之醫療機構對於主管機關指示收治傳染病病人者，不得拒絕、規避或妨礙（傳染病防治法第 14 條第 1 項）。

㈣防治體系

地方主管機關得成立流行疫情指揮中心，協調各局處參與防疫工作（傳染病防治法第 16 條第 3 項）；中央主管機關經考量國內、外流行疫

情嚴重程度，認有統籌各種資源、設備及整合相關機關（構）人員之必要時，得報請行政院同意成立中央流行疫情指揮中心，並指定人員擔任指揮官，統一指揮、督導及協調各級機關政府、公營事業、後備軍人組織、民間團體執行防疫工作；必要時，得協調國軍支援（同法第 17 條第 1 項），俾縮短行政流程，統一各級政府之防治作為人力、物資之供應無虞。

㈤藥品緊急專案採購

傳染病防治法第 51 條：「中央主管機關於傳染病發生或有發生之虞時，得緊急專案採購藥品、器材，惟應於半年內補齊相關文件並完成檢驗（第 1 項）。無法辦理前項作業程序，又無其它藥品可替代者，中央主管機關得例外開放之，並向民眾說明相關風險（第 2 項）。」在緊急狀況之際，中央主管機關為因應傳染病疫情，得以緊急專案的方式採購藥品，但未能於第一時間盡相關的安全檢測，無法為國人的用藥安全把關，本條第 1 項後段爰規定「應於半年內補齊相關文件並完成檢驗」，以保障國人的用藥安全。

㈥徵收相關檢疫費用／停止發入國（境）許可費用

為防止傳染病傳入國（境）或傳出國（境），主管機關得施行相關檢疫或措施並得徵收費用；商請相關機關停止發給特定國或地區人員之入國（境）許可（同法第 58 條第 1 項第 6 款）。

㈦刑責規定

1. 於中央流行疫情指揮中心成立期間，對主管機關已開始徵用之防疫物資，有囤積居奇或哄抬物價之行為且情節重大者，因其行為有違人性，足以動搖民心，惡性深重，爰規定處 1 年以上 7 年以下有期徒刑，得併科新臺幣 500 萬元以下罰金（同法第 61 條），以收警惕之效。

2.對於明知自己罹患第一類傳染病或第五類傳染病，不遵行各級主管機關指示，致傳染於人，處 3 年以下有期徒刑、拘役或新臺幣 50 萬元以下罰金（同法第 62 條）。

3.另對於散布有關傳染病流行疫情之謠言或傳播不實之流行疫情消息，足以生損害於公眾或他人者，規定科新臺幣 300 萬元以下罰金（同法第 63 條）。

二、其他重要規定

㈠定期實施防疫訓練及演習

各級政府機關（構）及學校平時應加強辦理有關防疫之教育及宣導，並得商請相關專業團體協助；主管機關及醫療機構應定期實施防疫訓練及演習（傳染病防治法第 19 條）。

㈡儲備防治藥材義務

主管機關及醫療機構應充分儲備各項防治傳染病之藥品、器材及防護裝備（同法第 20 條第 1 項），以備不時之需。

㈢詢問接觸旅遊史／據實陳述義務

醫療機構人員於病人就診時，應詢問其病史、就醫紀錄、接觸史、旅遊史及其他與傳染病有關之事項；病人或其家屬，應據實陳述（同法第 31 條）。

㈣醫療機構配合預防接種及執行感染管控

基於醫療供給者的社會責任及對國民生命健康的重視，傳染病防治法規範醫療機構應配合預防接種政策（同法第 29 條第 1 項）；第 32 條第 1 項並規定：「醫療機構應配合主管機關之規定執行感染控制工作，並應防範機構內發生感染；對於主管機關進行之輔導及查核，不得拒絕、規避或妨礙。」

㈤配合防疫工作施行／在場／公假

傳染病發生時，有進入公、私場所或運輸工具從事防疫工作之必要者，應由地方主管機關人員會同警察等有關機關人員為之，並事先通知公、私場所或運輸工具之所有人、管理人或使用人到場；其到場者，對於防疫工作，不得拒絕、規避或妨礙；未到場者，相關人員得逕行進入從事防疫工作；必要時，並得要求村（里）長或鄰長在場（傳染病防治法第 38 條第 1 項）。前項經通知且親自到場之人員，其所屬機關（構）、學校、團體、公司、廠場，應依主管機關之指示給予公假（同條第 2 項）。

㈥醫師報告義務

醫師診治病人或醫師、法醫師檢驗、解剖屍體，發現傳染病或疑似傳染病時，應立即採行必要之感染管制措施，並報告當地主管機關（傳染病防治法第 39 條第 1 項）。醫師對外說明相關個案病情時，應先向當地主管機關報告並獲證實，始得為之（同條第 2 項）。

㈦限期提供資訊義務及偵查不公開之例外規定

醫事機構、醫師、法醫師及相關機關（構）應依主管機關之要求，提供傳染病病人或疑似疫苗接種後產生不良反應個案之就醫紀錄、病歷、相關檢驗結果、治療情形及解剖鑑定報告等資料，不得拒絕、規避或妨礙。中央主管機關為控制流行疫情，得公布因傳染病或疫苗接種死亡之資料，不受偵查不公開之限制（同法第 39 條第 4 項）。

㈧通知義務／主管機關報告義務

村（里）長、鄰長、村（里）幹事、警察或消防人員發現疑似傳染病病人或其屍體時，應於 24 小時內通知當地主管機關（傳染病防治法第 41 條）。地方主管機關接獲傳染病或疑似傳染病之報告或通知時，應迅

速檢驗診斷，調查傳染病來源或採行其他必要之措施，並報告中央主管機關（同法第 43 條第 1 項）。

㈨排除醫師法、藥事法及藥師法管制之例外規定

傳染病防治法第 28 條第 1 項規定：「主管機關規定之各項預防接種業務、因應疫情防治實施之特定疫苗管理、使用及接種措施，得由受過訓練且經認可之護理人員施行之，不受醫師法第二十八條、藥事法第三十七條及藥師法第二十四條規定之限制。」

按本條項規定係於 2006 年 6 月 14 日修正時所增訂，依據醫師法第 28 條規定，在醫療機構於醫師指示下之護理人員、助產人員以及其他醫事人員得進行醫療行為，並得不受該法所規定之有期徒刑與罰金處罰。從傳染病防治的實務角度而言，有些偏遠地區衛生所並沒有醫師的編制，難以執行傳染病預防接種工作。其次，護理人員在專業養成教育的過程中，的確有足夠訓練使其得以獨立執行預防接種業務，而且長期以來也是該項業務之實際執行者。為避免護理人員執行疫苗接種業務時有違反醫師法相關規定之虞，增訂護理人員得依中央主管機關所定辦法執行預防接種業務，不受醫師法第 28 條規定之限制。為期周延，本條項規定於 2018 年 6 月 13 日再修正，增列不受「藥事法第三十七條及藥師法第二十四條」規定之限制。

此外，醫療機構應配合中央主管機關訂定之預防接種政策（同法第 29 條第 1 項）。

㈩修法再增訂刑責

傳染病防治法 2013 年 6 月 19 日修正公布，針對「感染多重抗藥性結核病的民眾違反隔離命令，導致社區感染」，增訂明知自己罹患第二類多重抗藥性傳染病，未遵行主管機關指示，以致傳染他人，比照天花、

SARS 等第一類傳染病，依傳染病防治法第 62 條規定，處以 3 年以下徒刑、拘役或 50 萬元以下罰金。增訂刑責理由，乃為有效落實傳染病防治政策，須加強防範及減少錯誤或不實之傳染病訊息所造成之影響。另，由於發生第二類多重抗藥性傳染病病人，於隔離治療期間，擅自離開醫院或拒絕入院接受隔離治療之情形，主管機關雖盡力於短時間內加強宣導防範，並請相關機關協力防止其蔓延，惟仍造成社會不安與民眾恐慌，為杜絕類似案件再度發生，爰有增訂刑罰之必要。

㈡病理解剖檢驗

疑因預防接種致死之屍體，中央主管機關認為非實施病理解剖不足以瞭解死因，致有影響整體防疫利益者，得施行病理解剖檢驗（傳染病防治法第 50 條第 3 項）。

㈢提高罰金上限

2019 年 6 月 19 日修正傳染病防治法第 63、64、65、66 條，主要修正為提高罰金上限，例如：散播有關傳染病流行疫情之謠言或不實訊息，足生損害於公眾或他人者，罰金從新臺幣 50 萬元以下，提高至 300 萬元以下。另，增訂第 64 條之 1，對於違反傳染病防治法第 9 條：利用傳播媒體發表傳染病流行疫情或中央流行疫情指揮中心成立期間防治措施之相關訊息，有錯誤、不實，致嚴重影響整體防疫利益或有影響之虞，經主管機關通知更正而未立即更正者，處新臺幣 10 萬元以上 100 萬元以下罰鍰。

第二節　人類免疫缺乏病毒傳染防治及感染者權益保障條例

　　愛滋病是 30 幾年前新發現的致死性傳染疾病，已奪走許多寶貴的生命，引起社會極大恐慌，將愛滋病視為是新世紀的黑死病。由於文化及社會上的複雜因素，愛滋病人常受到歧視與排斥；加以外勞的引進，使得愛滋病在全球盛行，造成另一波的防疫危機❶。美國於 1981 年通報全球第一個愛滋病例，逾 30 年來，全世界超過 6 千萬人感染病毒，一半死於愛滋病。當抗病毒藥物問世之後，罹患愛滋病已不再是絕症，病患雖可活得更久、更健康，但仍無法治癒，且有許多開發中國家的病患，無力負擔愛滋病的治療費用❶。

壹、立法沿革

　　後天免疫缺乏症候群（Acquired Immunodeficiency Syndrome, AIDS，即俗稱之愛滋病）自 1981 年美國聯邦政府疾病管制中心宣布發現首例之後，世界各地的案例逐年升高。1984 年 12 月臺灣發現首例愛滋病個案，是在一名外籍過境旅客身上驗出，嗣於 1986 年 2 月底首次發現臺灣人感染案例。為緊急因應，防止感染、蔓延及維護國民健康，1990 年 12 月 17 日制定公布「後天免疫缺乏症候群防治條例」，作為防治愛滋病的法

---

❶　陳永興，〈二次戰後的臺灣醫療發展〉，《臺灣醫療發展史》，月旦出版社，1998 年 1 月，頁 139。

❶　〈發現愛滋病 30 周年——聯合國推動 2015 全球計畫〉，《醫 e 刊》，2011 年 6 月 16 日，第 24 期。

律依據，2007 年 7 月 11 日再為大幅度修正，並將法律名稱修正為「人類免疫缺乏病毒傳染防治及感染者權益保障條例」；2016 年 2 月 4 日復為修正，部分條文自修正公布後 2 年施行，並於 2018 年 6 月 13 日及 2021 年 1 月 20 日再行修正。

依衛生福利部疾病管制署 2022 年 9 月的統計，臺灣本國籍人中總計有 43,052 人感染愛滋病病毒，目前具本國籍的愛滋病感染者及病患，可享受免費的醫療服務，由國家負擔相關醫療費用，與其他國家相較，屬於愛滋病感染人數較輕微的國家。

貳、規範重點

一、明定刑責與例外不罰

由於將人類免疫缺乏病毒傳染於他人，危害公共衛生及個人法益至鉅，人類免疫缺乏病毒傳染防治及感染者權益保障條例第 21 條規定：「明知自己為感染者，隱瞞而與他人進行危險性行為或有共用針具、稀釋液或容器等之施打行為，致傳染於人者，處五年以上十二年以下有期徒刑（第 1 項）。明知自己為感染者，而供血或以器官、組織、體液或細胞提供移植或他人使用，致傳染於人者，亦同。但第十一條第二項但書所定情形，不罰（第 2 項）。」第 21 條第 2 項但書規定，係於 2018 年 6 月 13 日修正公布時所增訂，顧及感染者接受器官移植之需要，參考美國希望法案 (HIV Organ Policy Equity Act) 與英國器官捐贈指引及感染者器官移植成功案例而增訂，放寬感染者得使用人類免疫缺乏病毒陽性之器官。

本條例尚有其他重要條文規定，如有下列情形之一者，應事先實施人類免疫缺乏病毒有關檢驗：1.採集血液供他人輸用。但有緊急輸血之必要而無法事前檢驗者，不在此限。2.製造血液製劑。3.施行器官、組

織、體液或細胞移植（第 11 條第 1 項）。前項檢驗呈陽性反應者，其血液、器官、組織、體液及細胞，不得使用。但受移植之感染者於器官移植手術前以書面同意者，不在此限（同條第 2 項）。醫事機構對第一項檢驗呈陽性反應者，應通報主管機關（同條第 3 項）。

由於「施行器官移植」乃屬重大之手術，相關的檢驗極為重要，避免接受器官移植手術者感染，本條例第 11 條第 1 項第 3 款明定：施行器官、組織液、體液或細胞移植，「應事先實施人類免疫缺乏病毒有關檢驗」，同條第 2 項並要求：「前項檢驗呈陽性反應者，其血液、器官、組織、體液及細胞，不得使用。但受移植之感染者於器官移植手術前以書面同意者，不在此限。」違反第 11 條第 1 項或第 2 項本文規定者，依同條例第 22 條，應處新臺幣 3 萬元以上 15 萬元以下罰鍰，如因而致人感染人類免疫缺乏病毒者，處 3 年以上 10 年以下有期徒刑。

二、移植感染

2011 年臺大醫院某死亡家屬捐贈器官進行移植之手術時，因作業之疏失，未向衛生機關查詢捐贈者是否為列管愛滋病患，檢驗師及協調師傳達信息有誤，誤將檢驗結果「陽性」理解成「陰性」，一連串的「要命疏失」，以至於院方誤將 1 名愛滋感染者的器官，分配及移植給 5 人[18]，震撼社會，引發極大關注。依專家的看法，認為這 5 位接受愛滋感染者的器官移植，感染機率近 100%；臺大醫院未依該院「器官捐贈小組標準作業程序」，由移植團隊的主刀醫師善盡最後判讀責任[19]，違反對於病

---

[18]　〈臺大移植愛滋患者器官　5 人受害〉，《中國時報》，2011 年 8 月 28 日，第 A1 版。

[19]　〈柯文哲：都是臺大的錯　螺絲全鬆了〉，《中國時報》，2011 年 8 月 29 日，第 A1 版；〈愛滋器捐案衛署專案調查〉，《人間福報》，2011 年 8 月 30 日，

人安全的法定義務。本次臺大醫院重大明顯之疏失，造成病患、醫護人員近 50 名受害，相關醫事人員應負行政、民事、刑事責任。

另醫療法第 108 條第 1 款規定：「屬醫療業務管理之明顯疏失，致造成病患傷亡者」，應處新臺幣 5 萬元以上 50 萬元以下罰鍰，並得按其情節就違反規定之診療科別、服務項目或其全部或一部之門診、住院業務，處 1 個月以上 1 年以下停業處分或廢止其開業執照。本次臺大醫院發生創院以來最嚴重的醫療疏失，最重可處新臺幣 50 萬元罰鍰之行政處分，並停止 1 年的移植醫療業務。

三、限制自由與尊重隱私

㈠告知義務

人類免疫缺乏病毒傳染防治及感染者權益保障條例第 12 條規定：「感染者有提供其感染源或接觸者之義務；就醫時，應向醫事人員告知其已感染人類免疫缺乏病毒。 但處於緊急情況或身處隱私未受保障之環境者，不在此限（第 1 項）。主管機關得對感染者及其感染源或接觸者實施調查。但實施調查時不得侵害感染者之人格及隱私（第 2 項）。感染者提供其感染事實後，醫事機構及醫事人員不得拒絕提供服務（第 3 項）。」

本條第 1 項但書規定，係於 2018 年 6 月 13 日修正公布時增訂，所謂「緊急情況」，例如：感染者因傷勢呈現昏迷、休克、昏厥等意識不清，無法清楚表達意思之狀態。違反第 12 條第 1 項本文之規定者，依本條例第 23 條第 1 項本文規定，應處新臺幣 3 萬元以上 15 萬元以下罰鍰。為避免感染者因處於緊急情況或因身處隱私未受保障之環境下，未履行告知義務，而違反第 12 條之規定，爰於 2018 年 6 月 13 日修正公布時增訂第 23 條第 1 項但書，免除感染者之相關罰責。

第 3 版。

㈡感染者人格及隱私保護

本條例所稱人類免疫缺乏病毒感染者（以下簡稱感染者），指受該病毒感染之後天免疫缺乏症候群患者及感染病毒而未發病者（人類免疫缺乏病毒傳染防治及感染者權益保障條例第 3 條）。

感染者之人格與合法權益應受尊重及保障，不得予以歧視，拒絕其就學、就醫、就業、安養、居住或予其他不公平之待遇，相關權益保障辦法，由中央主管機關會商中央各目的事業主管機關訂定之（同條例第 4 條第 1 項）。中央主管機關對感染者所從事之工作，為避免其傳染於人，得予必要之執業執行規範（同條第 2 項）。非經感染者同意，不得對其錄音、錄影或攝影（同條第 3 項）。

為保護感染者之隱私，人類免疫缺乏病毒傳染防治及感染者權益保障條例第 14 條規定，主管機關、醫事機構、醫事人員及其他因業務知悉感染者之姓名及病歷等有關資料者，除依法律規定或基於防治需要者外，對於該項資料，不得無故洩漏。

㈢醫事人員通報及提供之義務

人類免疫缺乏病毒傳染防治及感染者權益保障條例第 13 條第 1 項規定：醫事人員發現感染者應於 24 小時內向地方主管機關通報；其通報程序與內容，由中央主管機關訂定之。同條第 2 項規定：主管機關為防治需要，得要求醫事機構、醫師或法醫師限期提供感染者之相關檢驗結果及治療情形，醫事機構、醫師或法醫師不得拒絕、規避或妨礙。醫事人員違反本條例第 13 條規定者，處新臺幣 9 萬元以上 45 萬元以下罰鍰（同條例第 23 條第 2 項）。

醫事人員如發現感染者之屍體，應於 1 週內向地方主管機關通報，地方主管機關接獲通報時，應立即指定醫療機構依防疫需要及家屬意思

進行適當之處理（同條例第 17 條）。違反者，依人類免疫缺乏病毒傳染防治及感染者權益保障條例第 23 條第 1 項本文規定，處新臺幣 3 萬元以上 15 萬元以下罰鍰。

㈣檢查對象

感染者、疑似感染者、與感染者發生危險性行為或共用針具、稀釋液、容器或有其他危險行為者，或其他經認為有檢查必要者，主管機關應通知其至指定之醫療機構接受人類免疫缺乏病毒諮詢與檢查（同條例第 15 條）。

㈤接受治療及定期檢查

人類免疫缺乏病毒傳染防治及感染者權益保障條例第 16 條規定：「感染者應至中央主管機關指定之醫療機構接受人類免疫缺乏病毒感染治療及定期檢查、檢驗（第 1 項）。感染者拒絕前項規定之治療及定期檢查、檢驗者，直轄市、縣（市）主管機關得施予講習或輔導教育（第 2 項）。」本條係於 2015 年 2 月 4 日修正，修正理由認為：若感染者接受治療及定期檢查、檢驗，可大幅降低傳染他人之風險，爰修正原條文第 1 項，規定感染者應至中央主管機關指定醫療機構接受治療及定期檢查、檢驗。並配合第 23 條刪除感染者拒絕檢查或治療之罰則，增訂第 2 項規定，感染者拒絕治療及定期檢查、檢驗時，直轄市、縣（市）主管機關得施予講習或輔導教育。另，為防杜病毒之蔓延，人類免疫缺乏病毒傳染防治及感染者權益保障條例第 10 條規定：「旅館業及浴室業，其營業場所應提供保險套及水性潤滑液。」違反第 10 條規定，經令其限期改善，屆期未改善者，處營業場所負責人新臺幣 3 萬元以上 15 萬元以下罰鍰（同條例第 24 條第 1 項）。」主管機關應辦理人類免疫缺乏病毒之防治教育及宣導，並由機關、學校、團體及大眾傳播媒體協助推行（同條

例第 7 條）。

㈥取得同意及例外

本條例第 15 條第 4 項明定：「醫事人員除因第十一條第一項規定外，應經當事人同意及諮詢程序，始得抽取當事人血液進行人類免疫缺乏病毒檢查。」

第 15 條之 1 規定：「有下列情形之一者，因醫療之必要性或急迫性，醫事人員得採集檢體進行人類免疫缺乏病毒感染檢測，無需受檢查人或其法定代理人之同意：一、疑似感染來源，有致執行業務人員因執行業務而暴露血液或體液受人類免疫缺乏病毒感染之虞。二、受檢查人意識不清無法表達意願。三、新生兒之生母不詳（第 1 項）。因醫療之必要性或急迫性，未滿二十歲之人未能取得法定代理人之即時同意，經本人同意，醫事人員得採集檢體進行人類免疫缺乏病毒感染檢測（第 2 項）。」

考量公共衛生及防疫目的，政府得就感染者在治療穩定期前投予醫療及介入防疫措施，俾利於疫情控制，人類免疫缺乏病毒傳染防治及感染者權益保障條例第 16 條第 3 項，明定公務預算補助範圍為感染者自確診開始服藥後 2 年內之相關費用，於第 3 年起則由全民健康保險給付。本條規定，減輕政府負擔，卻造成健保財務每年增加 40 億元以上之支出，為學者所詬病。

㈦行政罰

違反第 11 條第 3 項、第 12 條、第 14 條、第 15 條第 1 項及第 4 項、第 15 條之 1 或第 17 條者，處新臺幣 3 萬元以上 15 萬元以下罰鍰。但第 12 條第 1 項但書所定情形，不罰（人類免疫缺乏病毒傳染防治及感染者權益保障條例第 23 條第 1 項）。醫事人員違反第 13 條規定者，處新臺幣 9 萬元以上 45 萬元以下罰鍰（同條第 2 項）。違反第 4 條第 1 項或第 3

項、醫事機構違反第 12 條第 3 項規定者，處新臺幣 30 萬元以上 150 萬元以下罰鍰（同條第 3 項）。第 1 項及前項之情形，主管機關於必要時，得限期令其改善；屆期未改善者，按次處罰之（同條第 4 項）。醫事人員有第 1 項至第 3 項情形之一而情節重大者，移付中央主管機關懲戒（同條第 5 項）。

參、終止愛滋病的公共衛生威脅

2015 年聯合國愛滋病規劃署 (UNAIDS) 設定 2030 年「終止愛滋病的公共衛生威脅」目標，2010 年至 2030 年之間，新增愛滋病毒感染數及「與愛滋病相關的死亡」人數，下降 90% 時將實現這一目標[20]。

我國為響應聯合國愛滋病規劃署所提出 2020 年達成「90-90-90」的目標（90% 感染者知道自己感染狀況、90% 知情感染者有服藥、90% 服藥者病毒量受到抑制），持續以預防、篩檢及治療三大面向，推動各項愛滋防治策略[21]。行政院業於 2021 年 5 月 24 日以院臺衛字第 1100012299 號函核定衛生福利部「2030 年消除愛滋第一期計畫」，透過本期計畫爭取足夠資源，以強化暴露愛滋病毒前預防性投藥及篩檢主動發現策略，透過更強而有力的預防與及早介入措施，降低病毒傳播風險，朝向 2030 年消除愛滋之目標前進[22]。

---

[20] Jon Cohen (2018). A campaign to end AIDS by 2030 is faltering worldwide. American Association for the Advancement of Science. https://www.sciencemag.org/news/2018/07/campaign-end-aids-2030-faltering-worldwide.

[21] 〈攜手團結　為愛向前，疾管署攜手微風集團，呼籲各界共創友善愛滋防治環境〉，衛生福利部疾病管制署，2020 年 11 月 29 日，https://www.cdc.gov.tw/Bulletin/Detail/fw7zE9TbfF5BOStqDY_sbg?typeid=9。（2022 年 11 月 20 日瀏覽）

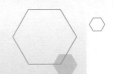

第四章

人體器官移植與優生保健

人體器官移植條例

優生保健法

學習目標

1. 認識人體器官移植條例立法目的及修正重點
2. 釐清捐助者及移植對象在年齡或親等上之限制
3. 明瞭醫學倫理委員會之功能與器官勸募及腦死判定程序
4. 認識優生保健法施行人工流產之要件

第一節　人體器官移植條例

　　器官移植雖可增進人類的健康福祉，惟技術可能被濫用致侵害人性尊嚴。亞洲各國由於「全屍觀念」的根深蒂固，因此器官捐贈率偏低。加以許多國家的法規，禁止人體器官買賣，僅能以無償的捐贈方式為之，捐贈器官之數量供不應求。 1984 年美國國會通過國家器官移植法 (National Organ Transplant Act)、 日本於 1997 年修正施行器官移植法、德國制定器官移植法 (Transplantationsgesetz)，禁止購買移植器官，違者將科以刑事責任。新加坡於 1987 年通過器官移植法，規定 21 至 60 歲之

❷　衛生福利部「2030 年消除愛滋第一期計畫」，2021 年 5 月，頁 2。

公民生前若無明確表示拒絕器官捐贈者，視同自願捐贈，此種擬制同意捐贈作法，大增器官捐贈的比率❶。

壹、立法目的與沿革

我國於 1987 年 6 月 19 日制定公布人體器官移植條例，全文 25 條，立法目的「為恢復人體器官之功能或挽救生命，使醫師得摘取屍體或他人之器官施行移植手術，特制定本條例。本條例未規定者，適用其他法律之規定。」（第 1 條）鑑於條文未臻周延，1993 年 5 月 21 日修正第 8、16–18 條，作為人體器官移植之法令依據。然因本條例部分規定仍未合情理，酌情再予修正，2002 年 7 月 10 日至 2021 年 1 月 20 日，合計修正 6 次。

貳、規範重點

一、移植謙抑與腦死判定

移植謙抑，係指人體器官移植手術應基於醫療上之治療目的所為必要且不得已之作法，如有其他替代治療方式，即應優先考慮其他的治療方法，以杜浮濫。移植謙抑與刑法謙抑同具正面意義，用以保障病人人權兼維醫學倫理。故本條例第 2 條明定：「施行移植手術應依據確實之醫學知識，符合本國醫學科技之發展，並優先考慮其他更為適當之醫療方法。」

醫師自屍體摘取器官施行移植手術，必須在器官捐贈者經其診治醫

---

❶ 李美珠、紀麗惠、葉靜月、張名吟編譯，〈外國法案介紹──人體器官移植條例〉，《國會圖書館館訊》，立法院國會圖書館，第 13 卷第 2 期（總 114 號），2012 年 5 月，頁 56–74。

師判定病人死亡後為之（同條例第 4 條第 1 項）。若以腦死判定死亡，應遵行嚴格之程序，方不致滋生問題，中央主管機關於 1987 年 9 月 17 日公告「腦死判定程序」❷，以利遵循。2004 年 8 月 9 日依據人體器官移植條例第 4 條第 2 項之授權，訂定發布「腦死判定準則」，取代前者。而且為避免傾向摘取器官觀點影響死亡判定，同條例第 5 條明定：「前條死亡判定之醫師，不得參與摘取、移植手術。」

二、取得同意

㈠自屍體摘取器官

1.死者生前書面（或遺囑）同意或其最近親屬書面同意／註記健保卡

人體器官移植條例第 3 條規定：「本條例所稱器官，包括組織（第 1 項）。依本條例移植之器官，其類目由中央衛生主管機關依實際需要指定之（第 2 項）。」同條例第 6 條第 1 項規定：「醫師自屍體摘取器官，應符合下列規定之一：一、經死者生前以書面或遺囑同意。二、經死者最近親屬以書面同意。」「前項第一款書面同意應包括意願人同意註記於全民健康保險憑證（以下稱健保卡），其格式由中央主管機關定之；經意願人書面表示同意者，中央主管機關應將其加註於健保卡，該意願註記之效力與該書面同意正本相同。但意願人得隨時自行以書面撤回其意願之意思表示，並應通報中央主管機關廢止該註記。」（同條例第 6 條第 2 項）

2.檢察官及最近親屬書面同意

若為「非病死或可疑為非病死之屍體，非經依法相驗，認為無繼續勘驗之必要者，不得摘取其器官。但非病死之原因，診治醫師認定顯與摘取之器官無涉，且俟依法相驗，將延誤摘取時機者，經檢察官及最近

---

❷　行政院衛生署 76 年 9 月 17 日衛署醫字第 688301 號公告。

親屬書面同意，得摘取之。」（同條例第 7 條）

3.最近親屬之範圍及優先順序

人體器官移植條例第 8 條之 1 規定：「前三條規定所稱最近親屬，其範圍如下：一、配偶。二、直系血親卑親屬。三、父母。四、兄弟姊妹。五、祖父母。六、曾祖父母或三親等旁系血親。七、一親等直系姻親（第 1 項）。前項最近親屬依第六條第二款或第七條但書規定所為書面同意，不得與死者生前明示之意思相反（第 2 項）。前項書面同意，最近親屬得以一人行之；最近親屬意思表示不一致時，依第一項各款先後定其順序。後順序者已為書面同意時，先順序者如有不同之意思表示，應於器官摘取前以書面為之（第 3 項）。」

(二)自活體摘取器官

1.器捐者之年齡限制及移植對象之限制

人體器官移植條例第 8 條規定：「醫院自活體摘取器官施行移植手術，除第二項另有規定外，應符合下列各款規定：一、捐贈者應為二十歲以上，且有意思能力。二、捐贈者於自由意志下出具書面同意，及其最近親屬之書面證明。三、捐贈者經專業之心理、社會、醫學評估，確認其條件適合，並提經醫院醫學倫理委員會審查通過。四、受移植者為捐贈者五親等以內之血親或配偶（第 1 項）。」

2.放寬部分肝臟捐贈者年齡限制

18 歲以上之人，得捐贈部分肝臟予其五親等以內之親屬（本條例第 8 條第 2 項）。

3.配偶之限制

為避免器官買賣，以結婚為掩飾而為器官買賣之交易行為，人體器官移植條例第 8 條第 4 項規定：「第一項第四款所定配偶，應與捐贈者生

有子女或結婚二年以上。但待移植者於結婚滿一年後始經醫師診斷須接受移植治療者，不在此限。」

　　4.腎臟移植組間器官互相配對與交換及捐贈

　　為擴大配對的成功機會，人體器官移植條例第8條第5項規定：「腎臟之待移植者未能於第一項第四款規定範圍內，覓得合適之捐贈者時，得於二組以上待移植者之配偶及該款所定血親之親等範圍內，進行組間之器官互相配對、交換及捐贈，並施行移植手術，不受該款規定之限制。」

　　人體器官移植條例對於活體器官捐贈規定，較為嚴謹，固有其立法目的及醫療倫理之考量，但基於人權之尊重，體察器官來源之缺乏，顧念移植已為病患最後生機，不應為杜絕器官買賣，而使病患及其家屬陷入坐以待斃之窘境，故適時地增訂、修正不合時宜之法律，保障醫療人權，亦可謂人性尊嚴之具體實現。

　　5.醫師說明與注意義務

　　醫師自活體摘取器官前，應注意捐贈者之健康安全，並以可理解之方式向捐贈者及其親屬說明手術之目的、施行方式、成功率、摘取器官之範圍、手術過程、可能之併發症及危險（人體器官移植條例第9條第1項）。醫師施行器官移植時，應善盡醫療上必要之注意（同條第2項）。捐贈者於捐贈器官後，有定期為追蹤檢查之必要時，移植醫院或醫師應協助安排（第3項）。醫師違反第9條第1項規定者，同條例第16條之1第2項第1款規定，處新臺幣3萬元以上15萬元以下之罰鍰。

三、無償捐贈

　　任何人提供或取得移植之器官，應以無償方式為之（同條例第12條）。捐贈器官供移植之死者親屬，直轄市或縣（市）政府得予表揚。其

家境清寒者，並得酌予補助其喪葬費（同條例第 15 條）。

四、核定資格與類目及通報

人體器官移植條例第 3 條規定：「本條例所稱器官，包括組織（第 1 項）。依本條例移植之器官，其類目由中央衛生主管機關依實際需要指定之（第 2 項）。」由於器官或組織移植具有高度技術性與危險性，非具有相當設備之醫院及接受完整訓練之醫師，無法勝任，人體器官移植條例第 10 條第 1 項明定，醫院、醫師應報經中央主管機關核定其資格及器官之類目，始得施行器官之摘取、移植手術。但配合第 10 條之 1 第 2 項設立之全國性眼角膜保存庫之眼角膜摘取，得由眼角膜摘取技術員為之。違反第 10 條第 1 項規定者，依同條例第 17 條第 1 項第 2 款規定，處新臺幣 12 萬元以上 60 萬元以下罰鍰；其為醫師者，並得處 1 個月以上 1 年以下停業處分或廢止其執業執照。

至於核准之內容包括：醫院、醫師及器官或組織之類目，其核准之程序於人體器官移植條例施行細則中定之。依人體器官移植條例施行細則第 3 條規定：「依本條例移植之器官，其類目如下：一、泌尿系統之腎臟。二、消化系統之肝臟、胰臟、腸。三、心臟血管系統之心臟。四、呼吸系統之肺臟。五、骨骼肌肉系統之骨骼、肢體。六、感官系統之眼角膜、視網膜。七、其他經中央衛生主管機關依實際需要指定之類目。」醫師摘取器官，不得及於其他非必要之部位。但移植眼角膜、視網膜時，得摘取眼球。醫師摘取器官後，應回復外觀或就摘取部位予以適當處理（同條例施行細則第 6 條）。

施行器官移植之醫院，應每 6 個月依中央主管機關公告之方式及格式，通報本條例第 10 條第 3 項所定事項；「病人至中華民國領域外接受器官移植後，於國內醫院接受移植後續治療者，應提供移植之器官類目、

所在國家、醫院及醫師等書面資料予醫院；醫院並應準用前項規定完成通報（同條第 4 項）。」違反第 10 條第 3 項或第 4 項規定者，依同條例第 16 條之 1 第 2 項規定，處新臺幣 3 萬元以上 15 萬元以下罰鍰。

五、捐贈評估及提經醫學倫理委員會審查

另為避免捐贈者受到親屬的人情壓力，在非自願下，被迫捐贈器官，本條例第 8 條第 1 項第 3 款規定：「醫院自活體摘取器官施行移植手術，除第二項另有規定外，應符合下列各款規定：……三、捐贈者經專業之心理、社會、醫學評估，確認其條件適合，並提經醫院醫學倫理委員會審查通過。」同條第 3 項增訂醫院醫學倫理委員會之設立組織、監督、管理法源依據，委員會應置委員 5 人，包含法律專家學者及其他社會公正人士，醫院以外人士應達五分之二以上；任一性別委員不得低於三分之一。

六、器官勸募／酌補喪葬費／保密規定

由於國內屍體捐贈器官的比率過低，造成病患對活體器官的依賴愈來愈高。依財團法人器官捐贈移植登錄及病人自主推廣中心 2022 年 11 月 20 日止的統計數據，等候器官移植病人 10,972 人，含：心臟 226 人、肺臟 96 人、肝臟 1,062 人、腎臟 8,330 人、胰臟 87 人、眼角膜 1,235 人（等候人數可能因需多種器官，總人數少於各器官等候人數之總和）；大愛器官捐贈總人數為 255 人❸。本條例第 10 條之 1 第 4 項規定：「醫院為配合器官捐贈風氣之推動，應主動建立勸募之機制，向有適合器官捐贈之潛在捐贈者家屬詢問器官捐贈之意願，以增加器官捐贈之來源。」中央主管機關得對死後捐贈者之親屬，酌予補助喪葬費（同條第 5 項）。

---

❸　〈2022 年度等候／捐贈移植統計〉，財團法人器官捐贈移植登錄及病人自主推廣中心，2022 年 11 月 20 日，https://www.torsc.org.tw/。（2022 年 7 月 3 日瀏覽）

又為尊重病患及其家屬之意願，避免其受到社會過度的關切，本條例第10條之1第3項明定：「主管機關、醫療機構與有關機構、團體及其人員，因業務而知悉之表示捐贈器官意願者、待移植者及受移植者之姓名及相關資料，不得無故洩漏。」

七、建立移植資料登錄制度／捐助成立專責機構

為促進捐贈器官之有效運用，允宜課予醫院通報一定資料之義務，本條例第10條之1規定：「醫療機構應將表示捐贈器官意願者及待移植者之相關資料，通報中央主管機關；其方式，由中央主管機關定之（第1項）。中央主管機關應捐助成立專責機構，推動器官捐贈、辦理器官之分配及受理前項、前條第三項與第四項通報、保存及運用等事項，必要時並得設立全國性之器官保存庫。器官分配之內容、基準、作業程序及其他應遵行事項之辦法，由中央主管機關定之（第2項）。」

中央主管機關依本條例第10條之1第2項規定，於2002年捐助成立專責之機構「財團法人器官捐贈移植登錄中心」；並於2021年更名為「財團法人器官捐贈移植登錄及病人自主推廣中心」。該中心主要從事器官捐贈之推展，建置器官移植資料，促進捐贈器官有效運用，增進國民健康；並以提升民眾生命善終之醫療照護環境為宗旨。

中央主管機關另於2014年9月10日訂定發布「人體器官移植分配及管理辦法」，全文13條；自2014年10月1日施行，並於2018年3月21日及12月28日二次修正。人體器官移植分配及管理辦法第5條規定：「進行器官分配，待移植者與器官捐贈者應先符合絕對因素後，再依序比較相對因素（第1項）。」

八、全國器官保存庫及收費／違規收費之罰則

人體器官移植條例第14條：「經摘取之器官及其衍生物得保存供移

植使用者，應保存於人體器官保存庫（第 1 項）。前項人體器官保存庫之設置，應經中央主管機關許可；其設置者之資格、條件、申請程序、應具備之設施、許可之審查與廢止及其他應遵行事項之辦法，由中央主管機關定之（第 2 項）。人體器官保存庫保存器官，得酌收費用；其收費應經直轄市或縣（市）主管機關核定（第 3 項）。」

中央主管機關於 2009 年 2 月 2 日訂定發布人體器官保存庫管理辦法，全文 22 條。違反人體器官移植條例第 14 條第 1 項規定，依同條例第 16 條第 4 項第 3 款規定，處新臺幣 20 萬元以上 100 萬元以下罰鍰，其為醫事人員且情節重大者，並得廢止其醫事人員證書。違反第 14 條第 3 項收費規定，超額或自立名目收費者，依同條例第 18 條之 1 第 2 款規定，處新臺幣 10 萬元以上 50 萬元以下罰鍰，並令限期改善或退還收取之費用；屆期未改善或未退還者，按次處罰，情節重大者，並得廢止其許可。

九、提供書面檢驗報告

本條例第 11 條規定：「摘取器官之醫療機構，應將完整之醫療紀錄記載於捐贈者病歷，並應善盡醫療及禮俗上必要之注意（第 1 項）。器官捐贈者所在之醫療機構應於受移植者之醫療機構施行移植手術前，提供捐贈者移植相關書面檢驗報告予受移植者之醫療機構，受移植者之醫療機構並應併同受移植者之病歷保存（第 2 項）。」以確保受移植者之醫療機構能充分瞭解摘取器官之狀況。違反本條第 2 項規定處新臺幣 3 萬元以上 15 萬元以下之罰鍰（同條例第 16 條之 1 第 2 項第 4 款）。

十、無償提供或取得移植器官

依本條例第 12 條規定：「任何人提供或取得移植之器官，應以無償方式為之。」為免器官移植淪為買賣標的，而引發道德及倫理爭議，本條例第 18 條第 1 項第 2 款，處罰藉由大眾傳播媒體散布、播送或刊登器

官買賣之訊息，規定於廣告物、出版品、廣播、電視、電子訊號、電腦網路或其他媒體，散布、播送或刊登器官買賣、其他交易或仲介訊息者，處新臺幣 9 萬元以上 45 萬元以下罰鍰。

十一、腦死判定準則

為使捐贈之器官保持可用性，避免摘取時間點過遲，細胞壞死，同時兼顧捐贈者之尊嚴，嚴禁在捐贈者仍有意識情況下摘取器官，因此，判定病人是否死亡的時間，不能拘泥於社會傳統死亡概念，亦不可無嚴謹的程序規範輕率為之，故有授權主管機關訂定法規命令予以補充執行細節之必要。

人體器官移植條例第 4 條規定：「醫師自屍體摘取器官施行移植手術，必須在器官捐贈者經其診治醫師判定病人死亡後為之（第 1 項）。前項死亡以腦死判定者，應依中央衛生主管機關規定之程序為之 （第 2 項）。」中央主管機關於 1987 年 9 月 17 日公告「腦死判定程序」❹。鑑於國內器官移植技術日益精進，為使腦死判定程序正確並有效執行，以及促進捐贈器官之有效運用，進而增加器官捐贈來源，「腦死判定程序」之規範，應確實檢討修正以符時代潮流，並因應醫療實務之需，中央主管機關爰依據人體器官移植條例第 4 條第 2 項之授權，邀集專家、醫師及學者研議修正，依中央法規標準法第 3 條規定，2004 年 8 月 9 日發布施行「腦死判定準則」，以符法律保留原則。

腦死判定準則於 2012 年 12 月 17 日全文修正，共 14 條，規定重點：

1.明定腦死判定醫院應具備條件：腦死判定，應於具有下列設施之醫院為之：「一、設有加護病房。二、具診斷結構性腦病變儀器設備。三、具人工呼吸器及測定血液氣體等腦死判定所需之設備。」（腦死判定

---

❹　行政院衛生署 1987 年 9 月 17 日衛署醫字第 688301 號公告。

準則第 2 條）

　　2.符合腦死判定之病人條件：病人符合腦死判定先決條件（同準則第 3 條）。

　　腦死判定，應進行二次程序完全相同之判定性腦幹功能測試（同準則第 4 條第 1 項）。第二次判定性腦幹功能測試，應於第一次測試完畢接回人工呼吸器至少 4 小時後，始得為之（同準則第 4 條第 2 項本文）。

　　3.腦幹功能測試之次序及判定腦死：經依腦死判定準則第 7 條腦幹功能測試及第 8 條呼吸測試程序，完成連續二次判定性腦幹功能測試，均符合腦幹反射消失及無自行呼吸者，即可判定為腦死（同準則第 9 條）。

　　4.腦死判定之醫師資格條件及執行人數：腦死判定，應由具判定資格之醫師二人共同為之；其中一人宜為富有經驗之資深醫師（同準則第 12 條）。

十二、禁止器官買賣與刑責

　　人體器官移植條例為嚇阻器官買賣仲介，2015 年 7 月 1 日修正第 16 條第 1 項、第 2 項，增訂刑責：「仲介器官移植或器官之提供、取得，違反第十二條規定者，處一年以上五年以下有期徒刑，得併科新臺幣三十萬元以上一百五十萬元以下罰金（第 1 項）。中華民國人民在中華民國領域外犯前項之罪者，不問犯罪地之法律有無處罰之規定，均依本條例處罰（第 2 項）。」

十三、廢止醫事人員證書

　　醫事人員違反本條例第 16 條第 1 項規定且情節重大者，得廢止其醫事人員證書（同條第 3 項），並對於涉有違反第 16 條第 4 項規定者，中央主管機關並得廢止醫院或醫師施行器官摘取、移植手術之資格（同條

第 5 項)。

第二節　優生保健法

壹、法令依據

　　憲法第 156 條即明文規定:「國家為奠定民族生存發展之基礎,應保護母性,並實施婦女、兒童福利政策。」第 157 條亦規定:「國家為增進民族健康,應普遍推行衛生保健事業及公醫制度。」憲法增修條文第 10 條第 6 項明訂:「國家應維護婦女之人格尊嚴,保障婦女之人身安全,消除性別歧視,促進兩性地位之實質平等。」攸關人民生存及健康的「優生保健」政策,在提高人口素質及調節人口數量成長上,不容忽視。

　　為保護女性且尊重其生育自主和重視優生,優生保健法於 1984 年 7 月 9 日經總統明令公布,1985 年 1 月 1 日開始實施,應為除人口數量控制之外,主要針對提升人口素質之政策重點如何宣導推行之首次法律規定。

貳、法規重點

　　優生保健法於 1999 年二度修正,復於 2009 年 7 月 8 日公布修正第 9、10、18 條。其第 1 條揭櫫立法目的,為「實施優生保健,提高人口素質,保護母子健康及增進家庭幸福,特制定本法。」優生保健法規定重點如下:

一、優生保健諮詢委員會（中央）、優生保健委員會（地方）之設置

優生保健之主管機關：在中央為行政院衛生署；在直轄市為直轄市政府；在縣（市）為縣（市）政府（優生保健法第 2 條）。中央主管機關，為推行優生保健，諮詢學者專家意見，得設優生保健諮詢委員會，研審人工流產及結紮手術之標準（同法第 3 條第 1 項）。

直轄市、縣（市）為推行優生保健，得設優生保健委員會，指導人民人工流產及結紮手術；其設置辦法，由直轄市、縣（市）主管機關定之（同法第 3 條第 2 項）。

二、人民健康或婚前檢查之施行

優生保健，首重父母健康良好，故規定主管機關於「必要時」得施行人民健康或婚前檢查（同法第 6 條第 1 項），俾發現有礙優生之疾病，並依其情況，勸導實行節育，以達優生目的。除一般健康檢查外，並包括下列檢查：⑴有關遺傳性疾病檢查。⑵有關傳染性疾病檢查。⑶有關精神疾病檢查。

所謂「必要時」，依優生保健法施行細則第 3 條第 1 項之規定：「係指有下列情事之一者：一、疑似罹患有礙優生之遺傳性、傳染性疾病或精神疾病者。二、本人之四親等以內血親罹患有礙優生之遺傳性疾病者。三、疑有應施行健康檢查之疾病者。」各級公立醫療保健機構及私立醫院診所遇有前項情事之一時，應即報告當地主管機關（同條第 2 項）。

三、施行人工流產之要件

由於胎兒之生命法益受到法律保障，刑法第 24 章定有「墮胎罪」專章，懷胎婦女服藥或以他法墮胎，或得其囑託或承諾，而使之墮胎者，刑法第 288 條以下明定刑責。然為提高人口素質，減少家庭及社會之嚴

重問題暨維護母子之健康，有條件之下，應允許懷孕婦女在法律特別規定允許下，施行合理之人工流產，而阻卻違法事由。稱人工流產者，謂經醫學上認定胎兒在母體外不能自然保持其生命之期間內，以醫學技術，使胎兒及其附屬物排除於母體外之方法（同法第 4 條第 1 項）。

優生保健法第 9 條第 1 項規定：懷孕婦女經診斷或證明有下列情事之一者，得依其自願，施行人工流產：

1.本人或其配偶患有礙優生之遺傳性、傳染性疾病或精神疾病者。

2.本人或其配偶之四親等以內之血親患有礙優生之遺傳性疾病者。

3.有醫學上理由，足以認定懷孕或分娩有招致生命危險或危害身體或精神健康者。

4.有醫學上理由，足以認定胎兒有畸型發育之虞者。

5.因被強制性交、誘姦或與依法不得結婚者相姦而受孕者。

6.因懷孕或生產，將影響其心理健康或家庭生活者。

優生保健法施行細則第 13 條之 1 規定：「本法第九條第一項第六款所定因懷孕或生產，將影響其心理健康或家庭生活者，不得以胎兒性別差異作為認定理由。」「未婚之未成年人或受監護或輔助宣告之人，依前項規定施行人工流產，應得法定代理人或輔助人之同意。有配偶者，依前項第六款規定施行人工流產，應得配偶之同意。但配偶生死不明或無意識或精神錯亂者，不在此限（第 9 條第 2 項）。」「第一項所定人工流產情事之認定，中央主管機關於必要時，得提經優生保健諮詢委員會研擬後，訂定標準公告之（第 9 條第 3 項）。」優生保健法施行細則第 15 條規定：「人工流產應於妊娠二十四週內施行。但屬於醫療行為者，不在此限（第 1 項）。妊娠十二週以內者，應於有施行人工流產醫師之醫院診所施行；逾十二週者，應於有施行人工流產醫師之醫院住院施行（第 2 項）。」

四、施行結紮手術之要件

稱結紮手術者，謂不除去生殖腺，以醫學技術將輸卵管或輸精管阻塞或切斷，而使停止生育之方法。優生保健法第 10 條第 1 項規定：已婚男女經配偶同意者，得依其自願，施行結紮手術。但經診斷或證明有下列情事之一者，得逕依其自願行之：

1.本人或其配偶患有礙優生之遺傳性、傳染性疾病或精神疾病者。

2.本人或其配偶之四親等以內之血親患有礙優生之遺傳性疾病者。

3.本人或其配偶懷孕或分娩，有危及母體健康之虞者。

「未婚男女有前項但書所定情事之一者，施行結紮手術，得依其自願行之；未婚之未成年人或受監護或輔助宣告之人，施行結紮手術，應得法定代理人或輔助人之同意（第 10 條第 2 項）。第一項所定應得配偶同意，其配偶生死不明或無意識或精神錯亂者，不在此限（第 3 項）。第一項所定結紮手術情事之認定，中央主管機關於必要時，得提經優生保健諮詢委員會研審後，訂定標準公告之（第 4 項）。」

五、實施人工流產或結紮手術之醫師須經指定

為使醫療機構及醫師執行人工流產或結紮手術不致過於浮濫，並保護接受手術者之健康及安全，故規定非經中央主管機關指定之醫師不得為之。其指定辦法，由中央主管機關定之（同法第 5 條）。

六、必要結紮、人工流產之告知與勸導

醫師發現患有礙優生之遺傳性、傳染性疾病或精神疾病者，應將實情告知患者或其法定代理人，並勸其接受治療。但對無法治癒者，認為有施行結紮手術之必要時，應勸其施行結紮手術。懷孕婦女施行產前檢查，醫師如發現有胎兒不正常者，應將實情告知本人或其配偶，認為有施行人工流產之必要時，應勸其施行人工流產（同法第 11 條）。

七、違反規定之罰則

非第 5 條所定之醫師施行人工流產或結紮手術者，處 1 萬元以上 3 萬元以下罰鍰（同法第 12 條）。未取得合法醫師資格，擅自施行人工流產或結紮手術者，依醫師法第 28 條懲處（同法第 13 條）。

八、修法方向及修正法律名稱為生育保健法

優生保健法自 1984 年制定公布 1985 年 1 月 1 日施行以來，僅於 1999 年 12 月及 2008 年 7 月酌修 2 次。由於醫學科技日新月異，社會及家庭結構急遽變遷，加以民眾健康需求殷切，相關規定已無法滿足民眾所需，中央主管機關自 2000 年起，為維護胎兒生命權、尊重婦女權益，以及因應臺灣社會之快速變遷，以積極態度審慎立場修法，至少歷經 10 次修法會議、7 次公聽會，及與人工流產焦點團體討論，和電話民意調查等程序，並邀集婦產科、小兒科、遺傳學、社會學、法學及生命倫理學等不同領域之專家學者及各界團體代表，針對爭議部分充分討論。2018 年 4 月 10 日立法院第 9 屆第 5 會期第 7 次會議委員林靜儀等 16 人，鑑於尊重懷孕婦女之身體自主權，以及避免歧視具身心障礙、特殊疾病及遺傳性疾病者，爰擬具「優生保健法」部分條文修正草案，修正條文名稱為「生育保健法」。

優生保健法施行細則第 15 條第 1 項本文規定：「人工流產應於妊娠二十四週內施行。」公民團體提「懷孕滿八週禁墮胎」公投案，中央選舉委員會於 2018 年 4 月 10 日表示，本案函請提案人限期補正說明，補正經提委員會審議，認定仍不符合規定，決議予以駁回❺。

---

❺ 〈懷孕 8 週禁墮胎公投提案　中選會駁回〉，中央通訊社，2020 年 1 月 11 日。

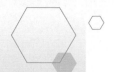

第五章

長期照顧法制建構

建構長期照顧制度之必要性

日本介護保險制度概述

我國長期照顧服務法

●學習目標●

1. 認識國家人口老化及少子化的危機

2. 瞭解長期照顧之定義與制度推動之必要性

3. 透析長期照顧衍生問題及困境

4. 引介日本介護保險制度與缺失

5. 掌握我國長期照顧服務法規範重點

第一節　建構長期照顧制度之必要性

　　人口老化及其對國家財政所造成的嚴重衝擊，是 21 世紀先進國家所必須面對的極重要議題。我國自 1995 年實施全民健康保險制度，保障民眾的醫療權利，醫療照護水準提升，國民壽命普遍延長❶。全球經歷 2008–2009 年金融海嘯肆虐、歐洲五國債務危機❷，近期，新一波超強

---

❶　我國國人 2013 年平均餘命，男性為 75.96 歲、女性為 82.47 歲，內政部，http://moi.gov.tw/stat/index.aspx。（2015 年 8 月 25 日瀏覽）

金融海嘯又起，影響國內金融、經濟安全甚鉅❸。全球化經濟的衝擊，造成經濟衰退、失業率攀升，間接造成國人對於婚姻與生育價值觀的改變，且因政府的人口策略不夠積極，我國總生育率為世界之末❹，人口結構快速老化，衍生國家財政、經濟、衛生及社會照顧等諸多的困境。

2021 年 4 月美國中情局發布預測全球 227 個國家（地區）的生育率，倒數 5 名都是亞洲國家：香港 1.22 人、澳門 1.21 人、新加坡 1.15 人、南韓 1.09 人。臺灣僅 1.07 人排名世界之末❺，少子化已成國安問題。高齡化的社會，國家對於民眾醫療及照護需求，必需妥為處理。如何使民眾「活得健康、老得慢、病得輕、走得快」，更是重要議題。

壹、政策方向

健康的人民是國家永續發展的重要推動力，因為健康是人類基本的欲望、理想及目標，也是一切事業的基礎。為保障人民之健康及醫療權益，妥善分配國家整體的醫療資源，衛生醫療、長期照顧服務制度的規

---

❷ 許嘉棟，〈財政政策該檢討了〉，《臺灣銀行家》，2011 年 10 月號，頁 8。

❸ 臺灣股市受到全球股災拖累，2015 年 8 月 24 日盤中一度下挫 583 點（下跌 7.5%），創史上最大單日跌幅，〈台股崩跌找凶手　媒體直批張盛和：連收屍都懶〉，《自由時報電子報》，2015 年 8 月 25 日。

❹ 由於孤鸞年接連虎年，2010 年臺灣的出生人數驟降至 16 萬人，總生育率首度低於 1.0，促使馬總統正式宣告解決少子化問題，必須提升至國家安全的層級，而美國人口文獻局 (Population Reference Bureau, PRB) 更於其網頁部落格直指，這個數字已創下全球的歷史新低水準。陳玉華、蔡青隆合著，〈東亞國家超低生育率的成因、困境與策略回應〉，《人口學刊》，第 42 期，2011 年 6 月，頁 156。

❺ 〈台灣生育率全球倒數第一　專家揭二大原因〉，《經濟日報》，2021 年 4 月 28 日。

劃、設計與執行，值得重視，且與社會福利及國家的財政，息息相關，並涉及社會安全與基本人權的維護。

　　而現代人權觀念的演變與保障，福利國家的形成，已蔚為世界之潮流，老年生活的經濟保障與健康照護，乃同等重要的生活議題❻。全世界先進各國及重要組織團體，世界衛生組織、歐洲聯盟、經濟合作發展組織等已投入長期照顧之建置與推動，並定為新 21 世紀重大國家社會政策發展方向。聯合國頒布「高齡者原則」，自立、參與、照護、自我實現、尊嚴等，關切老人福祉與弱勢族群之需求，制定保護老人與弱勢族群之相關法律並落實執行，此亦為我國從民主法治國家邁向社會福利國家的必然走向。

　　我國憲法第 15 條明文保障人民之生存權，第 155 條及第 157 條要求國家應實施社會保險制度、普遍推行衛生保健事業及公醫制度；憲法增修條文第 10 條第 5 項及第 8 項並明示，國家應推行全民健康保險、重視社會救助、社會保險及醫療保健等社會福利工作。為符合上述憲法規定意旨，我國陸續開辦公教人員保險、勞工保險、全民健康保險、國民年金等社會保險，惟仍缺長期照顧保險，爰參酌日本、德國等先進國家經驗，規劃長期照顧保險制度、推動長期照顧保險立法，以確保國人可獲基本長期照顧服務。

　　為健全長期照顧服務體系提供長期照顧服務，保障接受服務者與照顧者之尊嚴及權益，我國於 2015 年 6 月 3 日制定公布長期照顧服務法，全文 66 條，自公布後二年施行。初步建置長期照顧服務制度，對於照護人員、機構、品質，有妥適的規劃與管理措施。由於長期照顧本身具有

---

❻　張道義，〈國民年金財務問題的法規範〉，《臺灣法學》，2008 年 10 月，第 113 期，頁 74–85。

「逆選擇」之特性❼，愈弱勢、失能者，愈需長期照顧服務，長期照顧服務市場的存在與發展，「公共資金」的投入，乃扮演關鍵因素。而「公共資金」的來源，如純以稅收支應，恐有「搭便車」及財源不穩之負面效果；若採社會保險制度，如何設計長期照顧保險法制，以達財務自給自足與永續經營，誠需及早提出對策。

貳、人口老化與國家任務

我國與日本同為世界上人口老化速度最快的國家之一，日本老人人口比率，從 1970 年的 7%「高齡化社會 (Aging Society)」竄升到 1994 年的 14%「高齡社會」，僅費時 24 年，人口急速老化程度令人驚心；我國的情形與日本相同，老年人口 1993 年的 7% 上升到 2017 年的 14%，亦為 24 年❽，與日本都是世界上人口老化速度最快的國家。日本為因應人口老化照護之需求，於 2000 年施行介護保險制度，然而政府的財政負擔並不因而減輕，反日趨沉重，故深值我們作為警惕！政府在規劃研擬長期照護保險政策、體制、法規時，首應考量國家的整體財政能力❾。

我國在 1993 年 65 歲以上老人所占人口比率，已逾 7%，為「高齡化社會」；2018 年 3 月底，65 歲以上人口已達 331 萬人，占 14.1%❿，

---

❼　〈長照保險法應妥適規劃及早上路〉，《經濟日報》，2015 年 7 月 11 日，A2版。

❽　《中華民國臺灣 97 年至 145 年人口推計》，行政院經濟建設委員會，2008年 9 月 1 日；《中華民國人口推計（103 年至 150 年)》，國家發展委員會，2014 年 8 月，頁 5–7。

❾　林萬億，〈長照冒進痛苦一輩子〉，《中國時報》，2009 年 1 月 30 日，第 A6 版。

❿　107 年第 15 週內政統計通報（人口結構分析），內政部統計處行政公告，2018 年 4 月 14 日。

邁入「高齡社會」；截至 2019 年 6 月底，65 歲以上人口 352 萬人，占 14.9%⓫。2021 年 1 月底我國 65 歲以上人口 380.4 萬人，比率攀升至 16.2%⓬；預計至 2026 年，僅需 8 年時間即可能達 20%，邁入「超高齡社會」⓭，目前已達 17.6%。

　　我國人口老化程度日趨嚴重，民眾對醫療及照護需求激增，醫療費用支出持續成長；老年人的經濟、照護、弱勢者之生活需求等，皆為國家必需妥為處理的問題。對於失能民眾及為其照顧的家人而言，國家可以具體地為人民提供必要的協助與服務，方能彰顯國家的存在與價值；而國家存續之目的，即在於保障國民之基本人權⓮。社會法治國原則賦予國家須建立社會安全之相關法制，以達成國家所具有保障人民有尊嚴生存之目標與責任；逐步推展社會保險制度，以確保社會安全。

　　社會保險係以承擔保險費之繳納義務為前提，因此，保險當事人之間，具有對價關係，對價性可謂社會保險之特性。依司法院大法官會議釋字第 609 號解釋所示，社會保險有別於商業保險，在於保費與給付之間非謹守對價關係，被保險人繳納之保費與其風險高低無關，而是依量能負擔原則維持社會互助的功能。

⓫　〈國情統計通報〉，行政院主計總處，第 133 號，2019 年 7 月 17 日。

⓬　行政院主計總處（綜合統計處）2021 年 3 月 2 日國情統計通報（第 37 號）。

⓭　〈107 年第 41 週內政統計通報〉，內政部統計處行政公告，2018 年 10 月 13 日。

⓮　廖欽福，《馴服於憲法秩序下的財政國家》，翰蘆，2003 年 4 月，初版，頁 39。

參、推動長期照顧之必要性

　　鑑於大部分照顧失能者之家庭照護成員，常被忽視，並受到極大的財務壓力，國家有必要建構長期照護制度，以解決照顧上所面臨的困難。惟長期照護服務的人力如供給不足，將發生有保險無給付問題。我國居家照護、社區本地人力不如外勞，人員訓練後只有一成就業❶❺，因為案量不足，只好另謀他就，陷於惡性循環。人口結構改變迅速，是日本及臺灣面臨的共通難題，而長期照護亦需面臨人力的高流失率，不但導致人力不足❶❻，更與勞動條件差及「長期照護過失」❶❼的發生率，彼此有極大的關連性。我國近年來，參考國外資訊，積極規劃推動長期照顧制度，發展服務人力與機構資源，以及確保服務品質，2015 年 6 月 3 日制定公布長期照顧服務法，並自公布後二年施行。

　　至於有關長期照顧保險的法律關係，以及因「長期照護過失」所衍生的法律問題，涉及法制度體系架構的正確建立與相關法令之配合修正，既重要且複雜，而國內對此類議題之討論並不多，有必要及早投入人力加以研究，俾利日後據以適用。以下就日本介護保險制度之建構原因、

---

❶❺ 吳秀玲，《國家照顧義務與國家財政能力之均衡──以長期照護之法律體系為中心》，中山大學中國與亞太區域研究所博士論文，2011 年 7 月，附錄 5；吳淑瓊，〈長期照護相關議題專家學者深度訪問〉，2011 年 6 月 8 日，頁 489。

❶❻ 劉惠敏，〈日本長期照護保險制度的啟示〉，《全民健康保險》，2014 年 3 月，第 108 期，頁 35-36。

❶❼ 吳秀玲，〈從長期照護事故探討相關法律問題──以日本法為中心〉，「103 年公共治理與公民社會學術研討會：創新、發展與挑戰」，彰化師範大學公共事務與公民教育學系，彰化市，103 年 6 月 6 日。

基本的保險人與納保對象、財務負擔比例結構、被保險人保險費負擔比例之變動，照護需求認定程序等實施現況與改革，略作介紹；其次、就我國長期照護制度立法進度，以及長期照顧服務法與長期照顧保險法（草案）內涵重點，摘要介紹。

第二節　日本介護保險制度概述

壹、介護保險制度創設背景[18]

日本社會急遽老化，65 歲以上老人占全國總人口數比率，從 1970 年的 7%「高齡化社會 (Aging Society)」竄升到 1994 年的 14%「高齡社會」，僅費時 24 年，2005 年攀升至 20%，居全球之冠成為「超高齡社會」，2013 年躍進 25.1%，40 年間老年人口增加 3 倍，每四人即有一位老人；2015 年 26.7%，2017 年 10 月的高齡化率為 27.7%[19]。日本總務省 2021 年 9 月 19 日公布人口估算資料，日本人口持續減少（1.2522 億人，減少 51 萬人），截至當天全國 65 歲以上的老年人比去年增加 22 萬人，共計 3,640 萬人占全國總人口的 29.1%[20]。日本為因應人口老化照護之需求，於 2000 年施行介護保險制度，然而政府的財政負擔並不因而

---

[18] 吳秀玲，〈日本介護保險之法律建構（上）〉，《月旦醫事法報告》，2017 年 2 月，第 4 期，頁 150–165。

[19] 高野龍昭，《これならわかるスッキリ図解介護保険》，翔泳社，2018 年 5 月，第 3 版，頁 90–91。

[20] 〈日本更老了！3,640 萬人逾 65 歲占總人口 21.9% 全球之冠〉，中央社，2021 年 9 月 19 日。

減輕，反日趨沉重。

　　日本因人口高齡化、家庭照護功能衰退，老人的照護導致照顧者的身心折騰、家庭經濟的沉重負擔等因素，以及最重要的政府租稅財源問題，亟需因應。且日本醫療資源不當使用達 13%，應至復健機構的老人或老人療養機構床位不足，留在醫院長期住院，產生「社會性住院」問題❷，一年浪費健康保險經費達一兆日圓❷。介護保險制度創設的主要動機，在於老人醫療費高出非老人族群的數倍❷，為開拓新財源、使介護資源供需市場化❷，急將介護自醫療保險制度切離，以解消社會性住院龐大的醫療費用支出。日本於 1997 年 12 月制定公布介護保險法，為社會保障法體系中的第五支社會保險法❷，為發展介護服務所需的基礎建設，法公布之後自 2000 年 4 月 1 日起正式實施，向年滿 40 歲以上之國民，強制徵收保險費，並由中央、都道府縣及市町村各級政府，共同負擔介護制度的規劃管理，以及承擔 50% 的財政負擔，委託民間的營利及非營利機構提供照護服務，為強制性的社會保險制度。介護保險法第

❷　吉田しおり，〈介護保險制度〉，一圓光彌編著，《社会保障論概說》，誠信書房，2009 年 3 月 30 日，第 1 刷，頁 154。

❷　林藍萍、劉美芳，〈德、日介護保險制度之簡介〉，《臺灣老人保健學刊》，第 1 卷第 2 期，2005 年，頁 82。

❷　依日本 2012 年度年齡階級別國民醫療費概況，一年平均醫療費用，未滿 65 歲者約 18 萬日圓，滿 75 歲以上者，約 89.2 萬日圓，差距達 5 倍。渡辺さちこ，〈三重苦に見舞われる日本の社会保障〉，《日本医療クライシス》，幻冬舍，2015 年 6 月 12 日，頁 12-14。

❷　岡崎祐司、中村曉等，《安倍医療改革と皆保険体制の解体──成長戦略が医療保険を掘り崩す》，大月書店，2015 年 3 月，頁 9。

❷　堀勝洋，《社会保障概說，社会保障法總論》，東京大學出版会，2004 年，第 2 版，頁 109-111。

1 條明定，介護保險的給付對象，不僅介護，包含「其他醫療需要者」、「保健醫療服務」的給付，以「因增齡伴隨而來之身心變化所引發的疾病等，導致需要介護狀態，淋浴、如廁、進食等介護，機能訓練與看護及療養上的管理，或其他醫療服務的民眾」為對象，提供必要的醫療健保或社會福利服務，使其能保持尊嚴❷❻。

貳、介護保險三面法律關係

一、保險人──經營主體市町村及特別區

日本介護保險制度計有保險人、被保險人及介護服務提供者等三類主體參與，構成所謂的三面法律關係；市町村及特別區（東京 23 區）擔任保險人，根據地方實情而營運，為強化保險人營運功能，鼓勵規模小的市町村互相結合，形成「廣域連合保險人」。

日本介護保險法第 3 條明定，介護保險法的法定保險人為與國民接觸最密切的地方行政單位市町村（含特別區），由其擔任保險人（經營主體），負責保險費的計算、徵收及管理（財政主體）；保險服務給付的核定、支付及照護服務的輸送等（給付主體）。另，中央（政府）、都道府縣、醫療保險單位、年金保險單位等相關機構體系，必須協助支援市町村經營介護保險的財政與事務等❷❼。市町村對於此等「中央立法地方買單」的社會保障立法相當反感，主張應由中央政府擔任保險人❷❽。

---

❷❻　伊藤周平，介護保險法の現狀と諸問題，介護保險と権利保障，法律文化社，2008 年 10 月，頁 14。

❷❼　金子充，〈介護保險制度の実施体制〉，《よくわかる社会保障（第 3 版）》，坂口正之、岡田忠克編著，ミネルヴァ書房株式会社，2009 年，第 3 版，頁 132。

二、保險對象

　　日本介護保險制度推動的主要動機，在解決因社會性住院、老人醫療費高出一般非老人族群的五倍，導致醫療保險體系的財政瀕臨瓦解，故重組社會保障比例，並開拓新財源，減輕醫療費支出❷❾。介護保險保險對象，限齡區分第 1 號及第 2 號被保險人。被保險人有繳付保險費的義務，向保險人申請要介護認定獲核定後，具有保險給付受給權，須在有效期間內申請使用服務，並負擔 1 成的使用部分負擔；2015 年 8 月起，使用者年收入達一定所得時，須負擔 2 成❸❶。

㈠**第 1 號被保險人：** 為在市町村的區域內設有住所之年滿 65 歲以上的國民，乃介護保險主要之給付對象，其接受給付不以特定之疾病為限，並依其居住之市町村的不同，保險費之計算及徵收方式有所差異。第 1 號被保險人年金額逾 18 萬日圓以上者，介護保險費為徵收的便利性與效率，採取特別徵收方式❸❶，直接從年金先行扣除（介護保險法第 134 條）。

㈡**第 2 號被保險人：** 在市町村的區域內設有住所之年滿 40 歲以上 65 歲未滿且加入醫療保險的國民，限於罹患末期癌症、初老期認知症、腦血管等 16 種特定的疾病❸❷，才能接受保險給付。如非特定疾病而

❷❽　陸敏清，《日本照護保險法之研究》，中正大學法律研究所碩士論文，2002年，頁 44。

❷❾　李光廷，〈由德日兩國經驗看我國長期照護保險制度規劃〉，《臺灣經濟論衡》，2009 年 10 月，第 7 卷第 10 期，頁 34–35。

❸❶　川原経営總合センター，《最新介護ビジネスの動向とカラクリがよ～くわかる本（第 2 版）》，秀和システム，2016 年 4 月，頁 64。

❸❶　伊藤周平，〈介護保険費負擔と被保険者の権利〉，《介護保険と権利保障》，法律文化社，2008 年 10 月，頁 274–276。

有照護需要時，僅能以其他法律，例如身心障礙者計畫，獲得綜合性、計畫性照護服務❸❸。

三、介護保險事業者

介護事業者限法人經都道府縣知事指定後，提供居家服務、機構服務等。要介護者依核定的等級向介護事業者申辦利用，雙方需經溝通作成介護服務計畫、締結契約後，事業者始能提供照護服務。營運上，住宅介護支援事業所無法確保服務關係的中立、公正❸❹，或可能施加虐待行為，爰需加以規制。都道府縣具有指定監督權限，可要求事業者提示帳簿書類，或為取消指定之行政處分❸❺，介護事業者有接受調查的義務。

2015 年日本厚生勞動省發布「介護服務設施、事業所調查概況」，日本提供介護服務的事業所約有 20 萬個，包括：居家服務事業者 16.7 萬所、介護保險設施 1.3 萬所、地區型事業者有 2.5 萬所等，幾乎是全國 5.5 萬個便利超商的 4 倍❸❻之多。

---

❸❷ 吉岡讓治，《これから学ぶ介護保険制度と法》，加除出版社，2016 年 4 月，頁 17–18。イノウ，《世界一わかりやすい介護保険のきほんとしくみ》，2015 年 5 月，初版第 3 刷，頁 49。

❸❸ 陸敏清，《日本照護保險法之研究》，中正大學法律研究所碩士論文，2002 年 6 月，頁 51。

❸❹ 岩村正彦，〈總論──改革の概観〉，《ジュリスト》，2007 年 2 月，第 1327 期，頁 12–13。

❸❺ 伊藤周平，《介護保険と権利保障》，法律文化社，2008 年 10 月，頁 60–64。

❸❻ 志賀弘幸，《ビジネスとしての介護設施──ごうすれば職員が定着する》，時事通訊社，2017 年 1 月，頁 3。

參、介護保險財源結構

一、財務負擔比例

㈠國庫負擔 50%

介護保險財務結構包括：保險給付費 90%、利用者部分負擔費 10%。為減輕被保險人的負擔，介護保險費用由國庫（各級政府）與被保險人各負擔 50%。由國庫負擔的 50% 部分，原各級政府按 2:2:1 之比例負擔，中央負擔 25%、都道府縣負擔 12.5%、市町村負擔 12.5%。而在中央負擔的 25% 當中，20% 為固定支出，其餘的 5% 為「調整款項」，用以調整各保險人間財力平衡。保健事業費用，由第 1 號被保險人的保險費支付；至於其他事務費，由政府一般財源支付❸❼。惟 2005 年日本介護保險法修正之後，中央原先應負擔的 25%，其中的 20% 為固定支出部分，修法降低 5% 變為 15%（如表 1）；相對的，都道府縣則由原先應負擔的 12.5%，修法之後提升 5% 成為 17.5%❸❽。

表 1　介護財務負擔比例結構表

介護財務負擔比例			
公費負擔 (50%)	國庫（中央政府）	定率 15%（原 20%；2005 年調降）	2021 年第 1 號被保險人負擔 24%（原 17%，每三年遞增 1%）
		調整交付金 5%	
	都道府縣	17.5%（原 12.5%；2005 年調升）	2021 年第 2 號被保險人負擔 26%（原 33%，每三年遞減 1%）
	市町村	12.5%	
保險費 (50%)			

資料來源：〈公的介護保險制度の現狀と今後の役割〉，厚生勞動省。

---

❸❼　李光廷，〈日本介護保險實施現況、發展與未來〉，《研考雙月刊》，2008 年 12 月，第 32 卷第 6 期，頁 54–55。

(二)兩號被保險人連動負擔 50%

日本介護保險法施行之初，除公費負擔外，介護保險另 50% 財源，係來自保險費收入，第 1 期由第 1 號被保險人負擔 17%、第 2 號被保險人負擔 33%。第 1 號被保險人與第 2 號被保險人在整個財務結構中的負擔比例，基於世代間的連帶觀點，每三年調整一次（如上表 1）：第 1 號被保險人的負擔比例，每三年上升 1%，第 2 號被保險人則下降 1%❸❾。2013 年（第 4 期）第 1 號被保險人負擔已遞增為 21%，第 2 號被保險人下降為 29%❹⓿；2015 年（第 6 期）第 1 號被保險人負擔再遞增為 22%，第 2 號被保險人則下降為 28%❹❶。2021 年（第 8 期）第 1 號被保險人負擔再遞增為 24%，第 2 號被保險人則下降為 26%。

二、保險費與利用者部分負擔

(一)第 1 號被保險人全國平均月額

因高齡化急速進展，利用者與受給付者持續增加，壓迫保險人市町村之財政，日本介護保險費第 1 號被保險人的全國平均基準月額，從

---

❸❽　李麒，〈二〇〇五年日本長期照護保險法制〉，《開南法學》，2010 年 6 月，第 4 期，頁 101。

❸❾　〈公的介護保險制度の現狀と今後の役割〉，厚生勞動省，www.mhlw.go.jp/file/06-Seisakujouhou-12300000-Roukenkyoku/0000213177.pdf。第 1 號被保險人 2017 年 4 月底為 3,446 萬人。

❹⓿　〈公的介護保險制度の現狀と今後の役割〉，厚生勞動省，http://www.mhlw.go.jp/seisakunitsuite/bunya/hukushi_kaigo/kaigo_koureisha/gaiyo/dl/hoken.pdf。（2014 年 5 月 20 日瀏覽）。黃三貴等，〈參訪日本醫療服務機構及健康保險現況〉，2013 年 9 月 5–10 日出國報告，頁 19–20。

❹❶　望月幸代，《よくわかる！最新介護保險活用法》，高橋書局，2015 年 4 月，頁 51。

2000 年（第 1 期）的 2,911 日圓逐漸調高至 2003 年的 3,293 日圓、2006 年的 4,090 日圓 **❷** 、 2009 年的 4,162 日圓 **❸**，2012 年提高到 4,972 日圓 **❹**；2015 年再提高到 5,514 日圓。2018 年 （第 7 期） 5,869 日圓，2021 年（第 8 期）再提高到 6,014 日圓。

㈡利用者部分負擔

日本介護保險利用者部分負擔費原固定為 1 成，介護保險法修正及介護報酬改定，自 2015 年 4 月施行。從 2015 年 8 月起依個人所得情況，年收入等超過 280 萬日圓者，約有 15% 的在宅利用者及 5% 的機構利用者，提高至 2 成 （約 45 萬人） **❺**；需負擔 2 成的民眾，自 2018 年 8 月起如其年收入等特別高已超過 340 萬日圓者（單身家庭，如為夫婦家庭則為超過 463 萬日圓），利用者部分負擔提高為 3 成 （約 12 萬人） **❻**。

---

❷ 坂本忠次，〈現代社会福祉行財政論——社会保障をどうするか〉，大学教育出版株式会社，2009 年 4 月，頁 114–115。

❸ 〈介護保険とは，介護保険 3 年一週期〉，厚生勞動省，http://www.mhlw.go.jp/topics/kaigo/gaiyo/hoken-11.html。

❹ 〈公的介護保険制度の現状と今後の役割〉，厚生勞動省，http://www.mhlw.go.jp/seisakunitsuite/bunya/hukushi_kaigo/kaigo_koureisha/gaiyo/dl/hoken.pdf。（2014 年 5 月 20 日瀏覽）

❺ 川原経営総合センター，《最新介護ビジネスの動向とカラクリがよ〜くわかる本》，秀和システム，2016 年 4 月，第 2 版，第 64 頁。

❻ 高野龍昭，《これならわかるスッキリ図解介護保険》，翔泳社，2018 年 5 月，第 3 版，頁 64–65。

表 2　日本介護保險保險費基準額（月額）之變遷（全國平均）❹

期　別	西元年度（平成／令和）	金額（日圓）
第 1 期	2000 年 –2002 年（平成 12–14 年）	2,911
第 2 期	2003 年 –2005 年（平成 15–17 年）	3,293
第 3 期	2006 年 –2008 年（平成 18–20 年）	4,090
第 4 期	2009 年 –2011 年（平成 21–23 年）	4,162
第 5 期	2012 年 –2014 年（平成 24–26 年）	4,972
第 6 期	2015 年 –2017 年（平成 27–29 年）	5,514
第 7 期	2018 年 –2020 年（平成 30–令和 2 年）	5,869
第 8 期	2021 年 –2023 年（令和 3–5 年）	6,014

資料來源：作者製表

肆、介護給付要件

一、繳納保險費

被保險人接受介護保險給付之前提，須符合：已繳納保險費、申請「要介護認定」獲得核定、做成服務計畫並向市町村提出，以及與事業者締結服務利用契約。保險人為介護保險事業所需費用，得向被保險人徵收保險費（介護保險法第 129 條第 1 項）。被保險人利用介護保險服務之前提，必須繳納保險費，未支付保險費者，不能接受給付。

二、介護需求認定

1.兩次判定：日本介護需求認定，須先經認定調查員之訪問，作 74 項的基本調查❹，再以電腦計算平均一天所需照護必要時間，依其合計

❹　高野龍昭，《これならわかるスッキリ図解介護保険第 2 版》，翔泳社，2015 年 3 月，頁 31。

❹　項次係於 2009 年修正，認定調查詢問之重點，依認定調查票（基本調查）所載七大項。望月幸代，《よくわかる！最新介護保険活用法》，高橋書店，

時間來決定需長期照護程度別，此乃第一次判定。再由在各市町村中所設置的保健、醫療、福利專家所組成之照護認定審查會，參考醫師意見書後檢討第一次判定結果，最後決定最終的需介護程度別，此即所稱的第二次判定。判定結果依自立、需支援、需介護程度，決定需介護程度別分為「要支援度 1、2」及「要介護度 1–5」七個等級。需介護程度認定每 6 個月檢討一次（判定結果）；特例情形放寬為一年❹。

2.限時判定通知：所有的程序，必須自申請起 30 日內，將判定結果以書面通知申請（結果通知）❺。

三、介護服務計畫／締結服務契約

依判定的介護需求程度，於申請介護服務時，需透過介護專門員依需求者的身心狀況及家屬介護能力等，擬定以一週或一個月為單位之介護服務計畫❺，該內容需經利用者本人（或代理人）認可後向市町村提出❺。介護事業者必須和利用者締結契約，才可提供服務；使用者於使用介護服務時，應交付部分負擔（有負擔上限規定）。資料顯示，要介護之認定人數，第 1 號被保險人 546 萬人（含 65 歲以上 75 歲未滿被保險人 69 萬人，75 歲以上 477 萬人），第 2 號被保險人 15 萬人❺。

2015 年 4 月，頁 62–70。

❹ 吳秀玲，〈日本介護保險之法律建構（上）〉，《月旦醫事法報告》，2017 年 2 月，第 4 期，頁 162–164。

❺ 河野正輝、阿部和光、增田雅暢、倉田聰編著，〈高齡者福祉〉，《社会福祉法入門》，有斐閣株式会社，2008 年 6 月 10 日，第 2 版 2 刷，頁 143–149。

❺ 陳玉蒼，〈日本介護保險之介紹〉，《社區發展季刊》，內政部，2005 年 6 月，第 110 期，頁 355。

❺ 本沢巳代子、新田秀樹，〈介護保險〉，《社会保障法》，不磨書房，2016 年 4 月，第 10 版，頁 32。

伍、介護保險制度缺失

一、有保險無給付

　　日本介護保險制度 65 歲以上「要介護認定」的比率，2014 年認定人數 5,833,529 人，占 17.93%；受給付人數僅有 86.15%，為 5,025,514 人[54]，有保險無給付的情況嚴重，除限制「要介護認定」核定中度者之使用，並不斷限縮給付內容、提高保險費負擔及部分負擔[55]。介護保險制度創設以「隨時、隨地、可以輕鬆利用」為口號[56]，但現況是中重度 34 萬人無法使用服務；輕度無申請資格，被揶揄為「不能、不給使用」的介護保險[57]。

二、要介護認定程序缺失

　　「要介護認定」之程序，不但趨於嚴格化且不能公正客觀，「要介護認定」申請案之調查員素質參差不齊，或誤認無給付資格、或不當作成低度判斷；從申請到實際利用，有一個月的時差，可能導致狀態惡化；

[53]　イノウ，《世界一わかりやすい介護保険のきほんとしくみ》，2015 年 5 月，初版第 3 刷，頁 49。

[54]　石倉康次，〈変容する福祉市場と地域における福祉供給——介護保険をめぐって〉，《介護保険白書——施行 15 年の検証と 2025 年への展望》，介護保険白書編集委員会，2015 年 4 月，頁 83。

[55]　吳秀玲，〈日本介護保險之法律建構（下）〉，《月旦醫事法報告》，2017 年 3 月，第 5 期，頁 190。

[56]　増田雅暢，〈介護保険実施後の状況〉，《介護保険の検証——軌跡の考察と今後の課題》，法律文化社，2016 年 1 月，頁 123。

[57]　長谷憲明、石山麗子，《わかりやすい介護保険制度改正の概要——平成 27 年制度改正のポイント》，公益財団法人東京都福祉保障財団，2015 年 9 月，頁 36。

甚至不給予申請書，侵害認定申請權❺❽。

三、給付不足

　　日本介護保險法規定之給付，依要介護度設定支給限度額定額給付，超過支給限度額的服務利用，全額自己負擔❺❾。「要介護度 5」每人每月給付支給上限額約 36 萬日圓，不足實際支出的二分之一。使低所得的人無法利用，卻促進中高所得者的利用，給付受給權的階層化❻⓪。

第三節　我國長期照顧服務法

壹、長期照顧制度規劃

　　現在許多國家，同樣面臨人口老化的問題，醫療支出或是長期照顧之財務負擔，都將大幅成長。對健康照護之需求，已由治療轉為「治療與照護並重」，長期照顧必然包含各種必要的照護型態。我國規劃推動長期照顧制度，在政策上，法政體制框架之建構，尤屬迫切❻①，應建立正確的法體系架構，與修正相關法令與之配合，俾因應長期照顧時代的到來。

---

❺❽　吳秀玲，〈日本介護保險之法律建構（上）〉，《月旦醫事法報告》，2017 年 2 月，第 4 期，頁 164。

❺❾　伊藤周平，〈介護保險法の給付と給付受給權〉，《介護保險と權利保障》，法律文化社，2008 年 10 月，頁 57–58。

❻⓪　吳秀玲，《國家照顧義務與國家財政能力之均衡——以長期照護之法律體系為中心》，國立中山大學中國與亞太區域研究所博士論文，2011 年 7 月。

❻①　李世代，〈「長期照護」的發展與推動〉，《臺灣醫界》，2010 年 1 月，第 53 卷第 1 期，頁 49。

一、加速法令體制之建構

　　面臨人口老化伴隨而來之疾病型態慢性化、健康問題障礙化、照顧內容複雜化及照顧時間長期化等問題，我國於 1998 年起陸續推動「建構長期照護先導計畫」、「新世代健康領航計畫」、「加強老人安養服務方案」、「照顧服務福利及產業發展方案」、「我國長期照顧十年計畫」及「長期照護服務網計畫」等各項方案，以積極因應高齡化社會來臨。

　　為使長期照顧制度完整及持續推行，需建立一套妥善機制，以籌措充足財源支應。考量社會保險制度具有風險分擔、自助互助精神，能提供有長期照顧需要國民之照顧服務，且其給付方式較具公平性及效率性，可避免社會資源浪費，爰以社會保險理念為基礎規劃長期照護保險制度。2009 年年底，前行政院衛生署完成長期照護保險法（草案）之研擬工作，陳報行政院審查，立法原則採取：社會保險、全民納保、由健保署承辦、依失能程度核給給付等，幾乎是以全民健康保險法為版本，尤其是保險對象、保險財務面之規定等，仿全民健康保險法最為人所詬病的 6 類 15 目等。

　　長期照護保險法（草案）嗣經修正名稱及內容，2015 年 6 月 4 日行政院院會通過「長期照顧保險法」（草案），草案共 10 章 81 條，規定強制納保並有罰則，明定：政府每年度負擔保險總經費之下限比率及負擔不足時之撥補、長期照顧保險會及長期照顧保險爭議審議會之權責、本保險之保險人及行政管理經費之來源、定義保險對象、各類被保險人之投保單位及保險經費之分擔、一般保險費之費率、本保險財務調整週期及費率調整機制；保險給付要件、項目及得分階段實施、本保險不給付之範圍等。且為使行政資源達到最大之經濟效益，由中央健康保險署承辦長照保險業務；長照保險給付之規劃，並以實物給付為主；失能者經

評估有長照需要時，依核定之照顧計畫提供給付，優先提供居家或社區式服務，超過的部分需自行負擔；為保障民眾獲得一定水準的長照服務，規範長照保險特約服務機構，應依長照或相關主管機關頒布之法規設立，以符合一定之品質要求。

二、提供多元照顧服務資源

家庭乃最為基本而重要的照顧體系，我國長照十年計畫欠缺一統合性的家庭照顧支持體系方案，難以凸顯家庭照顧在長照體系之價值與重要性。應思考如何提供多元之照顧服務資源，鼓勵成立照護志工人力銀行❷，媒合同有失能者照顧責任之家庭，提供彼此家庭照顧者暫時看顧、陪同就醫與家務處理等相關服務，減輕個別家庭照顧者之負擔。我國參考德國、日本等國家經驗，在 2015 年 6 月 3 日制定公布長期照顧服務法自公布後 2 年施行，以應社會迫切之需。

貳、長期照顧服務法概述❸

一、立法沿革及目的

中央主管機關於 2010 年將長期照顧服務法（草案）函報行政院審查，2011 年 3 月經行政院函請立法院審議。其間法案的版本達 17 個之多，嗣於 2014 年 1 月 8 日立法院社會福利及衛生環境委員會完成審議後，再歷經 9 次協商。長期照顧服務法（以下稱長照法）於 2015 年 5 月 15 日完成三讀，2015 年 6 月 3 日制定公布，共七章 66 條條文，法自公布後 2 年施行。長照法於施行前，在 2017 年 1 月 26 日修正公布，以確保基金財源穩定。

---

❷ 謝佳宜，〈高齡化社會家庭照顧者支持體系之探討〉，《人力規劃報告第 14 輯》，行政院經建會，2010 年 10 月，頁 165–176。

❸ 吳秀玲，《醫護健保與長照法規》，三民，2022 年 10 月，第 2 版，頁 286。

　　長照法第 1 條第 1 項明定： 1.健全長期照顧服務體系，提供長期照顧服務； 2.確保照顧及支持服務品質； 3.發展普及、多元及可負擔之服務； 4.保障接受服務者與照顧者之尊嚴及權益等四項立法目的。而長期照顧服務須兼顧多元差異，同條第 2 項明定：「長期照顧服務之提供不得因服務對象之性別、性傾向、性別認同、婚姻、年齡、身心障礙、疾病、階級、種族、宗教信仰、國籍與居住地域有差別待遇之歧視行為。」

　　長照法嗣於 2019 年 6 月 19 日修正公布第 14、24、34、39、47 條，「會商原住民族委員會」修正為「會同中央原住民族主管機關」；增訂「設有機構住宿式服務之綜合式服務類長照機構」，應投保公共意外責任險，以及違反時之罰則。

　　長照法 2021 年 6 月 9 日再度修正公布，增訂第 8 條之 1、32 條之 1、32 條之 2、39 條之 1、47 條之 1、48 條之 1 條文；並修正第 6、18、22、30、47、49、53、54、58、62、66 條；增修條文共計 17 條。法案本次修正重點：特約及給支付制度法制化、落實使用者付費原則，加速布建長照服務資源、放寬學校法人設置住宿式長照機構促進產學合作，強化長照服務品質，明定未立案長照機構違法樣態及罰則，以及長照員工納入勞健保範圍等，促進長照產業發展❻❹。

二、定　義

㈠長期照顧

　　界定長期照顧之服務對象，為身心失能持續已達或預期達六個月以上，且狀況穩定者，不分年齡、族群及身心障礙別均屬之。長照法第 3 條第 1 款規定：「指身心失能持續已達或預期達六個月以上者，依其個人或其照顧者之需要，所提供之生活支持、協助、社會參與、照顧及相關

---

❻❹　吳秀玲，《醫護健保與長照法規》，三民，2022 年 10 月，第 2 版，頁 286。

之醫護服務。」

㈡「**身心失能者**」、「**長照服務體系**」及「**個人看護者**」之意涵

第 3 條第 2 款、第 7 款、第 8 款：分別指「身體或心智功能部分或全部喪失，致其日常生活需他人協助者。」「長照人員、長照機構、財務及相關資源之發展、管理、轉介機制等構成之網絡。」「指以個人身分受僱，於失能者家庭從事看護工作者。」

三、長期照顧服務及體系

㈠主管機關／目的事業主管機關權責

長照法所稱主管機關：在中央為衛生福利部；在直轄市為直轄市政府；在縣（市）為縣（市）政府（第 2 條）。中央與地方各有業務掌理事項，中央主管機關：提供長照服務，制定全國性長照政策、法規及長照體系之規劃、訂定及宣導；對地方政府執行長照之監督、協調事項；辦理長照機構評鑑；長照財源之規劃、籌措與長照經費分配等（第 4 條第 1–11 款）。地方主管機關：提供長照服務，制定轄內長照政策、長照體系之規劃、宣導及執行；執行中央主管機關訂定之長照政策、法規及相關規劃方案等（第 5 條第 1–7 款）。

涉及中央各目的事業主管機關職掌者，其權責依：教育、勞工、國軍退除役官兵輔導、建設／工務／消防、原住民族事務、科技研究事務、其他目的事業主管機關作劃分；長照法 2021 年 6 月 9 日修正公布增訂「經濟主管機關」，負責長照輔助器材、產品開發之規劃及推動等相關事項（第 6 條第 7 款）。

㈡長期照顧服務特定範圍公告及評估

長照法第 8 條規定：「中央主管機關得公告長照服務之特定範圍（第 1 項）。民眾申請前項服務，應由照管中心或直轄市、縣（市）主管機關

評估；直轄市、縣（市）主管機關應依評估結果提供服務（第 2 項）。接受醫事照護之長照服務者，應經醫師出具意見書，並由照管中心或直轄市、縣（市）主管機關評估（第 3 項）。第二項服務，應依失能者失能程度及其家庭經濟狀況，由主管機關提供補助；依其他法令規定得申請相同性質之服務補助者，僅得擇一為之（第 4 項）。第二項及第三項之評估，得委託專業團體辦理；評估之基準、方式、人員之資格條件及其他有關事項，由中央主管機關公告之（第 5 項）。第四項補助之金額或比率，由中央主管機關定之（第 6 項）。」

　　長照法第 8 條第 3 項「醫師出具的意見書」，其內容應載明：1.當事人姓名、出生年月日、性別、國民身分證統一編號及通訊地址。2.相關疾病診斷與近期治療現況。3.當事人身心狀態事項。4.當事人接受醫事照護服務時應注意之事項。5.其他有關事項或建議（長照法施行細則第 2 條第 1 項）。意見書之格式，由中央主管機關定之（同條第 2 項）。

(三)依評估核定等級／應收部分負擔不得減免

　　為使長照服務資源合理使用，長照法 2021 年 6 月 9 日修正公布增訂第 8 條之 1：照管中心或直轄市、縣（市）主管機關應依第 8 條第 2 項之評估結果，按民眾失能程度核定其長照需要等級及長照服務給付額度（第 1 項）。

　　民眾使用長照服務，應依前項核定之長照服務給付額度自行負擔一定比率或金額（第 2 項）。長照特約單位應向長照服務使用者收取應自行負擔之長照服務給付額度比率或金額，不得減免（第 3 項）。長照特約單位違反第 8 條之 1 第 3 項規定者，處新臺幣 3 萬元以上 15 萬元以下罰鍰，並限期令其追收擅自減免之費用（第 49 條第 1 項）。

　　衛生福利部於 2022 年 1 月 20 日訂定發布長期照顧服務申請及給付

辦法，2022 年 2 月 1 日生效，該辦法第 14 條第 1 項規定：「長照給付對象使用長照服務，應依下列長照身分別，自行負擔一定比率之金額（以下簡稱部分負擔），其比率規定如附表五：一、長照低收入戶：列冊之低收入戶、中低收入戶，或符合領取中低收入老人生活津貼發給辦法第五條第一項第一款津貼資格者。……。」部分負擔，由長照特約單位於服務提供後，向長照給付對象收取（辦法第 14 條第 2 項）。

㈣長期照顧服務提供方式

長照法第 9 條第 1 項規定 5 種長照服務提供方式： 1.居家式：到宅提供服務。 2.社區式：於社區設置一定場所及設施，提供日間照顧、家庭托顧、臨時住宿、團體家屋、小規模多機能及其他整合性等服務。但不包括第 3 款之服務。 3.機構住宿式：以受照顧者入住之方式，提供全時照顧或夜間住宿等之服務。 4.家庭照顧者支持服務：為家庭照顧者所提供之定點、到宅等支持服務。5.其他經中央主管機關公告之服務方式。前開的服務方式，長照機構得合併提供之（同條第 2 項）。

長照法第 10 條至第 13 條則分別規範居家式、社區式、機構住宿式、家庭照顧者支持服務提供項目。以長照法第 10 條為例，規定居家式長照服務之項目包括：1.身體照顧服務。2.日常生活照顧服務。3.家事服務。 4.餐飲及營養服務。 5.輔具服務。 6.必要之住家設施調整改善服務。 7.心理支持服務。 8.緊急救援服務。 9.醫事照護服務。 10.預防引發其他失能或加重失能之服務。 11.其他由中央主管機關認定到宅提供與長照有關之服務。

㈤定期辦理資源及需要調查／限制或獎助長照機構設立

長照法第 14 條第 1 項規定：「中央主管機關應定期辦理長照有關資源及需要之調查，並考慮多元文化特色，與離島偏鄉地區特殊處境，據

以訂定長照服務發展計畫及採取必要之獎助措施。」同條第 2 項：「中央
主管機關為均衡長照資源之發展，得劃分長照服務網區，規劃區域資源、
建置服務網絡與輸送體系及人力發展計畫，並得於資源過剩區，限制長
照機構之設立或擴充；於資源不足之地區，應獎助辦理健全長照服務體
系有關事項。」以促進長照資源過剩或不足之地區之資源均衡發展，使
長照機構及人力合理分布，爰規定得對資源過剩或不足之地區，限制長
照機構之設立與擴充或予以獎助，以均衡長照服務之可近性及在地化。

　　至於原住民族地區長照服務計畫、長照服務網區與人力發展之規劃
及推動，中央主管機關應會同中央原住民族主管機關定之（長照法第 14
條第 3 項）。中央主管機關應獎助辦理長期照顧創新服務之相關研究（同
條第 4 項）。

㈥設置特種基金及其來源

　　長照法第 15 條第 1 項規定：「中央主管機關為提供長照服務、擴增
與普及長照服務量能，促進長照相關資源之發展、提升服務品質與效率、
充實並均衡服務與人力資源及補助各項經費，應設置特種基金。基金之
來源如下：一、遺產稅及贈與稅稅率由百分之十調增至百分之二十以內
所增加之稅課收入。二、菸酒稅菸品應徵稅額由每千支（每公斤）徵收
新臺幣五百九十元調增至新臺幣一千五百九十元所增加之稅課收入。三、
政府預算撥充。四、菸品健康福利捐。五、捐贈收入。六、基金孳息收
入。七、其他收入。」

四、長期照顧服務人員管理

㈠長照服務人員

　　長照法第 3 條第 4 款將長照服務人員（以下稱長照人員）定義為：
指經本法所定之訓練、認證，領有證明得提供長照服務之人員。長照法

第18條第1項規定：「長照服務之提供，經中央主管機關公告之長照服務特定項目，應由長照人員為之。」衛生福利部於2022年11月21日公告新訂「長照服務特定項目規定」：1.長期照顧服務機構或長照特約單位針對長照服務需要者提供之身體照顧服務、日常生活照顧服務、臨時住宿服務、住宿服務、醫事照護服務。 2.長期照顧服務機構或長照特約單位提供家庭照顧者支持服務提供之喘息服務。 3.長照需要之評估服務。 4.長期照顧服務機構內執行之預防引發其他失能或加重失能之服務。

(二)長照人員範圍與訓練及繼續教育

長照法第18條第2項：長照人員之訓練、繼續教育、在職訓練課程內容，應考量不同地區、族群、性別、特定疾病及照顧經驗之差異性。此外，長照人員應接受一定積分之繼續教育、在職訓練（同條第3項）；長照人員之訓練、認證、繼續教育課程內容與積分之認定、證明效期及其更新等有關事項之辦法，由中央主管機關定之（同條第4項）。

長期照顧服務人員訓練認證繼續教育及登錄辦法第2條：「本法第三條第四款所定經本法訓練、認證，領有證明得提供長期照顧（以下簡稱長照）服務之長照服務人員（以下簡稱長照人員），其範圍如下：一、照顧服務員、生活服務員或家庭托顧服務員 （以下併稱照顧服務人員）。二、居家服務督導員。三、教保員、社會工作人員（包括社會工作師）及醫事人員。四、照顧管理專員及照顧管理督導。五、中央主管機關公告指定為長照服務相關計畫人員。」

「前條第一項第二款至第五款人員，應接受下列訓練，始得依第四條規定辦理認證：一、前條第一項第二款至第五款人員：任職前完成中央主管機關公告之長照共同訓練課程。二、……。」（同辦法第3條第1項）。「長照人員應自認證證明文件生效日起，每六年接受下列繼續教育

課程，積分合計達一百二十點以上：一、專業課程。二、專業品質。三、專業倫理。四、專業法規。」（同辦法第 9 條第 1 項）。

㈢執業登錄與支援

長照人員非經登錄於長照機構，不得提供長照服務。但已完成第 18 條第 4 項的訓練及認證，並依其他相關法令登錄之醫事人員及社工人員，於報經主管機關同意者，不在此限（長照法第 19 條第 1 項）本條項之登錄，其要件、程序、處所、服務內容、資格之撤銷與廢止、臨時支援及其他應遵行事項之辦法，由中央主管機關定之（同條第 4 項）。長照人員如未依規定完成登錄程序而提供長照服務；或證照效期屆滿，未完成證照之更新而提供長照服務，處新臺幣 3 千元以上 1 萬 5 千元以下罰鍰（長照法第 58 條）。

長照人員的登錄及支援，應在事前完成。另，長照人員登錄內容異動時，應自異動之日起 30 日內，由該長照機構報所在地主管機關核定（長照法第 19 條第 3 項）。而長照機構如有違反本條項者，處新臺幣 6 千元以上 3 萬元以下罰鍰（同法第 53 條第 1 項第 1 款）。

㈣違法行為之禁止

1.不得容留非長照人員提供服務

長照機構不得容留非長照人員提供第 18 條第 1 項之長照服務（長照法第 19 條第 2 項）。違反者，處新臺幣 1 萬元以上 5 萬元以下罰鍰（長照法第 50 條第 2 款）。

2.不得洩密

長照人員對於因業務而知悉或持有他人之秘密，非依法律規定，不得洩漏（長照法第 20 條）。違反者，處新臺幣 6 千元以上 3 萬元以下罰鍰，並限期令其改善；屆期未改善且情節重大者，處 1 個月以上 1 年以

下停業處分（同法第 54 條第 1 項）。

　　3.業務上不法行為之禁止

　　長照人員「執行業務時，如為不實之記載」；或「將長照人員證明租借他人使用」，處新臺幣 6 千元以上 3 萬元以下罰鍰，得併處 1 個月以上 1 年以下停業處分；情節重大者，並得廢止其證明（長照法第 56 條）。

五、長期照顧服務機構之管理

㈠長照服務機構分類及限法人設立與許可

　　長照法第 21 條：「長照機構依其服務內容，分類如下：一、居家式服務類。二、社區式服務類。三、機構住宿式服務類。四、綜合式服務類。五、其他經中央主管機關公告之服務類。」「前條第三款及設有機構住宿式服務之第四款、第五款長照機構，應以長照機構法人設立之。」（同法第 22 條第 1 項）但考量學校為教學、實習或研究之必要，長照法 2021 年 6 月 9 日修正公布增訂第 22 條第 2 項例外規定：「公立長照機構」，或「設有長照相關科系之私立高級中等以上學校，且僅以提供學校作為教學、實習及研究用途為限」者，不適用第 22 條第 1 項之規定。

　　長照法第 23 條：「長照機構之設立、擴充、遷移，應事先申請主管機關許可。」所稱「擴充」，係指「機構總樓地板面積擴增」（長照法施行細則第 5 條第 1 項）；如僅「床數增設而機構總樓地板面積未擴增者」，則非屬擴充（同條第 2 項）。

㈡停、歇業備查及轉介或安置

　　長照法第 25 條：「長照機構停業、歇業、復業或許可證明登載事項變更，應於事實發生日前三十日內，報主管機關核定（第 1 項）。前項停業期間最長不得超過一年。必要時得申請延長一次，期限為一年；逾期應辦理歇業（第 2 項）。前項歇業應於停業期滿之日起三十日內辦理；逾

期未辦理者，主管機關得逕予廢止其設立許可（第 3 項）。」

　　長照機構歇業或停業時，對長照服務使用者應予以適當之轉介或安置；無法轉介或安置時，由主管機關協助轉介安置，長照機構應予配合（長照法第 41 條第 1 項）。長照機構未依前項規定為適當之轉介或安置時，地方主管機關得強制之（同條第 2 項）。

㈢名稱專用與不得委託經營

　　長照法第 27 條：「非長照機構，不得使用長照機構之名稱。」私立長照機構經許可設立後，不得將全部或部分服務規模，委託他人經營（長期照顧服務機構設立許可及管理辦法第 18 條）。

㈣名稱使用、變更之限制

　　長照機構由政府機關（構）設立者，應於長照機構前冠以該政府機關（構）之名稱；由民間設立者，應冠以私立二字（長照法第 26 條第 1 項）。長照機構應於其場所，以明顯字體依前項規定標示其名稱，並應加註機構類別及其服務內容（同條第 2 項），以利民眾區辨。

㈤廣告內容範圍之限制

　　非長照機構，不得為長照服務之廣告（長照法第 29 條第 1 項）；違反者，處新臺幣 1 萬元以上 5 萬元以下罰鍰（同法第 51 條第 2 項）。長照機構之廣告，其內容以下列事項為限：1.長照機構名稱與第 26 條第 2 項所定應加註之事項、設立日期、許可證明字號、地址、電話及交通路線。 2.長照機構負責人之姓名、學歷及經歷。 3.長照人員之專門職業及技術人員證書或本法所定之證明文件字號。4.服務提供方式及服務時間。 5.停業、歇業、復業、遷移及其年、月、日。 6.主管機關核定之收費標準。7.其他經中央主管機關公告指定得刊登或播放之事項（長照法第 29 條第 2 項）。

㈥設專任業務負責人與代理

長照機構應設置業務負責人一人，對其機構業務負督導責任（長照法第 30 條第 1 項）。長照法第 31 條：「長照機構之業務負責人因故不能執行業務，應指定符合業務負責人資格者代理之。代理期間超過三十日，應報所在地主管機關核定（第 1 項）。前項代理期間，不得逾一年（第 2項）。」長期照顧服務機構設立標準（以下稱機構設立標準）第 2 條：長照機構應置符合長照服務人員資格之業務負責人一人，綜理長照業務，除本標準另有規定外，應為專任。

㈦辦理勞保／健保加保及按月提繳退休金

長照特約單位應為所僱長照人員，依勞工保險條例、勞工職業災害保險及保護法、就業保險法、全民健康保險法及勞工退休金條例規定，辦理參加勞工保險、勞工職業災害保險、就業保險及全民健康保險，並按月提繳退休金（長照法第 32 條之 2）。違反長照法第 32 條之 2 規定，未依法為所僱長照人員加保各類保險，依違反各該法律規定處罰，經處罰仍未依規定辦理者，得停止派案；情節重大者，並得終止特約（同法第 48 條之 1）。

㈧與醫療機構訂定醫療服務契約

機構住宿式服務類之長照機構，應與能及時接受轉介或提供必要醫療服務之醫療機構訂定醫療服務契約（長照法第 33 條）。所定醫療服務契約，應載明下列事項：1.醫事照護服務需要之轉介機制。 2.醫事照護服務之電話或網路諮詢機制。 3.醫師及其他醫事人員之支援機制。 4.其他與醫事照護服務相關之事項（長照法施行細則第 7 條）。

長照機構違反本條規定者，未與能及時接受轉介或提供必要醫療服務之醫療機構簽訂醫療服務契約，處新臺幣 6 千元以上 3 萬元以下罰鍰

（同法第 53 條第 1 項第 3 款）；並限期令其改善，屆期未改善者，處 1 個月以上 1 年以下停業處分（同條第 2 項）。長照法 2021 年 6 月 9 日修正公布增訂第 53 條第 4 項，經令限期改善、長照機構評鑑不合格者，於未經主管機關查核確認改善完成前，不得增加服務對象之規定；違反者，另處其負責人新臺幣 6 萬元以上 30 萬元以下罰鍰，並得按次處罰。

㈨收費規定

長照法第 36 條：「長照機構收取費用，應開給載明收費項目及金額之收據（第 1 項）。長照機構不得違反前條收費規定，超額或擅立項目收費（第 2 項）。」

違反長照法第 36 條第 1 項規定者，應限期令其改善；屆期未改善者，處新臺幣 6 千元以上 3 萬元以下罰鍰（同法第 55 條）。違反第 36 條第 2 項規定者，處新臺幣 3 萬元以上 15 萬元以下罰鍰，並限期令其將超收或擅自收取之費用退還（同法第 49 條第 2 項）。

㈩保存紀錄

長照法第 38 條：「長照機構應督導其所屬登錄之長照人員，就其提供之長照服務有關事項製作紀錄（第 1 項）。前項紀錄有關醫事照護部分，除依醫事法令之規定保存外，應由該長照機構至少保存七年（第 2 項）。」

㈡機構評鑑與督導考核／違規業者查察

主管機關對長照機構應予輔導、監督、考核、檢查及評鑑；必要時，並得通知其提供相關服務資料，長照機構應提供必要之協助，不得規避、妨礙或拒絕（長照法第 39 條第 1 項）。前項評鑑結果，應予公告（同條第 2 項）。

長期照顧服務機構評鑑辦法第 4 條規定：「本辦法評鑑業務，主辦機

關得委託具長照專業性或與評鑑業務相關之機關 （構）、大學及民間法人、團體或機構為之。」惟此委託規定，並無長照法之明確授權依據，非無爭議。長照機構評鑑的結果，分為「合格」及「不合格」；評鑑合格效期為 4 年（機構評鑑辦法第 9 條第 1 項及第 10 條第 1 項）。

㈢派員查察違規業者與轉介安置

長照法第 39 條之 1 規定：「主管機關對未依第二十三條規定許可設立而提供長照服務者，應派員進入該場所檢查。受檢查者不得規避、妨礙或拒絕，並應提供必要之文件、資料或其他協助（第 1 項）。主管機關人員執行前項檢查時，應出示有關執行職務之證明文件或顯示足資辨別之標誌（第 2 項）。主管機關對於第一項提供長照服務者之服務對象，應予轉介或安置；該提供長照服務者應予配合（第 3 項）。」

㈢書面契約

長照法第 42 條第 1 項規定：「長照機構於提供長照服務時，應與長照服務使用者、家屬或支付費用者簽訂書面契約。」

㈢隱私權保護

長照法第 43 條：「未經長照服務使用者之書面同意，不得對其進行錄影、錄音或攝影，並不得報導或記載其姓名、出生年月日、住（居）所及其他足資辨別身分之資訊；……（第 1 項）。長照機構於維護長照服務使用者安全之必要範圍內，得設置監看設備，不受前項之限制，並應告知長照服務使用者 、 其法定代理人或主要照顧之最近親屬 （第 2 項）。」

違反長照法第 43 條第 1 項隱私保護規定者，處新臺幣 6 千元以上到 3 萬元以下罰鍰，並限期令其改善；屆期未改善且情節重大者，處 1 個月以上 1 年以下停業處分（第 54 條第 1 項）。

㈦侵權行為之禁止

　　長照法第 44 條：「長照機構及其人員應對長照服務使用者予以適當之照顧與保護，不得有遺棄、身心虐待、歧視、傷害、違法限制其人身自由或其他侵害其權益之情事。」

　　長照機構違反長照法第 44 條規定，對長照服務使用者有遺棄、身心虐待、歧視、傷害、違法限制其人身自由或其他侵害其權益之情事，除依長照法第 47 條第 1 項規定處罰（處新臺幣 6 萬元以上 30 萬元以下罰鍰，並公布其名稱及負責人姓名）外，並限期令其改善；屆期未改善者，處 1 個月以上 1 年以下停業處分；停業期滿仍未改善者，得廢止其設立許可（長照法第 47 條第 3 項）。違反第 44 條規定，情節重大者，得逕行廢止其設立許可（同條第 4 項）。

參、反思與建議

一、長照 2.0 新作為

　　我國施行長期照顧制度，初始長照 1.0 服務對象以失能者為主，為照顧更多有長照需求的民眾，縮減長者失能的時間，整合後端醫療需求，衛福部積極規劃長照十年 2.0 計畫 （2017–2026 年）， 以長照十年計畫 (1.0) 為基礎，延伸長照服務體系及服務主體，以整合方式提供預防與延緩失能照護方案；延伸出院準備計畫，轉銜在宅醫療與居家安寧服務。長照 2.0 擴大服務對象、擴增服務項目、發展創新服務，整合醫療長照和預防保健資源；優化社區初級預防功能。相關推動內容：擴大服務對象及項目方面：長照 1.0 主要照顧因老化而失能之服務對象，長照 2.0 為照顧更多有長照需求的民眾，服務對象從 4 類擴大成 8 類，服務人數預估自 51.1 萬人增至將近 73.8 萬人❻❺。

二、日本介護保險之借鏡

(一)違規事件的預防

日本由於介護公定價格報酬偏低與付抑制政策，以及依介護保險事業計畫規制服務的提供量，與介護事業者所預估有大的利益，相去甚遠，引人熱烈共襄盛舉的「介護事業」，其實只是幻想。在住宅介護支援事業者，有九成以上與住宅服務事業者屬於併設之狀況，利用的次數及服務時間，從外部控制困難，營利企業皆抱持利益至上的心態，虛構服務與虛增服務時間請求，極易成為虛偽的介護計畫作成溫床。

介護事業者因介護報酬的不正請求與虛偽的指定申請等行為，受到取消指定的行政處分之事業者，持續增加，其中以營利法人占多數。2006 年 3 月為止，受到指定取消處分之事業者家數為 255 家、事業所所數為 408 所，營利法人即分別占 165 家 (64.5%) 及 260 所 (63.7%)。從服務的種類來看，2005 年受到指定取消處分之事業所數為 95 所，占最多數的為訪問介護事業 26 件（其中營利法人 22 件）。其次，住宅介護支援事業 22 件（其中營利法人 16 件），這二個服務部門即占了全體的過半數。指定被取消的事由當中，訪問介護事業以「架空、時間與服務提供次數的虛增」最多；其次，是「違反人員基準」、「虛偽的指定申請」等❻❻。

(二)重視介護勞動者勞動條件

日本實施介護保險之後，照顧人力發生革命性的變化，除了照顧人力年輕化之外，職種多元化及全面考試證照化等。但介護保險制度的設

---

❻❺　簡慧娟，〈長照 2.0 新作為　前瞻、創新、整合──老人社區照顧政策〉，《國土及公共治理季刊》，2017 年 9 月，第 5 卷第 3 期，頁 114–121。

❻❻　吳秀玲，〈長期照護法制與國家財政能力負擔──日本法與我國法之比較分析（下）〉，《中正財經法學》，中正大學財經法律學系暨研究所，2012 年 7 月，第 5 期，頁 211–306。

計，導致薪資低、流動性高及僱用兼職化，甚至人力不足等問題❻。因此，日本緊急推動人力確保對策。提升照顧人才的專業成長、改善專業形象，提升薪資及社會地位；甚至開放外籍人力投入照顧領域❻。

由於介護報酬收取範圍內，為基本事業之營運，因此，營利法人及社會福祉法人等非營利法人，皆被迫為事業的效率化及成本削減。福祉服務事業乃勞動力的供給，人事費占事業費用的一大半，削減人事費的結果，必然加速介護勞動者的勞動條件惡化。介護保險法施行之後，由於效率化及成本削減壓力，使得家庭幫手的勞動條件更加惡化，離職者未曾間斷，陷於人材難尋；更促使勞動者的兼職化與工資削減，以及過重的勞動負擔、服務加班等違反勞動基準法的情形常態化，介護勞動者的健康情形受損情況累增。由於介護保險係屬高度專業性之任務，故針對依法給付之內容與範圍，應組成專家委員會提供主管機關審核選擇。該委員會應依法審核保險收入與保險支出，以達財務平衡之目標❻。針對因介護保險所產生之爭議問題，亦應組織專門委員會審議。本章借由日本介護保險之運作經驗作為我國制度設計之參考，並希以全民之力，構築長期照顧保險體系，將更能體現風險分擔之互助公平原則。

㈢弱勢保障

日本介護保險費用政府須負擔 50%，自 2000 年施行介護保險制度 7 年左右，整體預算即從 2000 年 3.6 兆日元增為 2006 年的 7.1 兆日元，增

---

❻ 吳秀玲，〈日本介護保險之法制建構（下）〉，《月旦醫事法報告》，2017 年 3 月，第 5 期，頁 187–189。

❻ 李佳儒，〈日本介護保險下的照顧專業發展與課題〉，《高齡服務管理學刊》，2011 年 3 月，第 1 卷第 1 期，頁 75。

❻ 周佳宥，〈我國照護保險法制規畫中公部門之角色——兼論德國與日本之制度設計〉，《社會行政法制——行政院 99 年度法制研討會實錄》，行政院法規會、中國文化大學法學院合編，2010 年 12 月，頁 54–55。

加達二倍以上，使用介護服務人數同樣倍增；2013 年達 9.4 兆日元，2016 年增至 10.4 兆日元。政府的支出不論是中央或地方，皆不斷膨脹；而保費也隨著高漲，2015 年日本第 1 號被保險人第六期每月保險費為 5,514 日元，比 2000 年的 2,911 日元成長逾 90%[70]，許多民眾繳不起保費。使用介護服務須自負一成部分負擔；自 2015 年 8 月起，使用者的年收入達一定所得時，須負擔二成[71]。中低收入或無收入仰賴年金為生之老人，年金又被強制先行扣除保費，根本無法為維持最低限度之生活，遑論一成的部分負擔。介護保險制度，本質上屬於社會保障，謀求人民之福祉，卻為圖行政上收取保險費之確實與便利，對於第 1 號被保險人採取自年金先行扣除之特別徵收，應認為有違日本憲法第 25 條保障生存權之意旨[72]。

又，日本介護保險法對於被保險人滯納保險費之規定，除變更給付方式外，亦能暫時拒絕部分或全部給付，或直接調降給付水準，採取保險給付從九成到七成的減額，高額介護服務費用不支給的措施[73]。如此嚴格地限制滯納保險費之被保險人的權利，為達徵收之行政目的所採取的行政方法，侵犯日本憲法所保障人民之生存權[74]，值得關注。

㈣財務管控

日本基於「全人照護」的觀點，將醫療與介護連結成為完整健康照護

---

[70] 服部万里子，〈第 1 號被保險者と保險料〉，《最新図解でわかる介護保險のしくみ》，日本實業出版社，2015 年 7 月，最新 6 版，頁 36。

[71] 川原経営総合センター，《最新介護ビジネスの動向とカラクリがよ～くわかる本（第 2 版）》，秀和システム，2016 年 4 月，頁 64 頁。

[72] 伊藤周平，《介護保險と權利保障》，法律文化社，2008 年 10 月 20 日，頁 26。

[73] 伊藤周平，同上註，頁 62–63。

[74] 吳秀玲，〈日本長期照護保險費特別徵收合憲性之探討〉，《科技法律評析》，高雄第一科技大學科技法律研究所，2011 年 12 月，第 4 期，頁 111–173。

體系❼，實施介護保險制度已逾 22 年，加上規劃期前後達 20 載，歷經多任內閣，投入金額逾 10 兆日元❼，惟因經費支出倍增，實施之後業經多次的政策及法令修正；需介護認定程序嚴格化，且服務給付提供不足，被保險人之給付受給權受到制約，數十萬人排隊 2–3 年等候入住介護機構，有保險而無給付成為常態化，民眾的選擇權及自己決定權空洞化❼。

　　日本介護保險制度的實施普遍性高，雖為國民社會保障制度重要的一環，但隨著需照護老人比率的提高及給付費用的增加，已歷經七次調高保險費以及縮減給付改革，但政府的財政負擔仍日趨沉重，加以日本醫療的危機，竟導致大量醫療與介護難民的發生。日本追尋「介護社會化」的沉痛代價，以及介護制度理念的質變與「介護商品化」的現實，誠值資為警惕！

三、我國重啟長期照顧保險立法之方向

　　我國 2009 年年底，已完成長期照顧保險法（草案）之研擬工作，主要參酌日本立法例，且大都以我國全民健康保險法為版本，2015 年 6 月 4 日行政院院會通過長期照顧保險法 （草案）。長期照顧保險制度的推動、立法作業、相關的資源整備，已大致就緒，長期照顧保險最後的規劃報告於 2016 年完成，惟因 2016 年 5 月新政府上臺，政策自次月起改弦易轍，暫緩保險制度之選擇，改以稅收取代長期照顧保險，繼續推動「長期照顧十年計畫 2.0」（2017–2026 年），提供平價、普及的長期照顧

---

❼　劉慧敏，〈日本長期照護保險費制度的啟示〉，《全民健康保險》，2014 年 3 月，第 108 期，頁 34。

❼　李世代，〈「長期照護」的發展與推動〉，《臺灣醫界》，2010 年 1 月，第 53 卷第 1 期，頁 48–49。

❼　吳秀玲，〈日本介護保險之法制建構（上）〉，《月旦醫事法報告》，2017 年 2 月，第 4 期，頁 152。

服務體系，使有長期照顧需求者獲得基本服務。

　　日本施行介護保險許多缺失問題，值為我國立法之反思，蓋以日本介護保險法特別徵收❼規定雖未能全盤否定其功能，但日本政府以財政目的施行介護保險法，將原來屬於政府照護的族群，摒棄不顧，但制度卻助長中產階級使用，反而使公費支出變多，已完全背離介護保險制度之立法目的，已喪失國民的信賴。保險費自年金先行扣除之作法，加速服務利用之抑制，使仰賴年金生存的弱勢民眾，生活無以為繼，無異於置其於死地；又對於被保險人滯納保險費拒絕給付之嚴苛，違反介護保險法之立法目的，造成制度殺人。

　　日後我國重新推動長期照顧保險立法作業，如何避免日本有民眾繳不起保費及負擔自付額，無法使用服務，以及制度實施 22 年，給付總額成長 3 倍多，政府負擔 50% 的介護保險財源，負擔極為沉重；要介護認定人數亦成長約 3 倍近 600 萬人之困境，財務管控誠屬重要。未來，應可參考日本消費稅之課徵，以應社會保障之支出❼。

---

❼　所謂特別徵收，日文的漢字書為「天引」，乃為徵收之便，日本的社會保險首創對於依規定得請領年金保險之被保險人徵收保險費，年金保險對於第 1 號被保險人支付公的年金給付之時（老年或退休年金其年金給付額在 18 萬日元以上者），該保險費徵收額直接向市町村繳付（介護保險法第 131 條第 1 項前段），即所謂保險費從年金先行扣除的徵收。特別徵收的方式，可以一致、有效率及確實地徵收保險費，並能確保保險費負擔公平性與被保險人之便利性。增田雅暢，《わかりやすい介護保険》（新版），有斐閣，2000 年，頁 83–85。

❼　本田宏，〈このままでは大量医療の介護難民が發生する〉，《本当の医療崩壊はこれからやってくる！》洋泉社，2015 年 2 月，頁 92–96。

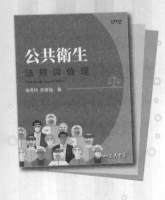

▶ 公共衛生法規與倫理
吳秀玲、許君強／著

....

　　本書介紹最新公共衛生法規與倫理，計六篇。第一篇總論：簡介英、美、德國公共衛生法規之建置、我國日治時期與近代的公共衛生發展史；健康基本人權、衛生法規之基本原理原則。第二篇至第六篇各論計二十章，共介紹二十六種公共衛生法規，範圍深且廣，包括：醫師法、護理人員法、公共衛生師法；醫療法、緊急醫療救護法、藥事法、藥害救濟法、罕見疾病防治及藥物法；傳染病防治法、人類免疫缺乏病毒傳染防治及感染者權益保障條例、菸害防制法、精神衛生法、食品安全衛生管理法、健康食品管理法、學校衛生法；優生保健法、人工生殖法、人體器官移植條例、病人自主權利法、安寧緩和醫療條例；全民健康保險法、長期照顧服務法等。

　　各章簡介法規重點內容、罰則，探討倫理議題或法規之缺失探討；且就各論相關之大法官解釋，併予介紹。另為加深學習印象，各章章末附有國考相關考題或法規相關問題，提供學生、讀者思考與練習，適合多元科系的師生使用。

國家圖書館出版品預行編目資料

醫事護理法規概論／吳秀玲,蘇嘉宏著.——修訂十五
版二刷.——臺北市：三民，2023
　　面；　　公分

　　ISBN 978-957-14-7594-3　（平裝）
　　1. 醫事法規

412.21　　　　　　　　　　　　　　111021007

醫事護理法規概論

作　　　者	吳秀玲　蘇嘉宏
發 行 人	劉振強
出 版 者	三民書局股份有限公司
地　　　址	臺北市復興北路 386 號 (復北門市) 臺北市重慶南路一段 61 號 (重南門市)
電　　　話	(02)25006600
網　　　址	三民網路書店 https://www.sanmin.com.tw
出版日期	初版一刷 1996 年 10 月 修訂十四版二刷 2022 年 8 月 修訂十五版一刷 2023 年 4 月 修訂十五版二刷 2023 年 9 月
書籍編號	S410090
I S B N	978-957-14-7594-3

三民書局